秦伯未医学丛书

秦伯未 ◎ 著

谦斋医学讲稿拾遗

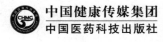

中国健康传媒集团
中国医药科技出版社

内 容 提 要

本书是在收集整理秦伯未各个时期连载发表的讲稿、讲义及随笔的基础上梳理而成，内容涵盖广泛，既包含对中医基本理论、各家学说，尤其是仲景学说的理解与感悟，也有自身研究过程中的体会及验案的评说，更有其作为大国医，对当时环境下中医学的处境、发展等的思考。读此书，不仅能在学术、临证上有所提高，更能开阔眼界，拓展中医科学思维。本书适合中医临床工作者、中医药院校学生以及中医爱好者学习、研读。

图书在版编目（CIP）数据

谦斋医学讲稿拾遗 / 秦伯未著 . — 北京：中国医药科技出版社，2021.11
（秦伯未医学丛书）
ISBN 978-7-5214-2701-1

Ⅰ . ①谦⋯　Ⅱ . ①秦⋯　Ⅲ . ①中国医药学—文集　Ⅳ . ① R2-53

中国版本图书馆 CIP 数据核字（2021）第 185123 号

美术编辑　陈君杞
版式设计　也　在

出版　**中国健康传媒集团** ｜ 中国医药科技出版社
地址　北京市海淀区文慧园北路甲 22 号
邮编　100082
电话　发行：010-62227427　邮购：010-62236938
网址　www.cmstp.com
规格　710×1000mm $^1/_{16}$
印张　17 $^1/_2$
字数　304 千字
版次　2021 年 11 月第 1 版
印次　2021 年 11 月第 1 次印刷
印刷　三河市万龙印装有限公司
经销　全国各地新华书店
书号　ISBN 978-7-5214-2701-1
定价　**56.00 元**

获取新书信息、投稿、为图书纠错，请扫码联系我们。

《秦伯未医学丛书》
编委会

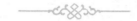

著 秦伯未

辑 吴大真　王凤岐　王　雷　秦　棘

　　秦　淼　王　雪　范志霞

工作人员（按姓氏笔画排序）

　　丁志远　于　欣　马石征　王　雪

　　王　敏　王　雷　王凤岐　王丽丽

　　王晓曼　王博岩　孙增坤　杜　欣

　　李　宁　李　顺　李书辉　李剑颖

　　杨奇君　杨建宇　杨艳卓　吴大真

　　吴晓川　邱　浩　宋世昌　张　霆

　　张芳芳　陈丽云　范志霞　金芬芳

　　周毅萍　胡　蓉　秦　棘　秦　淼

　　郭新宇　谢静文

代序

壮志未酬遗恨事
立雪无门怅悲思

一

一九七〇年元月二十七日晚上八时，在北京东直门医院内科病房，一位头发苍白、骨瘦如柴、面色憔悴、生命垂危的老人，低微而深沉地说："人总是要死的，死也不怕，但未能把我对中医学习的得失经验全部留给后人，这是我终生的遗憾，希望你们……"老人的话音渐渐地消失，两目圆睁，心脏停止了跳动，含着无限的遗憾与世长辞。他，就是一代名医秦伯未，近代中医学史上的一颗璀璨的明星。

秦老曾任原卫生部中医顾问、北京中医学院（现北京中医药大学）院务委员会常务委员、中华医学会副会长、国家科委中药组组员、药典编辑委员会委员、农工民主党中央委员等职务，先后担任全国第二、三、四届政协委员。

秦老一生致力于中医事业，对中医学有精湛的造诣，为继承与发展中医学含辛茹苦，为培养和造就中医人才呕心沥血。他学识渊博，经验丰富，尤其擅长写作，在中医学近代史上留下了许多宝贵的著述，从早年集清代二十余名家之《清代名医医案精华》问世，到晚年医理精深的《谦斋医学讲稿》出版，共著书立说达六十余部，计千万字之巨。这些作品，既有继承前人余绪，又有发明古义，昭示后人；既有别出心裁之理论，又有实践依据之心得。在许多报纸杂志上还发表了大量的医文、史话、诗词、歌赋，甚至连《健康报》副刊上的《医林》《诊余闲话》等专栏名称，都出于他的建议。

二

秦老名之济，字伯未，号谦斋。生于一九〇一年农历六月初六日辰时，上海市上海县陈行镇（又名陈家行）人。

秦老因生于农历六月，正值江南仲夏，荷花盛开，故他一生酷爱荷花。曾著有许多吟荷颂荷的诗画作品，常以荷花的"出污泥而不染，一身洁净"自勉。他常告诫我们："做人要有人格，看病要有医德，贫莫贫于无才，贱莫贱于无志，缺此不可为良医。"他在《五十言怀》中写道："双梓婆娑认故乡，盈怀冰炭数回肠；已无亲养输财尽，尚有人来乞要忙。远世渐顽疑木石，齐民乏术课蚕桑；休论魏晋纷纭劫，空茸先庐锁夕阳。"一九八一年元月第九次再版的《中医入门》，即以淡雅的荷花为封面，意示对秦老的深切怀念。

一九六九年，秦老以风烛之年，抱病之身，孤独一人度过了在人世间的最后一个生日，在鼓楼大街首都照相馆留下了最后一张照片，所幸被保存下来。在照片的背面写着：一九六九年七月廿九日即农历己酉六月既望摄于鼓楼，谦斋时年六十有九。

三

秦老祖父笛桥，名乃歌，号又词，工诗辞古文，谦擅六法，以余事攻医，活人甚众，声誉颇隆。著有《读内经图》《玉瓶花馆丛稿》《俞曲园医学笔记》等。《清代名医医案精华》中的第十四家，即记其医案三十一篇。秦老父亲锡祺和伯父锡田，均精儒通医。秦老出此门庭，耳濡目染，影响所及，髫龄即读医书，《医学三字经》《药性赋》《脉诀》等启蒙书早已诵熟。并自幼酷爱文学，凡经史子集无所不览。及长就读于上海第三中学。一九一九年进入名医丁甘仁创办的上海中医专门学校深造，他勤奋学习，刻苦自励，每夜攻读，黄卷青灯，不敢稍懈，夜以继日，寒暑不辍，当时已蜚声校内，一九二三年以第二届第一名毕业。有道是"书山有路勤为径，学海无涯苦作舟"，自此奠定了他老人家一生从事中医事业的基础。他在中医领域内博览群书，考诸家之得失，排众说之纷纭，而尤致力于《内经》《难经》《伤寒论》《金匮要略》等经典著作，常以此四本书比为四子书（《论语》《孟子》《大学》《中庸》），他说："读书人不可不读四子书，中医不可不学《内》《难》、仲景之说，要学有渊源，根深蒂固，才不致成为头痛医头、脚痛医脚的医生。"他还说："不但要熟读、背熟，还要边读边记，勤于积累，积累的形式则宜灵活，要善于比较、鉴别、分类、归纳。"如上海中医书局一九二八年出版的《读内经记》及一九二九年出版的《内经类证》，即是秦老在多年大量的读书笔记基础上编著而成的。

秦老至晚年，仍时以深厚的感情回忆当年丁老先生的教诲，他常说："初学于丁师门下，丁老首先要求背诵《古文观止》中的二百二十篇文章，每天背一篇，天天如此，尤其是诸葛亮的《出师表》、陶渊明的《桃花源记》、苏轼的《前赤壁赋》与《后赤壁赋》等更是要求背得滚瓜烂熟，一气呵成，当时觉得乏味，却不料古文程度与日俱增，从此博览群书亦觉易也。"所以秦老也希望我们多学文史知识，努力提高文学修养，才能信步漫游于浩如烟海的书林之中。他曾说："专一地研讨医学可以掘出运河，而整个文学修养的提高，则有助于酿成江海。"

名师门下出高徒，与秦老同学者有程门雪、章次公、黄文东等，都成为中医学近代史上的耆宿。中华人民共和国成立前，人称秦伯未、程门雪、章次公为上海医界三杰。程老精《伤寒》之学，又推崇叶桂；章老善于本草，自有独到见解；秦老精于《内经》，有"秦内经"之美誉。

秦老又被誉为诗、词、书、画、金、石、医、药八绝。他早年即加入柳亚子创立的南社，有"南社提名最少年"句，三十岁时，有《秦伯未诗词集》，四十岁时增订补辑为《谦斋诗词集》七卷，凡三百四十又四首。此时大都为览物生感、寄情托意之作，如"人来佳处花为壁，风满东湖绿上亭""千丝新雨碧，一水夕阳深"等句，其长诗功力也深。秦老其书法赵之谦，比较工整，蝇头小楷浑匀流丽，非常可爱，行草不多，隶书推崇杨藐翁，原上海城隍庙大殿上的一副对联即他早年墨迹，笔力精神，跃然可见。绘画也颇见功力，善画梅、兰、竹、菊、荷，20 世纪 50 年代，曾以周总理喜爱的梅、兰、海棠为题，画扇面相赠，不但得到周总理的称赞，而且周总理还以题词回赠，可惜这些珍品也在"文革"中被毁。其对金石铁笔也十分喜爱，20世纪30年代著有《谦斋自刻印》一卷，因是家藏版，流传不多。

秦老出师后，即悬壶诊病，同时在中医专门学校执教，一九二四年任江苏中医联合会编辑，后又创办新中医社，主编《中医世界》，一九二八年与杭州王一仁、苏州王慎轩等创办上海中国医学院于上海闸北老靶子路，初期自任教务，倾心治学，勤于著述，工作常无暇日，读书必至更深。教授方法是基础课先上大课，课后作业，亲自批改讲评，对语文基础差的另请语文教师补课。三年后，转入随师临诊，每晚集中讲授白天所诊病例，或提问学生，或组织讨论，并布置医案作业，批改后相互传阅，最后汇编成册，名曰《秦氏同门集》，与各地交流。其心血之倾注，非同一般，曾有句云："拼将热血勤浇灌，期卜他年一片红。"二十年间，培养学生不下五六千之众。一九三〇年秦氏同学会出版的《国医讲义》（包括《生理学》《药物学》《诊断学》《内科学》《妇科学》《幼科学》等六种）和上海中医书局出版的《实用中医学》（包括生理学、病理学、诊断学、药物学、处方学、治疗学、内科学、妇科学、外科学、幼科学、五官科学、花柳科学等十二个学科），就是在反复修改的教案及讲稿的基础上产生的。

一九三〇年于上海创办中医指导社，先后参加者不下千余人，来自全国各地，间有少数华侨。每月出版一期刊物，交流学术论著和临床经验，以及医学问题之解答，实为中医函授之先河，对推广中医起了相当大的作用。

一九三八年创办中医疗养院于上海连云路，又于沪西设立分院，任院长。病床百数十张，设有内、外、骨伤、妇、幼各科。并出版《中医疗养专刊》，深得医者及病家信仰。

秦老常以《礼记·学记》中的"学然后知不足，教然后知困"这句话来概括学与教之间的关系。他说许多不解之题是在同学提问的启发下，才得到解决的。直到晚年，他始终坚持在教学第一线，一九六一年以六十岁高龄而亲临讲台，还给我们这一级学生讲了《内科学》中的部分章节，说理透彻，循循善诱，足见其对中医教育事业的赤诚。

四

一九二九年，国民政府的第一次中央卫生委员会议，竟然通过了余云岫等的《废止旧医以扫除医事卫生之障碍案》的决议，提出"旧医一日不除……新医事业一日不能向上"的反动口号，并制定了废除中医的六条措施，强迫中医接受"训练"，禁止宣传中医并不准开办中医学校等，妄图一举消灭中医。消息传开，群情激愤，首先张赞臣以《医界春秋》名义向当时正在南京召开的国民党第三次全国代表大会发出驳斥取缔中医决议的通电，而后全国各地中医组织起来，公推代表在上海商议对策，于三月十七日在上海召开全国医药代表大会，秦老任大会秘书。会后组成了中医"请愿团"，直抵南京强烈要求国民政府取消该项议案。在全国中医界的抗议和人民大众的支持下，国民党当局不得不宣布取消原议案，这次捍卫中医学的斗争取得了伟大的胜利。这就是"三·一七"中医节的由来。在这次斗争中，秦老始终站在最前列，为保存、继承我中华民族的中医学贡献力量。一九六四年三月十六日晚，秦老在北京中医学院附属医院做学术报告时，还兴致勃勃地提到了三十五年前"三·一七"斗争的情况。一九七八年九月八日，由季方同志主持的为秦老平反昭雪大会的悼词中说："在黑暗的旧社会，中医受到歧视和摧残，他坚贞不屈，对当时反动势力进行了有力的斗争。"即是指这件事而言的。

中华人民共和国成立后秦老即参加革命工作，先在上海第十一医院任中医内科主任。一九五四年冬，当时的卫生部部长助理郭子化受卫生部委托亲自南下，多次到秦老家中，聘请他到原卫生部任中医顾问。他虽不愿远离他乡，但为了中医事业，于一九五五年毅然离沪北上。最初住在北京德内大街 74 号卫生部宿舍，后来北京中医学院在东直门海运仓落址，秦老为了教学与临床之便，又迁居当时条件极其简陋的中医学院职工宿舍。

五

秦老常用"活到老，学到老，学不了"的苦学精神严格要求自己。他常说："学识不进则退耳。"20 世纪 50 年代，他已是原卫生部中医顾问时，虽然公务繁忙，仍是每天学习、工作到深夜。他嗜烟，著文构思时往往连吸不释，常在每盒烟吸完后，随手把烟盒展平，记下自己的心得体会，许多文章、书籍的最初定稿，就是在烟盒上蕴育的。他曾诙谐地说："烟盒比卡片好，既省钱，又不引人注目，开会中、休息时、汽车上，都可顺手拈来，应手写上。"他的名著《谦斋医学讲稿》就是以数百张烟盒的底稿集成的。可惜这些别具一格的医稿，均已付之一炬。

秦老热爱中医事业，把毕生精力与心血献给了中医学，他常说："如果对自己从事的事业不热爱、不相信、不献身，那是不行的，只有把自己和事业融为一体，方能有所成就。"即便是节假日休息或娱乐时，他也常与医学、看病联系起来，并且经常以生活常识来启发我们的思路。记得一九六三年盛夏，一天晚餐后，全家正在喝茶乘凉时，走进来一位少妇，手里挥舞着檀香扇，顿时香气扑鼻，我们坐在秦老身旁悄然道："一嗅到这股香气，就有些恶心。"秦老笑道："这就叫因人而异，对你们来说檀香扇还不如家乡的大蒲扇。中医看病就要因人、因证、因时、因地制宜，不应执死方治活人，更不该人云亦云，要认真思考。比如近几年治疗冠心病，大家都喜用活血化瘀药与香窜药，药理上有效，但切不可忽略患者的个体特性。"第二天秦老即带我们到三〇一医院会诊。患者女性，宋某，三十余岁，患冠心病。翻阅病例，前医处方不外丹参、川芎、赤芍、荜茇、檀香等药，但患者一服即呕，五日前，邀秦老会诊，秦老详问病情，得知患者闻到中药之香气即有欲呕感，故仅在原方中去檀香一味，第二天医院打电话告诉秦老，患者服药后再未呕吐，待我们去时患者病情已显著好转，精神大振。秦老若有所思地说："看病要吸取别人的经验教训，不要轻易否定别人的成绩。此例患者前医的治疗原则是对的，我们应吸取人家的长处，但对于个体特性也应注意，这叫知其常应其变嘛！不要做庸医闭目切脉，不闻不问，故弄玄虚，要实事求是，望、闻、问、切四诊不可偏废，问诊尤其重要。"

　　秦老强调中医学要继承和发扬并举，他说无继承亦就无发展，比如空中楼阁、海市蜃楼，终成幻影而已。中医不是玄学，不是高谈空理的，而是实用科学，学中医要从应用出发，不要咬文嚼字钻牛角。

　　他提倡中西医团结合作，取长补短，并肩前进。强调中医传统的科学的辨证论治方法，切忌废医存药。有这样一个例子，某中央领导，因患呃逆不止，前医投以大剂量木瓜等药，意在抑制膈肌痉挛，不仅无效，且见反酸，秦老会诊时分析道："呃逆可能是西医所说的膈肌痉挛所致。但中医治疗时，除研究专病、专方、专药外，更要辨证论治，此例患者高龄、病久、舌红少苔、脉细弱，属气阴两虚，当大补气阴。详问病因，乃怒后引起，气之逆也，当用理气降气药，然气药众多，从何选也？察呃逆频作，其声低微，应属肾不纳气，当选用补肾纳气之品。"故仅以西洋参、海南沉二味，一剂平，二剂愈。周总理在看望此患者时，闻之大喜，称赞说："中医真了不起！"秦老说："古代《济生方》中四磨饮子即是此意。中医看病首先是辨证确切，然后要继承古训而又不泥于古人，学医一定要多思考，孟子曰：'尽信书，则不如无书。'只有这样才能得心应手，效如桴鼓。"

　　秦老生前曾先后到苏联、蒙古等国会诊和进行学术交流，所见患者大都是些疑难症及危重病，如白血病、血友病、重症肌无力等，经他治疗后大都收到了预期的效果。他说："对于一些所谓绝症，不要怕，要看。看好当然不容易，但以最大努力，求其可生之机，平稳时使之增强体力，波动时加以控制，因而减少痛苦，延长生命，是可能的。能够看几个，对临床大有好处。不要好高骛远，急于求成，要积少成多，逐渐积累经验。我相信人类终会战胜这些绝证，中医是会找到出路的。"

六

一九六五年在中央领导同志的直接关怀下，秦老在协和医院全面体检达一个月之久，结论是"身体健康"。正当他将以充沛的精力书写总结自己一生的经验时，"文化大革命"开始了。环境的剧变，精神的折磨，生活的困苦，以致一九六七年突患大叶性肺炎，高热咯血，独居幽室，既不得安静修养，又不得精心治疗，虽幸免毙命于当时，却已暗生恶疾。就在这生命之火即将熄灭之时，老人家仍念念不忘中医事业。

秦老对传统医药文化修养的博大精深，对中医事业的一片赤诚，对后学晚辈的扶掖，在中医界是人所共知的。弹指间秦老已过百年诞辰，抚今思昔，更加令人怀念。现遵秦老生前遗愿，我们将代表他学术思想的几部名著、早年的医案医话、诗词墨宝，以及晚年家书等，陆续编辑出版献给同道，以寄托我们的哀思。

吴大真　王凤岐

2019 年 7 月

出版者的话

　　秦伯未先生是近现代著名的中医学家，毕生致力于中医教育和临床实践工作，业医50余年，著述颇丰。其著作涉及中医基础理论、仲景医学和临床实践多方面，见解独到，鞭辟入里，为当代中医的发展做出了卓越的贡献。2014年，我社出版了《秦伯未医学全书》，出版以来即受到读者的广泛好评。而后丛书策划编辑范志霞在与邱浩老师沟通的过程中，得知秦伯未先生生前著述良多，除了一些专著，还有大量散在发表于杂志、报刊的文章及讲稿，现在读之，仍有极大价值，可以启迪后学。丛书策划编辑即刻与秦伯未先生的学术传人吴大真、王凤岐商议此事，征得同意后，决定将秦伯未先生散在的学术文章、讲稿系统整理出来，名以《谦斋医学讲稿拾遗》出版。

　　由于这些文章讲稿年代久远，零散分布，资料查找、梳理工作繁复纷杂，本书稿的整理工作历经三四年，在此过程中，邱浩老师为本书的出版做了很多前期支持工作，付出了极大的努力，并对最后的资料做了精心的归类和层次梳理；同时，本丛书的策划编辑和郭新宇、张芳芳编辑在资料收集、审阅、整理、录入过程中做了大量的基础性工作，在此一并表示感谢！

在本次书稿整理过程中，由于资料浩瀚如海，且有些年代较久远，资料保存不善，部分内容有所缺失，如第二章仲景学说第四节伤寒鸟瞰，原秦伯未先生记为 120 问，但整理中发现 2 问缺失，故本书仅包含了 118 问。再如第四章谦斋医话第一节谦斋养生医话内容，为当时的"中国医学专修馆"邀请秦伯未先生做的讲课资料，原讲稿内容包含"饮食、二便和睡眠"三大问题，但搜集资料仅见"饮食""二便"两部分内容。再者，由于部分内容为秦伯未先生在不同地方的讲稿，部分内容重复，如第四章第六节妇科讲稿，原为秦伯未《妇人月经病讲义》和《妇科讲座》两部分内容，但两部分内容所引医案等大量重复，故对相关内容进行了适当删除、整合，特此说明。

由于水平所限，本书难免存在不足之处，敬请广大读者指出，以利再版更正。

中国医药科技出版社

2021 年 8 月

目 录

第一章 中医基本理论

第二章　仲景学说

第三章　谦斋医论

第四章　谦斋医话

第一章　中医基本理论

基本之义，犹言根据也。中医果何所根据，而能为人治病，能历三千余年而不衰，更能受政府之压迫，西医之攻击，而仍得民众之信仰，立于不败之地位乎？或曰历史之悠久也，或曰经验之宏富也，或曰药物之灵效也，余独谓最大之原因，仍在于学说之精密深湛也。夫中医之学说，为西医所不满，即中医革新之士，亦多非议，然举天时地理人事之变幻而归纳于风寒暑湿燥火喜怒忧思悲恐惊六气七情之中，举表里虚实寒热之为患而消弭于大小缓急奇偶复宣通补泻轻重滑涩燥湿七方十剂之内，其原因之分析，治法之制定，信乎如日月江河之于天地，故望色闻声切脉问询而病无遁形，能知其所自，能明其所变，能言其所终，虽奇症怪病，苟得理之所在，无有勿治，不可思议，此古人所谓神而明之，存乎其人，亦即所谓医者意也，西医斥中医学说为虚空，必以细菌为凭证，吾见其菌不得，则治无方，吾见其治伤寒温病，则手足无措，吾见其于一切治疗，则胶柱鼓瑟，刻舟求剑而已。此非习中医而阿私，世事如斯，不需雄辩者也。因辑各家之特长，可以永垂法则者，成中医基本学说一书，供从游诸子之习诵，作本社社友之参考，虽属小册，可以取用于无穷。老聃曰：少则得，多则惑。其熟味而深思之，获益当非浅鲜云。

第一节　内经

上古天真论

昔在黄帝，生而神灵，弱而能言，幼而徇齐，长而敦敏，成而登天。乃问于天师曰：余闻上古之人，春秋皆度百岁，而动作不衰；今时之人，年半百而动作皆衰者，时世异耶？人将失之耶？岐伯对曰：上古之人，其知道者，法于阴阳，和于术数，食饮有节，起居有常，不妄作劳，故能形与神俱，而尽终其天年，度百岁乃去。今时之人不然也，以酒为浆，以妄为常，醉以入房，以欲竭其精，以耗散其真，不知持满，不时御神，务快其心，逆于生乐，起居无节，故半百而衰也。夫上古圣人之教下也，皆谓之虚邪贼风，避之有时，恬淡虚无，真气从之，精神内守，病安从来。是以志闲而少欲，心安而不惧，形劳而不倦，气从以顺，各从其欲，皆得所愿。故美其食，任其服，乐其俗，高下不相慕，其民故曰朴。是以嗜欲不能劳其目，淫邪不能惑其心，愚智贤不肖不惧于物，故合于道，所以能年皆度百岁而动作不衰者，以其德全不危也。帝曰：人年老而无子者，材力尽邪？将天数然也？岐伯曰：女子七岁，肾气盛，齿更发长；二七而天癸至，任脉通，太冲脉盛，月事以时下，故有子；三七肾气平均，故真牙生而长极；四七筋骨坚，发长极，身体盛壮；五七阳明脉衰，面始焦，发始堕；六七三阳脉衰于上，面皆焦，发始白；七七任脉虚，太冲脉衰少，天癸竭，地道不通，故形坏而无子也。丈夫八岁，肾气实，发长齿更；二八肾气盛，天癸至，精气溢泻，阴阳和，故能有子；三八肾气平均，筋骨劲强，故真牙生而长极；四八筋骨隆盛，肌肉满壮；五八肾气衰，发堕齿槁；六八阳气衰竭于上，面焦，发鬓斑白；七八肝气衰，筋不能动，八八天癸竭，精少，肾脏衰，形体皆极；则齿发去。肾者主水，受五脏六腑之精而藏之，故五脏盛乃能泻。今五脏皆衰，筋骨解堕，天癸尽矣，故发鬓白，身体重，行步不正，而无子耳。

帝曰：有其年已老而有子者何也？岐伯曰：此其天寿过度，气脉常通，而肾气有余也。此虽有子，男不过尽八八，女不过尽七七，而天地之精气皆竭矣。帝曰：夫道者，年皆百数，能有子乎？岐伯曰：夫道者，能却老而全形，身年虽寿，能生子也。

黄帝曰：余闻上古有真人者，提挈天地，把握阴阳，呼吸精气，独立守神，肌肉若一，故能寿敝天地，无有终时，此其道生。中古之时，有至人者，淳德全道，和于阴阳，调于四时，去世离俗，积精全神，游行天地之间，视听八达之外，此盖益其寿命而强者也，亦归于真人。其次有圣人者，处天地之和，从八风之理，适嗜欲于世俗之间，无恚嗔之心，行不欲离于世，被服章，举不欲观于俗，外不劳形于事，内无思想之患，以恬愉为务，以自得为功，形体不敝，精神不散，亦可以百数。其次有贤人者，法则天地，象似日月，辨列星辰，逆从阴阳，分别四时，将从上古，合同于道，亦可使益寿而有极时。

按 此篇论摄生之道，精纯透彻。上节重于养神，言形与神俱，则内外安和，道合德全而能寿；中权从生理立论，言发育生子有常数，惟道者能却老全行，虽寿而有子；末段述养生中有真人能全道，至人能全真，圣人贤人全真以合道也。中医重神而不重形，不但摄生然，治法亦然，端宜细味而深玩之。

四气调神篇

春三月，此谓发陈，天地俱生，万物以荣，夜卧早起，广步于庭，被发缓形，以使志生，生而勿杀，予而勿夺，赏而勿罚，此春气之应，养生之道也。逆之则伤肝，夏为寒变，奉长者少。夏三月，此谓蕃秀，天地气交，万物华实，夜卧早起，无厌于日，使志无怒，使华英成秀，使气得泄，若所爱在外，此夏气之应，养长之道也。逆之则伤心，秋为痎疟，奉收者少，冬至重病。秋三月，此谓容平，天气以急，地气以明，早卧早起，与鸡俱兴，使志安宁，以缓秋刑，收敛神气，使秋气平，无外其志，使肺气清，此秋气之应，养收之道也。逆之则伤肺，冬为飧泄，奉藏者少。冬三月，此谓闭藏，水冰地坼，无扰乎阳，早卧晚起，必待日光，使志若伏若匿，若有私意，若已有得，去寒就温，无泄皮肤，使气亟夺，此冬气之应，养藏之道也。逆之则伤肾，春为痿厥，奉生者少。

天气清净，光明者也，藏德不止，故不下也。天明，则日月不明，邪害空窍，阳气者闭塞，地气者冒明，云雾不精，则上应白露不下，交通不表，万物命故不施，不施则名木多死，恶气不发，风雨不节，白露不下，则菀槁不荣。贼风数至，暴雨数起，天地四时不相保，与道相失，则未央绝灭。唯圣人从之，故身无奇病，万物不失，生气不竭。逆春气，则少阳不生，肝气内变。逆夏气，则太阳不长，心气内洞。逆秋气，则太阴不收，肺气焦满。逆冬气，则少阴不藏，肾气独沉。夫四时阴阳者，万物之根本也，所以圣人春夏养阳，秋冬养阴，以从其根，故与万物浮沉于生长之门。逆其根，则伐其本，坏其真矣。故阴阳四时者，万物之终始也，死生之本也。逆之则灾害生，从之则苛疾不起，是谓得道。道者，圣人行之，愚者佩之。从阴阳则生，逆之则死，从之则治，逆之则乱，反顺为逆，是谓内格。故圣人不治已病，治本病，不治已乱，治未乱，此之谓也。夫病已成而后药之，乱已成而后治之，譬犹渴而穿井，斗而铸锥，不亦晚乎！

按 四气调神者，言随四时之气，以养五脏之神，为生长收藏之先基也。故先述四时之养生方法，末申天藏德而四时盛，圣人从之而调神全真之所以然，此为中医独到之处，非近人专尚形式者可语。

生气通天论

黄帝曰：夫自古通天者，生之本，本于阴阳。天地之间，六合之内，其气九州、九窍、五脏、十二节，皆通乎天气。其生五，其气三，数犯此者，则邪气伤人，此寿命之本也。苍天之气，清净，则志意治，顺之，则阳气固，虽有贼邪，弗能害也，此因时之序。故圣人传精神，服天气而通神明，失之则内闭九窍，外壅肌肉，卫气散解，此谓自伤，气之削也。阳气者，若天与日，失其所，则折寿而不彰，故天运当以日光明。是故阳因而上，卫外者也。因于寒，欲如运枢，起居如惊，神气乃浮。因于暑，汗，烦则喘喝，静则多言，体若燔炭，汗出而散。因于湿，首如裹，湿热不攘，大筋緛短，小筋弛长，緛短为拘，弛长为痿。因于气，为肿，四维相代，阳气乃竭。阳气者，烦劳则张，精绝，辟积于夏，使人煎厥。目盲不可以视，耳闭不可以听，溃溃乎若坏都，汩汩乎不可止。阳气者，大怒则形气绝，而血菀于上，使人薄厥。有伤于筋，纵，其若不容，汗出偏沮，使人偏枯。汗出见湿，乃生痤疿。高粱之变，足生大疔，受如持虚。劳汗当风，寒薄为皶，郁乃痤。阳气者，精则养神，柔则养筋。开阖不得，寒气从之，乃生大偻。陷脉为瘘，留连肉腠，俞气化薄，传为善畏，及为惊骇。营气不从，逆于肉理，乃生痈肿。魄汗未尽，形弱而气烁，穴俞以闭，发为风疟。故风者，百病之始也，清净则肉腠闭拒，虽有大风苛毒，弗之能害，此因时之序也。故病久则传化，上下不并，良医弗为。故阳蓄积病死，而阳气当隔，隔者当泻，不亟正治，粗乃败之。故阳气者，一日而主外，平旦人气生，日中而阳气隆，日西而阳气已虚，气门乃闭。是故暮而闭拒，无扰筋骨，无见雾露。反此三时，形乃困薄。

岐伯曰：阴者藏精而起亟也，阳者卫外而为固也。阴不胜其阳，则脉流薄疾，并乃狂。阳不胜其阴，则五脏气争，九窍不通。是以圣人陈阴阳，筋脉和同，骨髓坚固，气血皆从。如是，则内外调和，邪不能害，耳目聪明，气立如故。风客淫气，精乃亡，邪伤肝也。因而饱食，筋脉横解，肠澼为痔。因而大饮，则气逆。因而强力，肾气乃伤，高骨乃坏。凡阴阳之要，阳密乃固，两者不和，若春无秋，若冬无夏，因而和之，是谓圣度。故阳强不能密，阴气乃绝，阴平阳秘，精神乃治，阴阳离决，精气乃绝。因于露风，乃生寒热。是以春伤于风，邪气留连，乃为洞泄。夏伤于暑，秋为痎疟。秋伤于湿，上逆而咳，发为痿厥。冬伤于寒，春必病温。四时之气，更伤五脏。阴之所生，本在五味，阴之五宫，伤在五味。是故味过于酸，肝气以津，脾气乃绝。味过于咸，大骨气劳，短肌心气抑。味过于甘，心气喘满，色黑，肾气不衡。味过于苦，脾气不濡，胃气乃厚。味过于辛，筋脉沮弛，精神乃央。是故谨和五味，骨正筋柔，气血以流，腠理以密，如是则骨气以精，谨道如法，长有天命。

按　阳所以卫外，外不固则寒暑湿热之邪，乘隙而为病；阴所以固内，阴不充则风寒暑热之邪，亦流连而为病。然生阳之气本于天，而亦本于阴精，互相资益。故先言阳气之内外出入，复言阴精之无味生化，俾阴阳之气，俱为生气。至理名言，当为中医所独得。

阴阳应象大论

黄帝曰：阴阳者，天地之道也，万物之纲纪，变化之父母，生杀之本始，神明之府也。治病必求于本。故积阳为天，积阴为地。阴静阳躁，阳生阴长，阳杀阴藏。阳化气，阴成形。寒极生热，热极生寒。寒气生浊，热气生清。清气在下，则生飧泄；浊气在上，则生䐜胀。此阴阳反作，病之逆从也。故清阳为天，浊阴为地；地气上为云，天气下为雨；雨出地气，云出天气。故清阳出上窍，浊阴出下窍；清阳发腠理，浊阴走五脏；清阳实四肢，浊阴归六腑。水为阴，火为阳，阳为气，阴为味。味归形，形归气，气归精，精归化，精食气，形食味，化生精，气生形。味伤形，气伤精，精化为气，气伤于味。阴味出下窍，阳气出上窍。味厚者为阴，薄为阴之阳。气厚者为阳，薄为阳之阴。味厚则泄，薄则通。气薄则发泄，厚则发热。壮火之气衰，少火之气壮。壮火食气，气食少火。壮火散气，少火生气。气味辛甘发散为阳，酸苦涌泄为阴。阴胜则阳病，阳胜则阴病。阳胜则热，阴胜则寒。重寒则热，重热则寒。寒伤形，热伤气。气伤痛，形伤肿。故先痛而后肿者，气伤形也；先肿而后痛者，形伤气也。风胜则动，热胜则肿，燥胜则干，寒胜则浮，湿胜则濡泻。天有四时五行，以生长收藏，以生寒暑燥湿风。人有五脏化五气，以生喜怒悲忧恐。故喜怒伤气，寒暑伤形。暴怒伤阴，暴喜伤阳。厥气上行，满脉去形。喜怒不节，寒暑过度，生乃不固。故重阴必阳，重阳必阴。故曰：冬伤于寒，春必温病；春伤于风，夏生飧泄；夏伤于暑，秋必痎疟；秋伤于湿，冬生咳嗽。

帝曰：余闻上古圣人，论理人形，列别脏腑，端络经脉，会通六合，各从其经，气穴所发各有处名，溪谷属骨，皆有所起，分部逆从，各有条理，四时阴阳，尽有经纪，外内之应，皆有表里，其信然乎？岐伯对曰：东方生风，风生木，木生酸，酸生肝，肝生筋，筋生心，肝主目。其在天为玄，在人为道，在地为化。化生五味，道生智，玄生神，神在天为风，在地为木，在体为筋，在脏为肝，在色为苍，在音为角，在声为呼，在变动为握，在窍为目，在味为酸，在志为怒。怒伤肝，悲胜怒；风伤筋，燥胜风；酸伤筋，辛胜酸。南方生热，热生火，火生苦，苦生心，心生血，血生脾，心主舌。其在天为热，在地为火，在体为脉，在脏为心，在色为赤，在音为徵，在声为笑，在变动为忧，在窍为舌，在味为苦，在志为喜。喜伤心，恐胜喜；热伤气，寒胜热，苦伤气，咸胜苦。中央生湿，湿生土，土生甘，甘生脾，脾生肉，肉生肺，脾主口。其在天为湿，在地为土，在体为肉，在脏为脾，在色为黄，在音为宫，在声为歌，在变动为哕，在窍为口，在味为甘，在志为思。思伤脾，怒胜思；湿伤肉，风胜湿；甘伤肉，酸胜甘。西方生燥，燥生金，金生辛，辛生肺，肺生皮毛，皮毛生肾，肺主鼻。其在天为燥，在地为金，在体为皮毛，在脏为肺，在色为白，在音为商，在声为哭，在变动为咳，在窍为鼻，在味为辛，在志为忧。忧伤肺，喜胜忧；热伤皮毛，寒胜热；辛伤皮毛，苦胜辛。北方生寒，寒生水，水生咸，咸生肾，肾生骨髓，髓生肝，肾主耳。其在天为寒，在地为水，在体为骨，在脏为肾，在色为黑，在音为羽，在声为呻，在变动为慄，在窍为耳，在味为咸，在志为恐。恐伤肾，思胜恐；寒伤血，燥胜寒；咸伤血，甘胜咸。故曰：天地者，万物之上下也；阴阳者，血气之男女也；左右者，阴阳之道路也；水火者，阴阳之征兆也；阴阳者，万物之能始也。故曰：阴在内，阳之守也；阳在外，阴之使也。

帝曰：法阴阳奈何？岐伯曰：阳胜则身热，腠理闭，喘粗为之俯仰，汗不出而热，齿干以烦冤，腹满死，能冬不能夏。阴胜则身寒汗出，身常清，数慄而寒，寒则厥，厥则腹满死，能夏不能冬。此阴阳更胜之变，病之形能也。帝曰：调此二者奈何？岐伯曰：能知七损八益，则二者可调，不知用此，则早衰之节也。年四十，而阴气自半也，起居衰矣。年五十，体重，耳目不聪明矣。年六十，阴痿，气大衰，九窍不利，下虚上实，涕泣俱出矣。故曰：知之则强，不知则老，故同出而名异耳。智者察同，愚者察异，愚者不足，智者有余，有余则耳目聪明，身体轻强，老者复壮，壮者益治。是以圣人为无为之事，乐恬憺之能，从欲快志于虚无之守，故寿命无穷，与天地终，此圣人之治身也。天不足西北，故西北方阴也，而人右耳目不如左明也。地不满东南，故东南方阳也，而人左手足不如右强也。帝曰：何以然？岐伯曰：东方阳也，阳者，其精并于上，并于上则上明而下虚，故使耳目聪明而手足不便也。西方阴也，阴者，其精并于下，并于下则下盛而上虚，故其耳目不聪明而手足便也。故俱感于邪，其在上则右甚，在下则左甚，此天地阴阳所不能全也，故邪居之。故天有精，地有形，天有八纪，地有五里，故能为万物之父母。清阳上天，浊阴归地，是故天地之动静，神明为之纲纪，故能以生长收藏，终而复始。惟贤人上配天以养头，下象地以养足，中傍人事以养五脏。天气通于肺，地气通于嗌，风气通于肝，雷气通于心，谷气通于脾，雨气通于肾。六经为川，肠胃为海，九窍为水注之气。以天地为之阴阳，阳之汗，以天地之雨名之；阳之气，以天地之疾风名之。暴气象雷，逆气象阳。故治不法天之纪，不用地之理，则灾害至矣。

故邪风之至，疾如风雨，故善治者，治皮毛，其次治肌肤，其次治筋脉，其次治六腑，其次治五脏。治五脏者，半死半生也。故天之邪气，感则害人五脏；水谷之寒热，感则害于六腑；地之湿气，感则害皮肉筋脉。故善用针者，从阴引阳，从阳引阴，以右治左，以左治右，以我知彼，以表知里，以观过与不及之理，见微得过，用之不殆。善诊者，察色按脉，先别阴阳。审清浊，而知部分；视喘息，听音声，而知所苦；观权衡规矩，而知病所主；按尺寸，观浮沉滑涩，而知病所生。以治无过，以诊则不失矣。故曰：病之始起也，可刺而已；其盛，可待衰而已。故因其轻而扬之，因其重而减之，因其衰而彰之。形不足者，温之以气；精不足者，补之以味。其高者，因而越之；其下者，引而竭之；中满者，泻之于内；其有邪者，渍形以为汗；其在皮者，汗而发之；其慓悍者，按而收之；其实者，散而泻之。审其阴阳，以别柔刚，阳病治阴，阴病治阳，定其血气，各守其乡，血实宜决之，气虚宜掣引之。

按 人以阴阳为中医诂病，不知阴阳二字，实足区别万物之性。此篇为《内经》发挥阴阳二字意义之最可宝贵者。初论天地之寒热清浊，水火气味，四时五行之应象于人身；继举五运五行三才相合之理，以明能体天地之阴阳应象于人身，必能以人身之阴阳应象于天地；继又举阴阳之发病，以为寒热之提纲，疾病之治疗，以法阴阳之变化，所谓阴阳为万物之能始，是当法天地之阴阳以为诊法之善也。后世凡言阴阳者，俱当以此为宗，苟能熟读，应用无穷。

灵兰秘典论

黄帝问曰：愿闻十二脏之相使，贵贱何如？岐伯对曰：悉乎哉问也！请遂言之。心者，君主之官也，神明出焉。肺者，相傅之官，治节出焉。肝者，将军之官，谋虑出焉。胆者，中正之官，决断出焉。膻中者，臣使之官，喜乐出焉。脾胃者，仓廪之官，五味出焉。大肠者，传道之官，变化出焉。小肠者，受盛之官，化物出焉。肾者，作强之官，伎巧出焉。三焦者，决渎之官，水道出焉。膀胱者，州都之官，津液藏焉，气化则能出矣。凡此十二官者，不得相失也，故主明则下安，以此养生则寿，殁世不殆，以为天下则大昌；主不明，则十二官危，使道闭塞而不通，形乃大伤，以此养生则殃，以为天下者，其宗大危。戒之戒之！至道在微，变化无穷，孰知其原？窘乎哉！消者瞿瞿，孰知其要？闵闵之当，孰者为良？恍惚之数，生于毫厘，毫厘之数，起于度量，千之万之，可以益大，推之大之，其形乃制。黄帝曰：善哉！余闻精光之道，大圣之业，而宣明大道。非斋戒择吉日，不敢受也。帝乃择吉日良兆，而藏灵兰之室，以传保焉。

按 中医于生理，研究至精，此篇专论脏腑，而名之曰官，称之曰贵贱相使。足徵于统系上有精密之研究，视西医之缕析条分，不无逊色，而大气盘旋，发黄周匝，则过之无不及。学者能明乎此，方知中西立足之不同，亦方许知中医之神妙。

五脏别论

黄帝问曰：余闻方士，或以脑髓为脏，或以肠胃为脏，或以为腑，敢问更相反，皆自谓是，不知其道，愿闻其说。岐伯对曰：脑、髓、骨、脉、胆、女子胞，此六者，地气之所生也，皆藏于阴而象于地，故藏而不泻，名曰奇恒之腑。夫胃、大肠、小肠、三焦、膀胱，此五者，天气之所生也，其气象天，故泻而不藏，此受五脏浊气，名曰传化之腑，此不能久留，输泻者也。魄门亦为五脏使，水谷不得久藏。所谓五脏者，藏精气而不泻也，故满而不能实。六腑者，传化物而不藏，故实而不能满也。所以然者，水谷入口，则胃实而肠虚；食下，则肠实而胃虚。故曰：实而不满，满而不实也。帝曰：气口何以独为五脏主？岐伯曰：胃者，水谷之海，六腑之大源也。五味入口，藏于胃，以养五脏气，气口亦太阴也，是以五脏六腑之气味，皆出于胃，变见于气口。故五气入鼻，藏于心肺，心肺有病，而鼻为之不利也。凡治病必察其下，适其脉，观其志意，与其病也。拘于鬼神者，不可与言至德。恶于针石者，不可与言至巧。病不许治者，病必不治，治之无功矣。

按　五脏藏精气，而脑髓为精气之主，六腑化水谷，而肠胃为水谷之主，爰于脏腑之外，特立奇恒传化之名，其释藏而不泻，泻而不藏，满而不实，实而不满，尤见精妙，后半因魄门为五脏使而论气口为五脏主，谆嘱医家临症，当察其下，适其脉也。

脉要精微论

黄帝问曰：诊法何如？岐伯对曰：诊法常以平旦，阴气未动，阳气未散，饮食未进，经脉未盛，络脉调匀，气血未乱，故乃可诊有过之脉。切脉动静，而视精明，察五色，观五脏有余不足，六腑强弱，形之盛衰。以此参伍，决死生之分。夫脉者，血之府也。长则气治，短则气病，数则烦心，大则病进，上盛则气高，下盛则气胀，代则气衰，细则气少，涩则心痛，浑浑革至如涌泉。病进而色弊，绵绵其去如弦绝，死。夫精明者，所以视万物，别白黑，审短长，以长为短，以白为黑，如是，则精衰矣，夫精明五色者，气之华也，赤欲如白裹朱，不欲如赭；白欲如鹅羽，不欲如盐；青欲如苍璧之泽，不欲如蓝；黄欲如罗裹雄黄，不欲如黄土；黑欲如重漆色，不欲如地苍。五色精微象见矣，其寿不久也。五脏者，中之守也。中盛脏满，气胜伤恐者，声如从室中言，是中气之湿也；言而微，终日乃复言者，此夺气也；衣被不敛，言语善恶，不避亲疏者，此神明之乱也；仓廪不藏者，是门户不要也；水泉不止者，是膀胱不藏也。得守者生，失守者死。夫五脏者，身之强也。头者，精明之府，头倾视深，精神将夺矣；背者，胸中之府，背曲肩随，府将坏矣；腰者，肾之府，转摇不能，肾将惫矣；膝者，筋之府，屈伸不能，行则偻附，筋将惫矣；骨者，髓之府，不能久立，行则振掉，骨将惫矣。得强者生，失强者死。岐伯曰：反四时者，有余为精，不足为消。应太过，不足为精；应不足，有余为消。阴阳不相应，病名曰关格。

帝曰：脉其四时动奈何？知病之所在，奈何？知病之所变，奈何？知病乍在内，奈何？知病乍在外，奈何？请问此五者，可得闻乎？岐伯曰：请言其与天运转大也。万物之外，六合之内，天地之变，阴阳之应，彼春之暖，为夏之暑，彼秋之忿，为冬之怒。四变之动，脉与之上下，以春应中规，夏应中矩，秋应中衡，冬应中权。是故冬至四十五日，阳气微上，阴气微下；夏至四十五日，阴气微上，阳气微下。阴阳有时，与脉为期，期而相失，知脉所分，分之有期，故知死时。微妙在脉，不可不察，察之有纪，从阴阳始，始之有经，从五行生，生之有度，四时为宜，补泻勿失，与天地如一，得一之情，以知死生。是故声合五音，色合五行，脉合阴阳。是知阴盛则梦涉大水恐惧，阳盛则梦大火燔灼，阴阳俱盛，则梦相杀毁伤；上盛则梦飞，下盛则梦堕；甚饱则梦予，甚饥则梦取；肝气盛则梦怒，肺气盛则梦哭；短虫多则梦聚众，长虫多则相击毁伤。是故持脉有道，虚静为保。春日浮，如鱼之游在波；夏日在肤，泛泛乎万物有余；秋日下肤，蛰虫将去；冬日在骨，蛰虫周密，君子居室。故曰：知内者按而纪之，知外者终而始之。此六者，持脉之大法。

心脉搏坚而长，当病舌卷不能言；其软而散者，当消环自己。肺脉搏坚而长，当病唾血；其软而散者，当病灌汗，至今不复散发也。肝脉搏坚而长，色不青，当病坠若搏，因血在胁下，令人喘逆；其软而散，色泽者，当病溢饮。溢饮者，渴暴多饮，而易入肌皮肠胃之外也。胃脉搏坚而长，其色赤，当病折髀；其软而散者，当病食痹。脾脉搏坚而长，其色黄，当病少气；其软而散，色不泽者，当病足胻肿，若水状也。肾脉搏坚而长，其色黄而赤者，当病折腰；其软而散者，当病少血，至今不复也。帝曰：诊得心脉而急，此为何病？病形何如？岐伯曰：病名心疝，少腹当有形也。帝曰：何以言之？岐伯曰：心为牡脏，小肠为之使，故曰少腹当有形也。帝曰：诊得胃脉，病形何如？岐伯曰：胃脉实则胀，虚则泄。帝曰：病成而变何谓？岐伯曰：风成为寒热；瘅成为消中；厥成为巅疾；久风为飧泄；脉风成为疠。病之变化，不可胜数。帝曰：诸痛肿、筋挛、骨痛，此皆安生？岐伯曰：此寒气之肿，八风之变也。帝曰：治之奈何？岐伯曰：此四时之病，以其胜治之愈也。帝曰：有故病五脏发动，因伤脉色，各何以知其久暴至之病乎？岐伯曰：悉乎哉问也！征其脉小色不夺者，新病也；征其脉不夺，其色夺者，此久病也；征其脉与五色俱夺者，此久病也；征其脉与五色俱不夺者，新病也。肝与肾脉并至，其色苍赤，当病毁伤，不见血，已见血，湿若中水也。

尺内两旁，则季胁也，尺外以候肾，尺里以候腹。中附上，左外以候肝，内以候膈；右外以候胃，内以候脾。上附上，右外以候肺，内以候胸中；左外以候心，内以候膻中。前以候前，后以候后。上竟上者，胸喉中事也；下竟下者，少腹腰股膝胫足中事也。粗大者，阴不足，阳有余，为热中也。来疾去徐，上实下虚，为厥巅疾；来徐去疾，上虚下实，为恶风也，故中恶风者，阳气受也。有脉俱沉细数者，少阴厥也。沉细数散者，寒热也。浮而散者，为眴仆。诸浮不躁者，皆在阳，则为热；其有躁者在手。诸细而沉者，皆在阴，则为骨痛；其有静者在足。数动一代者，病在阳之脉也，泄及便脓血。诸过者切之，涩者，阳气有余也；滑者，阴气有余也。阳气有余为身热无汗；阴气有余为多汗身寒；阴阳有余则无汗身寒。推而外之，内而不外，有心腹积也；推而内之，外而不内，身有热也；推而上之，上而不下，腰足清也；推而下之，下而不上，头项痛也。按之至骨，脉气少者，腰脊痛而身有痹也。

按　此篇虽为脉要，实兼望闻，故首段假泛言诊断之大纲，举色举望举症而并言之；次段论四时之变动，与脉之上下；再次论五脏之病症，与脉之强弱；末段分寸关尺三部，为后世切脉之准绳，盖上古切脉，有三部九候，有人迎气口趺阳等诊法，而不若寸关尺之便利也。

宣明五气篇

五味所入：酸入肝，辛入肺，苦入心，咸入肾，甘入脾，是谓五入。五气所病：心为噫，肺为咳，肝为语，脾为吞，肾为欠、为嚏，胃为气逆、为哕、为恐，大肠小肠为泄，下焦溢为水，膀胱不利为癃，不约为遗尿，胆为怒，是谓五病。五精所并：精气并于心，则喜，并于肺，则悲，并于肝，则忧，并于脾，则畏，并于肾，则恐，是谓五并，虚而相并者也。五脏所恶：心恶热，肺恶寒，肝恶风，脾恶湿，肾恶燥，是谓五恶。五脏化液：心为汗，肺为涕，肝为泪，脾为涎，肾为唾，是谓五液。五味所禁：辛走气，气病无多食辛；咸走血，血病无多食咸；苦走骨，骨病无多食苦；甘走肉，肉病无多食甘；酸走筋，筋病无多食酸，是谓五禁，无令多食。五病所发：阴病发于骨，阳病发于血，阴病发于肉，阳病发于冬，阴病发于夏，是谓五发。五邪所乱：邪入于阳，则狂，邪入于阴，则痹，搏阳则为颠疾，搏阴则为瘖，阳入之阴则静，阴出之阳则怒，是谓五乱。五邪所见：春得秋脉，夏得冬脉，长夏得春脉，秋得夏脉，冬得长夏脉，名曰阴出之阳，病善怒，不治。是谓五邪，皆同，命死不治。五脏所藏：心藏神，肺藏魄，肝藏魂，脾藏意，肾藏志，是谓五脏所藏。五脏所主：心主脉，肺主皮，肝主筋，脾主肉，肾主骨，是谓五主。五劳所伤：久视伤血，久卧伤气，久坐伤肉，久立伤骨，久行伤筋，是谓五劳所伤。五脉应象：肝脉弦，心脉钩，脾脉代，肺脉毛，肾脉石，是谓五脏之脉。

按　天地之道，不离五行，人身形脏，不离乎气，故举五味所入，五气所病，五精所并，五脏所恶，五脏化液，五味所禁，五病所发，五邪所乱，五脏（照片文字写"脏"，但依据《内经》原文应为"邪"）所见，五脏所藏，五脏所主，五劳所伤，五脉应象，而提纲挈领以宣明之。

疏五过论

黄帝曰：呜呼远哉！闵闵乎，若视深渊，若迎浮云，视深渊，尚可测，迎浮云，莫知其际，圣人之术，为万民式，论裁志意，必有法则，循经守数，按循医事，为万民副。故事有五过四德，汝知之乎？雷公避席再拜曰：臣年幼小，蒙愚以惑，不闻五过与四德，比类形名，虚引其经，心无所对。帝曰：凡未诊病者，必问尝贵后贱，虽不中邪，病从内生，名曰脱营。尝富后贫，名曰失精，五气留连，病有所并。医工诊之，不在脏腑，不变躯形，诊之而疑，不知病名，身体日减，气虚无精，病深无气，洒洒然时惊。病深者，以其外耗于卫，内夺于营。良工所失，不知病情，此亦治之一过也。凡欲诊病者，必问饮食居处，暴乐暴苦，始乐后苦，皆伤精气。精气竭绝，形体毁沮。暴怒伤阴，暴喜伤阳。厥气上行，满脉去形。愚医治之，不知补泻，不知病情，精华日脱，邪气乃并，此治之二过也。善为脉者，必以比类奇恒，从容知之，为工而不知道，此诊之不足贵，此治之三过也。诊有三常，必问贵贱，封君败伤，及欲候王？故贵脱势，虽不中邪，精神内伤，身必败亡。始富后贫，虽不伤邪，皮焦筋屈，痿躄为挛，医不能严，不能动神，外为柔弱，乱至失常，病不能移，则医事不行，此治之四过也。凡诊者，必知终始，有知余绪，切脉问名，当合男女。离绝菀结，忧恐喜怒，五脏空虚，血气离守，工不能知，何术之语。尝富大伤，斩筋绝脉，身体复行，令泽不息，故伤败结，留薄归阳，脓积寒炅。粗工治之，亟刺阴阳，身体解散，四肢转筋，死日有期，医不能明，不问所发，惟言死日，亦为粗心，此治之五过也。凡此五者，皆受术不通，人事不明也。故曰：圣人之治病也，必知天地阴阳，四时经纪，五脏六腑，雌雄表里。刺灸砭石、毒药所主，从容人事，以明经道，贵贱贫富，各异品理，问年少长，勇怯之理，审于分部，知病本始，八正九候，诊必副矣。治病之道，气内为宝，循求其理，求之不得，过在表里。守数据治，无失俞理，能行此术，终身不殆。不知俞理，五脏菀热，痈发六腑。诊病不审，是谓失常，谨守此治，与经相明。《上经》《下经》，揆度阴阳，奇恒五中，决以明堂，审于始终，可以横行。

按　医工诊脉治病，其过有五，未诊不问，诊而不知，一也；不知补泻病情，二也；不知比类奇恒，三也；不知诊有三常，四也；不知始终，不问所发，五也。受术不通，人事不明，不知天地阴阳四时经纪脏腑雌雄表里八正九候之道所致，实医家之座右铭也。

征四失论

黄帝在明堂，雷公侍坐。黄帝曰：夫子所通书受事众多矣。试言得失之意，所以得之，所以失之。雷公对曰：循经受业，皆言十全，其时有过失者，请闻其事解也。帝曰：子年少，智未及邪？将言以杂合耶？夫经脉十二、络脉三百六十五，此皆人之所明知，工之所循用也。所以不十全者。精神不专，志意不理，外内相失，故时疑殆。诊不知阴阳逆从之理，此治之一失也。受师不卒，妄作杂术，谬言为道，更名自功，妄用砭石，后遗身咎，此治之二失也。不适贫富贵贱之居，生之薄厚，形之寒温，不适饮食之宜，不别人之勇怯，不知比类，足以自乱，不足以自明，此治之三失也。诊病不问其始，忧患饮食之失节，起居之过度，或伤于毒，不先言此，卒持寸口，何病能中，妄言作名，为粗所穷，此治之四失也。是以世人之语者，驰千里之外，不明尺寸之论，诊无人事。治数之道，从容之葆，坐持寸口，诊不中五脉，百病所起，始以自怨，遗师其咎，是故治不能循理，弃术于市，妄治时愈，愚心自得。鸣呼！窈窈冥冥，孰知其道？！道之大者，拟于天地，配于四海，汝不知道之谕受，以明为晦。

按　诊有五过四德，德行者行道而有得于心，不知四德，是为四失，故于疏五过后，复作此篇以惩之，世人之语，驰千里之外，盖影响于医家之令誉者甚大，可不戒哉。

第二节　各家学说

论疗病用汤散丸之宜及汗下灸误施致死侯

（张机）

欲疗诸病，当先以汤荡涤五脏六腑，开通诸脉，治道阴阳，破散邪气，润泽枯朽，悦人皮肤，益人气血。水能净万物，故用汤。若四肢病久，风冷发动，次当用散。散能逐邪，风气湿痹，表里移走，居无常处者，散当平之。次当用丸，丸药者，能逐风冷，破积聚，消诸坚癖，进饮食，调和荣卫，能参合而行之者，可谓上工，故曰：医者意也。又曰：不须汗而强汗之者，出其津液，枯竭而死。须汗而不与汗之者，使诸毛孔闭塞，令人闷绝而死。又不须下而强下之者，令人开肠洞泄不禁而死。须下而不与下之者，使人心内懊侬，胀满烦乱，浮肿而死。又不须灸而强与灸者，令人火邪入腹，干错五脏，重加其烦而死。须灸而不与灸之者，令人冷结重凝，久而弥固，气上冲心，无地消散，病笃而死。

按　仲景著《伤寒》《金匮》二书，为医家之圣，此文论用药之宜忌，可作仲景用方变化之纲领，其心领而神会之。

伤寒例

（孙思邈）

论曰，人生天地之间，命有遭际时有否泰，吉凶悔吝，苦乐安危，喜怒爱憎，存亡忧畏，关心之虑，日有千条，谋生之道，时生万计，乃度一日，是故天无一岁不寒暑，人无一日不忧喜，故有天行温疫病者，即天地变化之一气也。斯盖造化必然之理，不得无之，故圣人虽有补天之极之德，而不能废之，虽不能废之，而能以道御之。其次有贤人，善于摄生，能知搏节，与时推移，亦得保全。天地有斯瘴疠，还以天地所生之物以防备之，命曰知方，则病无所侵矣。然此病也，俗人谓之横病，多不解治，皆曰日满自瘥，以此致枉者天下大半。凡始觉不佳，即须救疗，迄至于病愈，汤食兢进，折其毒势，自然而瘥，必不可令病气自在，恣意攻人，拱手待毙，斯为误矣。

夫伤寒病起自风寒，入于腠理，与精气分争，荣卫痞膈，周行不通。病一日至二日，气在孔窍皮肤之间，故病者头痛恶寒，腰背强重，此邪气在表，随证发汗则愈。三日以上，气浮上部，填塞胸膈，故头痛胸中满，当吐之则愈。五日以上，气沉结在脏腑，故腹满身重，骨节烦疼，当下之则愈。明当消息病候，不可乱投汤药，虚其胃气也。经言脉微不可吐，虚细不可下。又夏亦不可下也，此医之大禁也。脉有沉浮转能变化，或人得病数日，方以告医，虽云初觉，视病已积日，其疹瘰结成，非复发汗解肌所能除，当诊其脉，随时情势救解求免也，不可苟以次第为固，失其机要，乃致祸矣。此伤寒次第病三日以内发汗者，谓当风解衣，夜卧失覆，寒温所中，并时有疾疫贼风之气而相染，易为恶邪所中也。至于人自饮食生冷过多，腹藏不消，转动稍难，头痛身温，其脉实大者，便可吐下之，不可发汗也。

经言春气温和，夏气暑热，秋气清凉，冬气凛冽，此四时正气之序也。冬时严寒，万类深藏，君子固密则不伤于寒。或触冒之者，乃为伤寒耳。其伤于四时之气，皆能为病，而以伤寒为毒者，以其最为杀疠之气也，中而即病，名曰伤寒。不即病者，其寒毒藏于肌骨中，至春变为温病，至夏变为暑病。暑病热极重于温也。是以辛苦之人，春夏多温病热病者，皆由冬时触冒寒冷之所致，非时行之气也。凡时行者，是春时应暖而反大寒，夏时应热而反大冷，秋时应凉而反大热，冬时应寒而反大温，此非其时而有其气，是以一岁之中，病无长少多相似者，此则时行之气也。《小品》曰：古今相传，称伤寒为难治之疾，时行瘟疫是毒病之气，而论治者不判伤寒与时行瘟疫为异气耳，云伤寒是雅士之辞，天行瘟疫是田舍间号耳，不说病之异同也。考之众经，其实殊矣，所宜不同，方说宜辨。

按　此篇分三节，前言伤寒之因，中言伤寒之治，后言伤寒之变，而其最要之点，在标明温热等病，由于伤寒，而其治法，则异于中而即病之伤寒。若中而即病之伤寒，又不可与病成而变之温热等病，混合论治也。今人研究伤寒者，极力反对温热诸书，研究温热者，又坚执伤寒方决不可用，观此可以涣然冰释。杨栗山云：温病于伤寒，虽曰不同，而或清或攻。后一节治法，原无大异，惟初病散表；前一节治法，则有天渊之别，斯言最为中肯。

表 实 说

（许叔微）

有病伤寒身热头痛，余观之曰，邪在表，此表实证也，当汗之，以麻黄汤。或问曰：伤寒大抵因虚，故邪得以入之。邪在表，何以云表实也？余曰：夫人称邪之所凑，其气必虚；留而不去，其病则实。盖邪之入人也，始因虚入，邪居中，反为实矣。大抵调治伤寒，先要明表里虚实，能明此四字，则仲景三百九十七法可立而定也。何以言之有表实，有表虚，有里实，有里虚，有表里俱实，有表里俱虚？仲景麻黄汤之类，为表实而设也，桂枝汤之类，为表虚而设也，里实则承气之类是也，里虚则四逆之类是也。表里俱实，所谓阳盛阴虚，下之则愈也。表里俱虚，所谓阳虚阴盛，汗之则愈也。

按　魏之琇云：此篇可作伤寒总论。《内经》以邪之所凑，其气必虚，知可下；转语曰留而不去，其病则实，非常精妙。

论亢则害承乃制之理

（刘完素）

阴阳变化之道，木极似金，金极似火，火极似水，水极似土，土极似木者也。故经曰：亢则害，承乃制。谓已亢过极，则反似胜己之化也。俗未之知，认似作是，以阳为阴，失其意也。夫五行之理，微则当其本化，甚则兼乎鬼贼。故经曰：亢则害，承乃制也。易曰：燥万物者莫熯乎火。以火炼金，热极而反化为水，及身热极则反汗出也。水体柔顺，而寒极则反冰如地也；土主湿阴云雨而安静，土湿过极，则反为骤注烈风雨淫溃也。木主温和而生荣，风大则反凉而毁折也。金主清凉，秋凉极而万物反燥也。所谓过极则反兼鬼贼之化，制其甚也。由是肝热甚则出泣，心热甚则出汗，脾热甚则出涎，肺热甚则出涕，肾热甚则出唾也。故水体柔顺而反坚硬如地者，亢则害，承乃制也。病湿过极则为痉，反兼风化制之也；病燥过极则烦渴，反兼火化制之也；病热过极而反出五液，或为战栗恶寒，反兼木化制之也。其为治者，但当泻气过甚之气以为病本，不可反误治其兼化也。

按　此为河间全书之宗旨，能明斯理，则阳证似阴，阴证似阳，寒极反热，热极反寒，皆可推而知之矣，惟河间之精到处在是，而其偏倚处亦在是。盖言五行之胜，而不及其衰，故多用寒凉攻伐，不可不知。

论发汗不必用辛甘热药

（刘完素）

一切怫热郁结者，不必止以辛甘热药能开发也，如石膏、滑石、甘草、葱、豉之类寒药，皆能开发郁结。以其本热，故得寒则散也。夫辛甘热药皆能发散者，以力强开冲也，然发之不开者，病热转加也，如桂枝、麻黄类辛甘热药攻表。不中病者，其热转甚也，是故善用之者，须加寒也，不然则热甚发黄惊狂或出斑矣。如表热与发汗者，用辛甘热药，尚能加害，况里热郁结，不当发汗，而误以热药发之不开者乎？又如伤寒表热怫郁燥而无汗，发令汗出者，非谓辛甘热药属阳能令汗出也，不然怫热郁结开通，则热蒸而自汗出也。不然，则平人表无怫热者服之，安有如斯汗出也！（其或伤寒日深，表热入里，而误以辛甘热药汗之者，不）惟汗不能出，而又热病转加，古人以为当死者也。又如表热服石膏、知母、滑石、葱、豉之类寒药汗出而解者，及热病半在表，半在里，用小柴胡汤寒药，能令汗出而愈者；热甚服大柴胡汤下之；更甚者小承气汤、调胃承气汤、大承气汤下之；发黄者，茵陈蒿汤下之；结胸者，陷胸汤丸下之。此皆大寒之利药也，反能中病以令汗出而愈。然而中外怫热郁结，燥而无汗，岂但由辛甘热药为阳而能开发汗出也！况或病微者，不治自然作汗而愈者也。所以能令作汗之由者，但怫热郁结复得开通，则热蒸而作汗也。凡治上下中外一切怫热郁结者，余仿此，随其浅深，察其微甚，适其所宜而治之，慎不可悉如发表，但以辛甘热药而已。

按 此治温热之金针也，温热病不可妄发汗，而初起有表证，不得不发汗者，当宗河间法。后世之辛凉辛寒等，制皆从此脱化而出，至于用下法作汗，尤为至理名言，盖里邪尽表自和也。

中 风 论

（张元素）

《易》曰：挠万物者莫疾乎风，若感之浅者留于肌肤，感之深者达于骨髓。盖祸患之机藏于细微，非常人之预见，及其至也，虽智者不能善其后，是以圣人之教下，皆谓之虚邪贼风，避之有时。故中风者，俱有先兆之证。凡人如觉大拇指及次指麻木不仁，或手足不用或肌肉蠕动者，三年内必有大风。经云风者百病之始，善行而数变，行者动也。风本生于热，以热为本，以风为标，凡言风者热也。叔和云：热则生风，冷生气，是以热则风动，宜以静胜其躁，是养血也。治须少汗，亦宜少下，多汗则虚其卫，多下则损其荣，而有中脏中腑之说。中腑者，宜汗之，中脏者，宜下之。此虽合汗下，亦不可过也。其中腑者面加五色，有表证脉浮而恶寒，拘急不仁，或中身之后，或中身之前，或中身之侧，皆曰中腑也，其治多易；中脏者，唇吻不收，舌不转而失音，鼻不闻香臭，耳聋而眼瞀，大小便秘结，皆曰中脏也，其治多难。若风中腑者，先以加减续命汤，随证发其表。若忽中脏者，则大便多秘涩，宜以三化汤通其滞，大抵中腑者，多着四肢，中脏者，多滞九窍。今具六经续命汤，以一岁为总，以六经为别，春夏加石膏、知母、黄芩，秋冬加桂附，又于六经别药，随证细分加减，自古名医，不能越此。

　　按　小续命汤详于《千金方·诸风门》，须审六经而加减，因有麻黄续命、桂枝续命、白虎续命、附子续命、桂附续命、羌活连翘续命汤之别，视伤寒六经之症状，以为加减之准则，乃真中风之主方也。

汗下吐三法该尽治病诠

（张从正）

　　夫病之一物，非人身之素有之也，或自外而入，或由内而生，皆邪气也。邪气加诸身，速攻之可也，速去之可也，攒而留之，虽愚夫愚妇，皆知其不可也。及其闻攻则不悦，闻补则乐之。今之医者曰："当先固其元气，元气实，邪自去。"世间如此妄人，何其多也！夫邪之中人，轻则传久而自尽，颇甚则传久而难已，更甚则暴死。若先论固其元气，以补剂补之，真气未胜，而邪已交驰横骛而不可制矣。惟脉脱下虚、无邪无积之人，始可议补；其余有邪积之人而议补者，皆鲧湮洪水之徒也。今予论吐汗下三法，先论攻其邪，邪去而元气自复也。况予所论之三法，识练日久，至精至熟，有得无失，所以敢为来者言也。

　　天之六气，风暑火湿燥寒；地之六气，雾露雨雹冰泥；人之六味，酸苦甘辛咸淡。故天邪发病多在乎上；地邪发病多在乎下；人邪发病多在乎中。此为发病之三也。处之者三，出之者亦三也。诸风寒之邪结搏皮肤之间，藏于经络之内，留而不去，或发疼痛走注，麻痹不仁，及四肢肿痒拘挛，可汗而出之；风痰宿食在膈，或上脘，可涌而出之；寒湿固冷，热客下焦，在下之病，可泄而出之。《内经》散论诸病，非一状也；流言治法，非一阶也。《至真要大论》等数篇言运气所生诸病，各断以酸苦甘辛咸淡以总括之。其言补时见一二；然其补，非今之所谓补也，如辛补肝，咸补心，甘补肾，酸补脾，苦补肺。若此之补，乃所以发腠理，致津液，通血气。至其统论诸药，则曰：辛甘淡三味为阳，酸苦咸三味为阴。辛甘发散，淡渗泄，酸苦咸涌泄。发散者归于汗，涌者归于吐，泄者归于下。渗为解表，归于汗；泄为利小溲，归于下。殊不言补。乃知圣人止有三法，无第四法也。然则，圣不言补乎？曰：盖汗下吐，以若草木治病者也。补者，以谷肉果菜养口体者也。夫谷肉果菜之属，犹君之德教也；汗下吐之属，犹君之刑罚也。故曰：德教兴平之粱肉，刑罚治乱之药石。若人无病，粱肉而已；及其有病，当先诛伐有过。病之去也，粱肉补之，如世治刑措而不用。岂可以药石为补哉？必欲去大病大瘵，非吐汗下未由也已。

且予之三法，能兼众法，用药之时，有按，有跷，有揣，有导，有减，有增，有续，有止。今之医者，不得予之法，皆仰面傲笑曰："吐者瓜蒂而已矣；汗者麻黄、升麻而已矣；下者巴豆、牵牛、朴硝、大黄、甘遂、芫花而已矣。"既不得其术，从而诬之，予固难与之苦辩，故作此诠。所谓三法可以兼众法者，如引涎、漉涎、嚏气、追泪，凡上行者，皆吐法也；灸、蒸、熏、渫、洗、熨、烙、针刺、砭射、导引、按摩，凡解表者，皆汗法也；催生下乳、磨积逐水、破经泄气，凡下行者，皆下法也。以余之法，所以该众法也。

按 子和汗吐下三法，为治病计也，观其言，识练日久，至精至熟，又言用药之时，有按、跷、揣、导、减、增、续、止诸法，盖必视其人元气如何，方敢施用，非不察虚实，冒昧攻泻，不顾元气者，所可借口。吕元膺曰：子和医如老将对敌，或陈兵背水，或济河焚舟，置之死地而后生，不善攻之，非溃即北矣，信然。

七气感疾更相为术

（张从正）

所谓七气者，喜怒悲恐惊思劳也。悲可以治怒，以怆恻苦楚之言感之；喜可以治悲，以谑浪亵狎之言娱之；恐可以治喜，以迫遽死亡之言怖之；怒可以治思，以侮辱期罔之言触之；思可以治恐，以虑彼志此之言夺之。凡此五者，必诡诈谲怪，无所不至，然后可以动人耳目，易人视听，若胸中无材器之人，亦不能用此五法也。惟逸可以治劳，经曰：劳者温之。温，谓温存而养之。今之医者，以温为温之药，差之久矣！惟习可以治惊，经曰：惊者平之。平谓平常也。夫惊以其忽然而遇之也，使习见习闻则不惊矣。闻山东杨先生治府主洞泄不已。杨初未对病人，与众人谈日月星辰缠度，及风云雷雨之变，自辰至未而忘其圊。杨尝曰：治洞泄不已之人，先问其所好之事，好棋者与之棋，好乐者与之笙笛，勿辍。又闻庄先生者，治因喜乐之极而病者。庄切其脉，为之失声，佯曰：吾取药去。数日更不来，病者悲泣，辞其亲友曰：吾不久矣。庄知其将愈，慰之。诘其故，庄引《素问》曰：惧胜喜。此二人可谓得玄关者也。

按 此心理治疗法也，其说本于《内经》，而以经验引伸之，为通俗说法，仙经云：古神圣之医，能疗人之心，预使不致有疾，今医惟知疗人之疾，而不知疗人治心，是犹舍本逐末，不浚其源而攻其流，欲求其愈疾，不亦难乎！

脾胃虚实传变论

（李杲）

《五脏别论》云：胃、大肠、小肠、三焦、膀胱，此五者，天气之所生也，其气象天，故泻而不藏，此受五脏浊气，名曰传化之府，此不能久留，输泻者也，所谓五脏者，藏精气而不泻也，故满而不能实。六腑者，传化物而不藏，故实而不能满也。所以然者，水谷入口，则胃实而肠虚；食下，则肠实而胃虚。故曰：实而不满，满而不实也。《阴阳应象大论》云：谷气通于脾，六经为川，肠胃为海，九窍为水注之气。九窍者，五脏之主。五脏皆得胃气，乃能通利。《通评虚实论》云：头痛耳鸣，九窍不利，肠胃之所生也。胃气一虚，耳目口鼻俱为之病。《经脉别论》云：食气入胃，散精于肝，淫气于筋。食气入胃，浊气归心，淫精于脉。脉气流经，经气归于肺，肺朝百脉，输精于皮毛。毛脉合精，行气于腑，腑精神明，留于四脏。气归于权衡，权衡以平，气口成寸，以决死生。饮入于胃，游溢精气，上输于脾。脾气散精，上归于肺，通调水道，下输膀胱。水精四布，五经并行，合于四时五脏阴阳，揆度以为常也。又云：阴之所和，本在五味；阴之五宫，伤在五味。至于五味，口嗜而欲食之，必自裁制，勿使过焉，过则伤其正也。谨和五味，骨正筋柔，气血以流，腠理以密，如是则骨气以精，谨道如法，长有天命。《平人气象论》云：人以水谷为本，故人绝水谷则死，脉无胃气亦死。所谓无胃气者，非肝不弦肾不石也。历观诸篇而参考之，则元气之充足，皆由脾胃之气无所伤，而后能滋养元气；若胃气之本弱，饮食自倍，则脾胃之气既伤，而元气亦不能充，而诸病之所由生也。《灵枢经》：水谷入口，其味有五，各注其海，津液各走其道。胃者，水谷之海，其输上在气街，下至三里。水谷之海有余，则腹满；水谷之海不足，则饥不受谷食。人之所受气者，谷也；谷之所注者，胃也。胃者，水谷气血之海也。海之所行云气者，天下也。胃之所出气血者，经隧也。经隧者，五脏六腑之大络也。又云：五谷入于胃也，其糟粕、津液、宗气，分为三隧。故宗气积于胸中，出于喉咙，以贯心肺而行呼吸焉。荣气者，泌其津液，注之于脉，化而为血，以荣四末，内注五脏六腑以应刻数焉。卫者，出其悍气之疾而行于四末分肉皮肤之间而不休者。又云：中焦之所出，亦并胃中，出上焦之后，此所受气者，泌糟粕，蒸津液，化为精微，上注于肺脉，乃化而为血，以奉生身，莫贵于此。圣人谆复其辞而不惮其烦者，仁天下后世之心亦倦倦矣。

故夫饮食失节，寒温不适，脾胃乃伤。此因喜怒忧恐，损耗元气，资助心火。火与元气不两立，火胜则乘其土位，此所以病也。《调经》篇云：病生阴者，得之饮食居处，阴阳喜怒。又云：阴虚则内热，有所劳倦，形气衰少，谷气不盛，上焦不行，下脘不通，胃气热，热气熏胸中，故为内热。脾胃一伤，五乱互作，其始病遍身壮热，头痛目眩，肢体沉重，四肢不收，怠惰嗜卧，为热所伤，元气不能运用，故四肢困怠如此。圣人着之于经，谓人以胃土为本，成文演义，互相发明，不一而止，粗工不解读，妄意使用，本以活人，反以害人。《生气通天论》云：苍天之气清净则志意治，顺之则阳气固，虽有贼邪，弗能害也，此因时之序。故圣人传精神，服天气，而通神明。失之，内闭九窍，外壅肌肉，卫气散解。此谓自伤，气之削也。阳气者，烦劳则张，精绝，辟积于夏，使人煎厥。目盲耳闭，溃溃乎若坏都。故苍天之气贵清净，阳气恶烦劳，病从脾胃生者一也。《五常政大论》：阴精所奉其人寿，阳精所降其人夭。阴精所奉，谓脾胃既和，谷气上升，春夏令行，故其人寿。阳精所降，谓脾胃不和，谷气下流，收藏令行，故其人夭，病从脾胃生者二也。《六节藏象论》云：脾胃大肠小肠三焦膀胱者，仓廪之本，荣之居也。名曰器，能化糟粕，转味而入出者也。其华在唇四白，其充在肌，其味甘，其色黄。此至阴之类，通于土气，凡十一脏，皆取决于胆也。胆者，少阳春生之气，春气升则万化安。故胆气春升，则余脏从之；胆气不升，则飧泄肠澼，不一而起矣。病从脾胃生者三也。经云：天食人以五气，地食人以五味。五气入鼻，藏于心肺，上使五色修明，音声能彰；五味入口，藏于肠胃，味有所藏，以养五气，气和而生，津液相成，神乃自生。此谓之气者，上焦开发，宣五谷味，熏肤充身泽毛，若雾露之溉。气或乖错，人何以生，病从脾胃生者四也。岂特四者，至于经论天地之邪气，感则害人五脏六腑，及形气俱虚，乃受外邪，不因虚邪，贼邪不能独伤人，诸病从脾胃而生明矣。圣人旨意重见叠出详如此，且垂戒云，法于阴阳，和于术数，食饮有节，起居有常，不妄作劳，故能形与神俱，而尽终其天年，度百岁乃去。由是言之，饮食起居之际，可不慎哉。

按　东垣事医，以脾胃为主，侧重升阳，盖生值六十六甲子寒湿用事之时，在人则脾最恶湿，而寒湿最易伤阳也。本文为《脾胃论》之第一篇，读之可明独重脾胃之大旨。凡分二大段，前段引经文以明脾胃为养生之本，后段以"饮食失节，寒温不适，脾胃乃伤"十二字为提纲，申明脾胃之气既伤，则元气不充而诸病以生。独得之见，足以惩戒动用寒凉攻伐，败人脾胃，绝人元气之失。

辨阴证阳证

（李杲）

甚哉阴阳之证不可不详也。偏观《内经》中所说变化百病，其源皆由喜怒过度，饮食失节，寒温不适，劳役所伤而然。夫元气、谷气、荣气、清气、卫气、生发诸阳上升之气，此六者，皆饮食入胃，谷气上行，胃气之异名，其实一也。既脾胃有病，则中气不足，中气不足，则六腑阳气，皆绝于外，故经言五脏之气已绝于外者，谓六腑之元气病也。气伤脏乃病，脏病则形乃应，是五脏六腑真气皆不足也。惟阴火独旺，上乘阳分，故荣卫失守，诸病生焉。其中变化，皆由中气不足，乃能生耳。后有脾胃以受劳役之疾，饮食又复失节，耽病日久，事息心安，饱食太甚，病乃大作。概其外伤风寒，六淫客邪，皆有余之病，当泻不当补；饮食失节，中气不足之病，当补不当泻。举世医者皆以饮食失节，劳役所伤，中气不足，当补之证，认作外感寒邪有余之病，重泻其表，使荣卫之气外绝，其死只在旬日之间。所谓差之毫厘，谬以千里，可不详辨乎?!向者壬辰改元，京师戒严，迨三月下旬，受敌者凡半月，解围之后，都人之不受病者，万无一二，死者继踵不绝。都门十有二所，每日各门所送，多者二千，少者不下一千，似此者几三月，此百万人岂俱感风寒外伤者耶? 大抵人在围城中，饮食不节，及劳役所伤，不待言而知。由其朝饥暮饱，起居不时，寒温失所，动经三两月，胃气亏乏久矣，一旦饱食大过，感而伤人，而又调治失宜，其死也无疑矣。非惟大梁为然，远在贞祐兴定间，如东平，如太原，如凤翔，解围之后，病伤而死，无不然者。余在大梁，凡所亲见，有表发者，有以巴豆推之者，有以承气汤下之者，俄而变结胸发黄，又以陷胸汤丸及茵陈汤下之，无不死。盖初非伤寒，以调治差误，变而似真伤寒之证，皆药之罪也。往者不可追，来者犹可及，辄以平生已试之效，着《内外伤辨惑论》一篇，推明前哲之余论，历举近世之变故，庶几同志者，审其或中，触类而长之，免后人横夭耳!

按 内伤为阴证，外感为阳证，读此可知东垣发明内伤之理，特制补中益气等方，温补升阳，以救刘张末流攻伐之弊，然亦所遭之时世有异，不得因此而遂废刘张之法，盖吾侪读书，贵在採取众长，相机而用，大忌固执一家。

相 火 论

（朱震亨）

太极，动而生阳，静而生阴。阳动而变，阴静而合，而生水火木金土，各一其性。惟火有二：曰君火，人火也；曰相火，天火也。火内阴而外阳，主乎动者也，故凡动皆属火。以名而言，形气相生，配于五行，故谓之君；以位而言，生于虚无，守位禀命，因其动而可见，故谓之相。天主生物，故恒于动，人有此生，亦恒于动，其所以恒于动，皆相火之为也。见于天者，出于龙雷，则木之气；出于海，则水之气也。具于人者，寄于肝肾二部，肝属木而肾属水也。胆者，肝之腑；膀胱者，肾之腑；心胞络者，肾之配；三焦以焦言，而下焦司肝肾之分，皆阴而下者也。天非此火不能生物，人非此火不能有生。天之火虽出于木而皆本乎地。故雷非伏，龙非蛰，海非附于地，则不能鸣，不能飞，不能波也。鸣也，飞也，波也，动而为火者也。肝肾之阴，悉具相火，人而同乎天也。或曰：相火，天人之所同，东垣何以指为元气之贼？又谓：火与元气不两立，一胜则一负。然则如之何而可以使之无胜负乎？曰：周子曰，神发知矣，五性感物而万事出，有知之后，五者之性为物所感，不能不动。谓之动者，即《内经》五火也。相火易动，五性厥阳之火，又从相扇，则妄动矣。火既妄受，则煎熬真阴，阴虚则病，阴绝则死。君火之气，经以暑与湿言之；相火之气，则以火言，盖表其暴悍酷烈，有甚于君火者也，故曰相火元气之贼。周子又曰：圣人定之以中正仁义而主静。朱子曰：必使道心常为一身之主，而人心每听命焉。此善处乎火者。人心听命乎道心，而又能主之以静。彼五火之动皆中节，相火惟有裨补造化，以为生生不息之运用耳，何贼之有？或曰：《内经》相火注曰少阴少阳矣，未尝言及厥阴太阳，而吾子言之何耶？曰：足太阳少阴，东垣尝言之矣，治以炒柏，取其味辛能泻水中之火是也。戴人亦言：胆与三焦寻火治，肝和胞络都无异。此历指龙雷之火也。余亦备述天人之火皆生于动，如上文所云者，实推广二公之意。或曰：《内经》言火不一，往往于六气中见之，言脏腑者未之见也。二公岂它有所据耶？经曰：百病皆生于风寒暑湿燥火之动而为变者。岐伯历举病机十九条，而属火者五，此非相火之为病之出于脏腑者乎？考之《内经》诸热瞀瘛则属之火，诸躁狂越则属之火，诸病胕肿、痛酸、惊骇则属之火。又《原病式》云：诸风掉眩属于肝，火之动也；诸气膹郁病痿属于肺，火之升也；诸湿肿满属于脾，火之胜也；诸痛痒疮疡属于心，火之用也。是皆火之为病出于脏腑者然也，噫！以陈无择之通敏，犹以暖炽论君火，日用之火论相火，是宜后人之聋瞀哉！

按 六气惟火为盛，人身亦惟火为多，加之饮食色欲，人谁能免。火动则水衰，阴虚则阳旺，此为丹溪学说之所主。其戒人妄动相火，理极渊微，非灭尽相火，使之不动也。金元四大家，各有所长，即不免各有所偏，全在学者心领而神会之，吾不愿妄肆批评。

六 郁 说

（戴思恭）

郁者，结聚而不得发越也，当升者不得升，当降者不得降，当变化者不得变化也。此为传化失常，六郁之病见矣。气郁者，胸胁痛，脉沉涩；湿郁者，周身走痛，或关节痛，遇阴寒则发，脉沉细；痰郁者，动则喘，寸口脉沉滑；热郁者，瞀闷，小便赤，脉沉数；血郁者，四肢无力，能食，便红，脉沉；食郁者，嗳酸，腹饱不能食，人迎脉平和，气口脉紧盛者是也。

按　原礼学说，一本丹溪。丹溪本《内经》五郁之说，而出六郁之治；原礼本丹溪六郁之治，而撰六郁之说。其谓当升不升，当降不降，指肺失治节言。盖诸气膹郁，皆属于肺，肺气之布，必由胃气之输，胃之运，必本三焦之化也。

劳 瘵 说

（薛己）

此证属足三阴亏损，虚热无火之证，故昼发夜止，夜发昼止，不时而作，当用六味地黄丸为主，以补中益气调补脾胃。若脾胃先损者，当以补中益气汤为主，以六味地黄丸温存肝肾，多得生者。若误服黄柏、知母之类，则复伤脾胃，饮食日少，诸脏愈虚，元气下陷，腹痞作泻，则不可救矣。夫衄血吐血之类，因虚火妄动，血随火而妄行，或阳气虚不能摄血归经而妄行，其脉弦洪，乃无根之火浮于外也。大抵此证多因人四五六月为火土大旺，金水衰涸之际，不行独宿淡味，保养二脏，及十一二月火气潜藏，不远帷幕，戕贼真元，故至春末夏初，患头痛脚软食少体热，痤夏之病，或少有老态，不耐寒暑，不胜劳役，四时迭病，皆因气血方长，而劳心亏损，或精血未满，而早斵丧，故其见症难以名状。若左尺脉虚弱或细数，是左肾之真阴不足也，用六味丸。若右尺脉迟软或沉细而数欲绝，是命门之相火不足也，用八味丸。至于两尺微细，是阴阳俱虚也，用十补丸。是皆滋其化源也。

按　立斋之学，上承东垣，下启养葵景岳，开温补一门，以救丹溪知柏之偏，然丹溪之知柏，以治阴虚阳亢之火，多有奇效，即薛氏医案中亦多用之，未尝废丹溪之法，是知今人读书，万不可拘守一家之言，自加束缚。

风　证

（薛己）

《难经》曰：邪在气，气为是动，邪在血，血为所生。《内经》云：阳之气以天地之疾风名之。此风非外来风邪，乃本气病也。故诸方多言皆由气体虚弱、荣卫失调，或七情过度，以致真气耗散，腠理不密，邪气乘虚而入。及其中也，在左半体者，肝肾所居之地。肝主筋，肾主骨，肝藏血，肾藏精，精血枯槁，不能滋养，故筋骨偏废而不用也。河间曰：风病多因热甚。俗云风者，言末而忘其本也。经云：汗出偏沮，使人偏枯，如树木一枝，津液不到，此枝枯槁，被风所害。由此观之，实因肝肾二经精血枯槁之所致也。当察其形症，审其兼变而治之，尤不可泥执于风。经云：三阴三阳，发病为偏枯痿易，四肢不举，亦未尝必指于风也。

其真中风者，当辨其中脏中腑而治之。眼瞀者，中于肝；舌不能言者，中于心；唇缓便秘者，中于脾；鼻塞者，中于肺；耳聋者，中于肾。此五者病深，多为难治。中血脉者，外无六经之形症，内无便尿之阻隔，肢不能举，口不能言，用大秦艽汤主之。中腑者，多兼中脏。如左关脉浮弦，面目青，左胁偏痛，筋脉拘急，目润，头目眩，手足不收，坐踞不得，此中胆兼中肝也，用犀角散之类。如左寸脉浮洪，而面赤汗多，恶风，心神颠倒，言语謇涩，舌强口干，怔悸恍惚，此中小肠兼中心也，用麻黄散之类。如左（右？）关脉浮缓或浮大，面唇黄，汗多恶风，口歪语涩，身重怠惰嗜卧，肌肤不仁，皮肉瞤动，腹胀不食，此中胃兼中脾也，用防风散之类。如右寸脉浮涩而短，必鼻流清涕，多喘，胸中冒闷，短气，自汗，声嘶，四肢痿弱，此中大肠兼中肺也，用五味子汤之类。如左尺脉浮滑，面目黧黑，腰脊痛引小腹，不能俯仰，两耳虚鸣，骨节疼痛，足痿善恐，此中膀胱兼中肾也，用独活散之类。此皆言真中风之症治也。其间亦有气血之分焉。气虚而中者，右手足不仁，用六君子汤加钩藤、竹沥、姜汁；血虚而中者，左手足不仁，用四物汤加钩藤、竹沥、姜汁；气血俱虚而中者，左右手足皆不仁，用八珍汤加钩藤、竹沥、姜汁。

其与中风相类者，不可不别。如中于寒，谓冬月卒中寒气，昏冒，口噤，肢挛，恶寒，脉浮紧，用麻黄、桂枝、理中汤之类；中于暑，谓夏月卒冒炎暑，昏冒，痿厥，吐泻，喘满，用十味香薷饮之类；中于湿，丹溪所谓因湿土生痰，痰生热，热生风也，用清燥汤之类，加竹沥、姜汁。因于火者，河间谓五志过极，火盛水衰，热气怫郁，昏冒而卒仆也，用六味丸、四君子汤、独参汤之类；

内有恚怒伤肝，阴火上炎者，用小柴胡汤之类；中于气者，由七情过极，气厥昏冒，或牙关紧急，用苏合香丸之类；食厥者，过于饮食，胃气不能运行，故昏冒也，用六君子加木香；劳伤者，过于劳役，耗损元气，脾胃虚衰，不任风寒，故昏冒也，用补中益气汤；房劳者，因肾虚耗，气不归源，故昏冒也，用六味丸。此皆类于中风者也。夫中风者，《内经》主于风，此真中风也。（若河间主于火，东垣主于气，丹溪主于湿，皆是因火因气因湿而为暴病暴死之症类中风，而非真中风也）治者审之！

按　类中风证，西医谓之脑充血，我国自金元以降，河间主火，东垣主气，丹溪主湿，盖知风由内生，别于《金匮》《千金》《外台》诸书所论之真中风也，至其原因，实由肾虚水失涵养，肝阳走动，激其气血，升腾冲脑，立斋独树一帜于三家之外，责之肝肾二经精血枯槁所致，殊见精湛，惟仅知精血枯槁而不知气火升腾冲脑，故所列方治，不免失当，此读古人书而不可尽信者也。

神气存亡论

（张介宾）

经曰：得神者昌，失神者亡。善乎神之为义，此死生之本，不可不察也。以脉言之，则脉贵有神。《脉法》曰：脉中有力，即为有神。夫有力者，非强健之谓，谓中和之力也。大抵有力中不失和缓，柔软中不失有力，此方是脉中之神。若其不及，即微弱脱绝之无力也。若其太过，即弦强真藏之有力也。二者均属无神，皆危兆也。以形证言之，则目光精彩，言语清亮，神思不乱，肌肉不削，气息和平，大小便如常，若此者，虽其脉有可疑，尚无足虑，以其形之神在也。若目暗睛迷，形羸色败，喘急异常，泄泻不止，或通身大肉已脱，或两手寻衣摸床，或无邪而言语失伦，或无病而虚空见鬼，或病胀满，而补泻皆不可施，或病寒热，而温凉皆不可用，或忽然暴病，即沉迷烦躁，昏不知人，或一时卒倒，即眼闭口开，手撒遗尿。若此者，虽其脉无凶候，必死无疑，以其形之神去也。再以治法言之，凡药食入胃，所以能胜邪者，必赖胃气施布药力，始能温吐汗下以逐其邪。若邪气胜，胃气竭者，汤药纵下，胃气不能施化，虽有神丹，其将奈之何哉。所以有用寒不寒，用热不热者，有发其汗而表不应，行其滞而里不应者，有虚不受补，实不可攻者，有药食不能下咽，或下咽即呕者。若此者，呼之不应，遣之不动，此以脏气元神尽去，无可得而使也，是又在脉证之外，亦死无疑者。虽然，脉证之神，若尽乎此，然有脉重证轻而知其可生者，有脉轻证重而知其必死者，此取证不取脉也。有证重脉轻而必其可生者，有证轻脉重而谓其必死者，此取脉不取证也。取舍疑似之间，自有一种玄妙。甚矣，神之难言也。能知神之缓急者，其即医之神者乎。

按 审病机，合色脉，方可万全，若不审病症之虚形，形象之盛衰，专恃乎脉，何能必中！景岳此文，可谓诊断上开一法门。

吐血三要法

（缪希雍）

一曰宜行血，不宜止血，血不行经络者，气逆上壅也，行血则血循经络，不止自止，止之则血凝，血凝则发热、恶食，病日痼矣。二曰宜补肝，不宜伐肝。五脏者，藏精气而不泻者也。肝为将军之官，主藏血。吐血者，肝失其职也。养肝则肝气平而血有所归。伐之则肝虚不能藏血，血愈不止矣。三曰宜降气，不宜降火。气有余即是火，气降即火降，火降则气不上升，血随气行，无溢出上窍之患矣。降火必用寒凉之剂，反伤胃气，胃气伤则脾不能统血，血愈不能归经矣。今之疗吐血者，大患有二：一则专用寒凉之味，如芩、连、山栀、四物汤、黄柏、知母之类，往往伤脾作泄，以致不救；一则专用人参，肺热还伤，咳嗽愈甚，亦有用参而愈者，此系气虚咳嗽，气属阳，不由阴虚火炽所致，然亦百不一二也。

按 仲淳立论，专以白芍药、炙甘草制肝，枇杷叶、麦冬、薄荷叶、橘红、贝母清肺，薏苡仁、怀山药养脾，韭菜、番降香、真苏子下气，青蒿、鳖甲、银柴胡、牡丹皮、地骨皮补阴清热，酸枣仁、白茯神养心，山茱萸肉补肾，对于血证，确有贡献。然阴无骤补之法，非多服药不效，病家欲速其功，医者张皇无主，百药杂试，以致殒身，覆辙相寻不悟，悲夫！

痧 疹

（缪希雍）

痧疹者，手太阴肺、足阳明胃二经之火热发而为病者也。小儿居多，大人亦时有之。殆时气瘟疫之类欤。其证类多咳嗽，多嚏，眼中多泪，多泄泻，多痰，多热，多渴，多烦闷，甚则躁乱，咽痛，唇黑，神昏是其候也。治法当以清凉发散为主。药用辛寒、甘寒、苦寒以升发之，惟忌酸收，最宜辛散，误施温补，祸不旋踵。辛散如荆芥、西河柳、干葛、石膏、鼠黏子、麻黄；清凉如玄参、竹叶、栝蒌根、青黛、薄荷；甘寒如麦冬、生甘草、蔗浆；苦寒如黄芩、黄连、黄柏、贝母、连翘，随证轻重，制剂大小，中病则已，毋太过焉。

痧疹乃肺胃热邪所致，初发时必咳嗽，宜清热透毒，不得止嗽。疹后咳嗽，但用贝母、苦桔梗、甘草、薄荷、栝蒌根、玄参、麦冬以清余热消痰壅则自愈，慎勿用五味子等收敛之剂。多喘促者，邪热壅于肺故也，慎勿用定喘药，惟应大剂竹叶石膏汤加西河柳两许，玄参、薄荷各二钱。如冬天寒甚，痧毒郁于内不得透出者，加蜜酒炒麻黄一剂立止。凡热势甚者，即用白虎汤加西河柳，忌用升麻，服之必喘。多泄泻，慎勿止泻，惟用黄连、干葛、升麻、甘草，则泻自止。泻则阳明之邪热得解，是亦表里分消之义也。疹后泄泻及便脓血，皆由热邪内陷故也，大忌止涩，惟宜升散，仍用升麻、甘草、干葛、黄连、白芍、扁豆，便脓血则加滑石末，必自愈。痧后元气不复，脾胃薄弱者，宜用白芍、炙甘草为君，莲肉、山药、白扁豆、麦冬、青黛、龙眼肉为臣，多服必渐强，慎毋轻用参术。痧后生疮不已，余热未尽故也，宜用金银花、荆芥穗、连翘、玄参、甘草、怀生地、鳖虱、胡麻、黄连、木通浓煎饮之良。痧疹不宜依证施治，惟当治本，本者手太阴足阳明二经之邪热也，解其邪热则诸证自退矣。

按　本篇论痧疹，言简意赅，辨证用药，尤多亲切，惟柽柳性极辛温，善能入络，热盛之候，用宜斟酌。

大 气 论

（喻昌）

天积气耳，地积形耳，惟气以成形，气聚则形存，气散则形亡。气之关于形也，岂不巨哉？然而身形之中，有营气，有卫气，有宗气，有脏腑之气，有经络之气，各为区分。其所以统摄诸气，而令充周无间，环流不息，通体节节皆灵者，全赖胸中大气，为之主持。大气之说，《内经》尝一言之，黄帝问地之为下否乎？岐伯曰：地为人之下，太虚之中者也。曰：凭乎？曰：大气举之也。可见太虚寥廓，而其气充周磅礴，足以包举地之积形，而四虚无着，然后寒暑燥湿风火之，六气入地中，而生其化。设非大气足以苞地于外，地之震崩坠陷，且不可言。胡以巍然中处而永生其化耶？人身亦然，五脏六腑大经小络，昼夜循环不息，必赖胸中大气斡旋其间。大气一衰，则出入废，升降息，神机化灭，气立孤危矣。如之何其可哉！《金匮》亦常一书之曰：营卫相得，其气乃行；大气一转，其气乃散。见营卫两不和谐，气即痹而难通。必先令营卫相得，其气并行不悖，后乃俟胸中大气一转，其久病驳劣之气始散。然则大气之关于病机若此，后人不一表章，非关典乎？或谓大气即膻中之气，所以膻中为心主宣布政令，臣使之官。然而参之天运，膻中臣使，但可尽六人之职，必如太虚中，空洞沕穆，无可名象，包举地形，永奠厥中，始为大气。膻中既为臣使之官，有其职位矣，似未可言大气也。或谓大气即宗气之别名，宗者，尊也主也，十二经脉奉之为尊主也。讵知宗气与营气卫气分为三隧，既有隧之可言，即同六入地中之气而非空洞无着之比矣。膻中之诊，即心包络宗气之诊，在左乳下，原不与大气混诊也。然则大气于何而诊之？《内经》明明指出，而读者不察耳。其谓上附上右外以候肺，内以候胸中者，正其诊也。肺主一身之气，而治节行焉。胸中包举肺气于无外，故分其诊于右寸，主气之天部耳。《金匮》独窥其微，举胸痹心痛短气总发其义于一门。有谓气分心下坚大如盘，水饮所作。形容水饮久积胸中，伤其氤氲之气，大气不得透过，而空洞之位，水饮占据。其用桂枝去芍药，加麻黄、附子以通胸中阳气者，阳主开，阳盛则有开无塞，若胸中之阳不亏，可损其有余，则用枳术汤，枳术各半，不可过损。人身神藏五，形藏四，合为九藏，而胸中居一焉。孟子之善养浩然，原思之歌声若出金石，其得全于天，不受人损为何如。今人多暴其气而不顾，迨病成而复损其气以求理。《本草》云：枳壳损胸中至高之气，亦有明言，何乃恣行无忌，总由未识胸中为生死第一关耳。特于辨息之余，补大气论以明之。

按 嘉言立气分律云：凡治伤其胸中正气，致令痞塞瘤痛者，此为医咎。极举大气之重要，而痛诋后世好用破气药之非计，见解高超，本文盖其发挥也。

气 证

（李中梓）

下手脉沉，便知是气，大凡气病轻者，肺脉独沉，重者，六脉俱沉。又气病轻者，肝脉独弦；重者，脾脉亦弦也。《正传》谓男子属阳，得气易散；女子属阴，得气多郁。故男子气病少，女子气病多。况娇养纵妒，性偏见鄙，或媚媳婢外家，志念不伸，恚愤疑忌，抑郁无聊，皆足致病。

气与痰火，同出异名，三者凑合，重则卒暴眩仆，轻则胀痛痞塞。故治气者，不治其火则气不降，不治其痰则气不行，故清痰降火，为治气之关节也。

气病宜和血，气虚宜补脾和肝益胃，大抵主以宽中散，随证加减，辛香只可暂用。实满宜加大黄，挟虚可用人参，青皮破肝气，损真元；枳壳泻滞气；香附散郁气；木香调诸气，兼泻肺；橘红专泻；陈皮兼补；厚朴平胃气；前胡下气，推陈，治天降诸气；乌药、川芎、紫苏俱能散浊气，从汗而下；槟榔、大腹皮能使浊气下行，而去后重，有积者宜之；莱菔子、苏子、杏仁下气润燥，肺气滞于大肠者宜之；豆蔻、沉香、丁香、檀香，辛热能散滞气，暴郁者宜用，稍久成火者忌用，须以姜胡、山栀从治之。以上皆疏肝有余气病要药大意，若兼痰火，兼积滞，兼血有余、不足，各随加减。

　　按　悭庵每有一症，必有主方，然后随其病之虚实寒热变化，头头是道，所选诸方，亦极平稳。本篇其一例也。所著《证治汇补》无一矜能浮躁诡异诸诞说，说者为肯堂以后，一人而已。

原　痘　论

（费启泰）

　　痘一胎毒耳，名之曰痘，取象形之义也，有谓天疮者，以先天所种，非后来之毒也。然所谓先者，非怀娠母感七情六欲，辛热煿炙之毒，当二五妙合，精行血就时，当下之毒也。何也？孩体以精血而成，精血以情欲而媾，有是身即有是毒矣。精血为成身之本，情欲在会合之先，先孰最焉？同一情欲而痘有顺险逆之分，何也？精血厚而情欲淡，更得性恬味薄者，合天地化生之理，得阴阳和合之宜，其禀旺，其毒轻，痘疮自顺。有血旺而精薄，有精强而血虚，或偶为七情所扰，或适为辛热煿炙所乘，至交媾时，或男淡而女炽，或女淡而男浓，是精血不能无病矣，其痘自险。至若精为七情所扰，或嗜厚味无厌，或久服兴阳壮火之药，皆足以致火，洽髓沦肌，更兼男女俱炽，乐及于纵，即精血极旺，而精乃毒精，血为毒血矣。以毒精毒血而成此孕，其能保痘之不逆乎？又有欲泄而强闭，以贪欢会，此又逆之最速，不终日而可毙，是谓闷痘。此顺险逆之所由分也。究其出也，是痘未出时，果属何象？出则布于周身，未出时著于何地？古来立说纷纷，皆是捕风捉影。不知人身百骸未生，元始之初，先结右肾，谓之命门，以其为命之门也。其毒如一小樱桃，即结于此脏，如胆之系于肝者然，内所包孕者，仅气而已。顺者其气清，险者其气浊，逆者其气黑。毒惟有囊包孕，故未有感触，藏之若无，一泄而吉凶便判。可见稀痘之方，理之所无。药即刀圭，亦何从而稀之？若可以稀，则可以化之使无矣。有一富翁，晚年得一子，访此道于余。余以此理言之，弗听，出得意之方，十余以相质，据方有巧思，然虽无益，却亦无损者，余亦不之禁，彼一一如方而预图之。及后出痘，最险无伦，不及透点而毙。神奇不根于理，总属虚诳。试问清与浊、浊与黑之呈见何如？清者其毒轻，感触其窍，一任气领血载，徐徐而出，出于蕴藏之地，渐而升于脾络，犹太极而分两仪也。自脾而行于肝，势犹宽缓，未之分布，犹两仪而生四象也。次第而至于心肺上乘之地，而始分布于外，犹之四象变化。庶类自繁，热故得以和缓，越三日而见，标渐渐而出，先于头面，次及乎身，以至四体，灌浆结痂，亦自上而下，所以谓心肺之痘为上。气浊者其毒涌盛，遇有感触，非若清者之从容缓布也。一出本位，燔热燥渴，经于脾络，一及乎肝，毒其莫御，非领毒之气受壅，即载毒之血被灼，所以热不三日而即见，不暇论其形色各证，第念筋抽脉惕之象而证已非轻矣。所以肝经之痘为险。有未及肝而于脾即发者，势尤猛烈，一出本位，毒便猖狂，热及周时，痘即一齐涌出，或见点而累日不起，气血俱受其困，凡通脏腑，无不见其凶象，第验其腹痛唇焦，其余证自恶，此险中带逆，浊而兼黑者，其象如斯。黑者一触其窍，势若炮烈，未及离乎本位，毒即肆虐，并亦不容分布，气受其锢，血受其瘀，凡通肾脏之地，无不听其攻击，即如腰如被杖，屈不能伸矣，卜其丧无日矣。要知五脏见证，皆出于肾，第肾为禀受之地，诸脏为分布之所，缓急关生死之界，缓一步则毒轻一步。缓而至于心，缓之至者也，肺为次之，故心肺为顺。肝则界于缓急之间，故为险。至于脾则急矣，肾则急而更急矣，若迅雷之不及掩耳，故为逆。然则肾痘之不救，以人力之不及施也。若谓肾不受毒，诸脏独可以受毒乎？更有变黑归肾之说，得毋以肾为元武，其色故黑耶？若是则赤当归于心，青当归肝，黄当归脾，白当归肺。赤与白，白与黄，痘固直有之色，青独非所忌乎？何独虑肾而不及肝耶？总之血瘀则黑，血为毒瘀，其毒自不可解，岂有变黑归肾之理乎？有因虚而不起者，必其兼毒盛者也。毒得其轻，虽虚何害？毒若猖狂，气血成何用耶？

按　《医统》载马伏波征交趾，军人带此病归，号曰虏疮，即痘也。子午卯酉为瘟疫最盛之年，俗称天花大年，是则痘亦瘟疫中之一种剧症，必指为先天伏毒，藏于命门，似有斟酌。至于痘之变幻，率因气血脏腑之强弱为轻重，虚实寒热，亦率因身体强弱与岁运加临为转移，大要扼重脾肺。血瘀则黑，不得认为毒发于肾，费氏此说，极为正当。以小儿最多者，小儿稚阳之体，脾肺本不充足也。

太阳方总论

（柯琴）

太阳主表，故立方以发表为主，而发表中更兼治里，故种种不同。麻黄汤于发表中降气，桂枝汤于发表中和阴，干葛汤于发表中生津，大青龙汤与麻杏甘膏汤、麻翘赤豆汤于发表中清火，小青龙汤与五苓散于发表中利水，清火中复有轻重，利水中各有浅深也。若白虎之清火，十枣之利水，又解表后之证治。

其陷胸、抵当、四逆、调胃、真武等剂，又随症救逆之法矣。太阳之表，不离桂枝、麻黄二汤加减，以心为太阳之里也。今将诸方详论，表章仲景治法，令后人放胆用之，则麻黄汤治伤寒而不治中风，桂枝汤治中风而不治伤寒等臆说，其可少息乎？

麻桂二汤，治伤寒中风者，遇当用而不敢用，注疏伤寒家于不当用者，妄言其当用。如太阳衄血证，宜桂枝汤句，语意在当须发汗下，麻黄主之，在当发其汗下二句，皆于结句补出，是倒序法也。夫桂枝乃行血之品，仲景用桂枝发汗，不是用桂枝止衄，是用在未衄时，非用在已衄后，且夺血者无汗，此理甚明。麻黄乃上升之品，夫既云衄乃解，又云自衄者愈，若复用升提之药，则衄流而不止可必矣，且衄家不可发汗，此禁甚明矣。又如小青龙主之句，语意在服汤已上，岂有寒去欲解，反用燥热之剂，重亡津液，令渴不解乎？此误天下苍生之最盛者，余因表而出之。

太阳主寒水，太阴表不解，或表解而阳用不宣，寒水内停，气化气利水诸法，种种不同，此十枣汤其最峻者也。

麻黄杏仁甘草石膏汤，温病发汗逐邪之主剂也。乃大青龙之变局，白虎汤之先者也，此方治温病表里之实，白虎加参米治温病表里之虚，相需相济者也。

麻黄连翘赤小豆汤，治太阳伤寒妄下，热入，但头汗出，小便不利，身体发黄。乃麻黄汤之坏症，乃麻黄汤之变剂也。伤寒不用麻黄发汗，而反下之，热不得越，因瘀于里，热邪上炎，故头有汗。无汗之处，湿热熏蒸，身必发黄，水气上溢皮肤，故小便不利。此心肺瘀热所伤，营卫不和故耳。夫皮肤之湿热不散，仍当发汗，而在里之瘀热不清，非桂枝所宜。必择味之酸苦，气之寒凉，而能调和营卫者，以凉中发表，此方所由制也。

服桂枝汤而恶寒发热少瘥者，是本当用麻黄发汗，而用桂枝，则汗出不彻故也。凡太阳发汗太过，则转属阳明，不及则转属少阳。此虽寒热往来，而头项强痛未罢，是太阳之表邪尚在，故仍在太阳。邪气稽留于皮毛肌肉之间，固非桂枝汤之可解，已经汗通又不宜麻黄汤之峻攻，故取桂枝汤三分之二，麻黄汤三分之一，合而出之，再解其肌，微开其表。审发汗于不发之中，此又用桂枝后更用麻黄法也。后人合为一方者，是大背仲景比较二方之轻重，偶中出奇之妙理矣也。

太阳病得之八九日如疟状，此与前症大不同，前症因汗不如法，故取桂枝二分，麻黄一分，合为二升，分再服而缓汗之。此因未经发汗，而病日已久，正气已虚，表邪未解，不可不发汗，又不可多汗，此欲只从太阳而愈，不再作经，故立各半汤，各取三合，并为六合，顿服而急汗之。两汤相合，泾渭分明，见仲景用偶方轻剂，其中更有缓急大小反佐之不同矣。原法两汤各煎而合服，犹水陆之师，各有节制，两军相为表里，异道夹攻之义也。后人算其分两，合为一方，与葛根青龙辈何异？

按　柯氏博学精悟，《伤寒论注》颇多奇思异想，发明古奥，本篇论太阳方，极透澈圆熟之能事，惜不免矫枉过正处，读者宜胸有成竹。

温 热 论

（叶桂）

温邪上受，首先犯肺，逆传心包。肺主气属卫，心主血属营。辨营卫气血虽与伤寒同，若论治法，则与伤寒大异。盖伤寒之邪，留恋在表，然后化热入里，温邪则化热最速。未传心包，邪尚在肺。肺主气，其合于皮毛，故云在表。在表初用辛凉轻剂。挟风加薄荷、牛蒡之属；挟湿加芦根、滑石之流。或透风于热外，或渗湿于热下，不与热相抟，势必孤矣。不尔，风挟温热而燥生，清窍必干，谓水主之气，不能上荣，两阳相劫也。湿与温合，蒸郁而蒙蔽于上，清窍为之壅塞，浊邪害清也。其病有类伤寒，其验之之法，伤寒多有变症；温热虽久，在一经不移。以此辨前言辛凉散风，甘淡驱湿，若病仍不解，是渐欲入营也。营分受热，则血液受劫，心神不安，夜甚无寐，或斑点隐隐，即撤去气药。如从风热陷入者，用犀角、竹叶之属；如从湿热陷入者，用犀角、花露之和，参入凉血清热方中。若加烦躁、大便不通，金汁亦可加入。老年及平素有寒者，以人中黄代之，急急透斑为要。若斑出热不解者，胃津亡也，主以甘寒，重则如玉女煎，轻则梨皮、蔗浆之类。或其人肾水素亏，病虽未及下焦，每多先自彷徨矣，此必验之舌，如甘寒之中，加入咸寒，务在先安未受邪之地，恐其陷入易易耳。若其邪始终在气分流连者，可冀其战汗透邪，法宜益胃，令邪与汗并，热达腠开，邪从汗出。解后胃气空虚，当肤冷一昼夜，待气还自温暖如常矣。盖战汗而解，邪退正虚，阳从汗泄，故渐肤冷，未必即成脱证。此时宜直令病者安舒静卧，以养阳气来复。旁人切勿惊惶，频频呼唤，扰其元神。但诊其脉若虚软和缓，虽倦卧不语，汗出肤冷，却非脱证；若脉急疾躁扰不卧，肤冷汗出，便为气脱之证矣。更有邪盛正虚，不能一战而解，停一二日再战汗而愈者，不可不知。

再论气病有不传血分，而邪留三焦，亦如伤寒中少阳病也。彼则和解表里之半，此则分消上下之势。随证变法：如近时杏朴苓等类，或如温胆汤之走泄。因其仍在气分，犹有战汗之门户，转疟之机括。大凡看法：卫之后方言气，营之后方言血。在卫汗之可也，到气才宜清气，入营犹可透热转气，如犀角、元参、羚羊等物，入血就恐耗血动血，直须凉血散血，如生地、丹皮、阿胶、赤芍等物。否则前后不循缓急之法，虑其动手便错，反致慌张矣。

且吾吴湿邪害人最广，如面色白者，须要顾其阳气，湿盛则阳微也，法应清凉，然到十分之六七，既不可过于寒凉，恐成功反弃，何以故耶？湿热一去，阳亦衰微也；面色苍者，须要顾其津液，清凉到十分之六七，往往热减身寒者，不可就云虚寒，而投补剂，恐炉烟虽熄，灰中有火也，须细察精详，方少少与之，慎不可直率而往也。又有酒客里湿素盛，外邪入里，里湿为合。在阳旺之躯，胃湿恒多，在阴盛之体，脾湿亦不少，然其化热则一。热病救阴犹易，通阳最难，救阴不在血而在津与汗，通阳不在温而在利小便，然较之杂证，则有不同也。

再论三焦不得从外解，必致成里结。里结于何？在阳明胃与肠也。亦须用下法，不可以气血之分，就不可下也。但伤寒邪热在里，劫烁津液，下之宜猛，此多湿邪内搏，下之宜轻。伤寒大便溏为邪已尽，不可再下；湿温病大便溏为邪未尽，必大便硬，慎不可再攻也，以粪燥为无湿矣。再人之体，脘在腹上，其地位处于中，按之痛，或自痛，或痞胀，当用苦泄，以其入腹近也。必验之于舌，或黄或浊，可与小陷胸汤或泻心汤，随证治之；或白不燥，或黄白相兼，或灰白不渴，慎不可乱投苦泄。其中有外邪未解，里先结者，或邪郁未伸，或素属中冷者，虽有脘中痞闷，宜从开泄，宣通气滞，以达归于肺，如近俗之杏蔻橘桔等，是轻苦微辛，具流动之品可耳。

再前云舌黄或渴，须要有地之黄，若光滑者，乃无形湿热，中有虚象，大忌前法。其脐以上为大腹，或满或胀或痛，此必邪已入里矣，表证必无，或十只存一。亦要验之于舌，或黄甚，或如沉香色，或如灰黄色，或老黄色，或中有断纹，皆当下之，如小承气汤，如槟榔、青皮、枳实、元明粉、生首乌等皆可。若未现此等舌色，不宜用此等治法。恐其中有湿聚太阴为满，或寒湿错杂为痛，或气壅为胀，又当以别法治之。再黄苔不甚厚而滑者，热未伤津，犹有清热透表，若虽薄而干者，邪虽去而津受伤也，苦重之药当禁，宜甘寒轻剂可也。

再论热邪传营，舌色必绛，绛深红色也。初传绛色中兼黄白色，此气分之邪未尽也，泄卫透营，两和可也。纯绛鲜泽者，胞络受病也，宜犀角、鲜生地、连翘、郁金、石菖蒲等。延之数日，或平素心虚有痰，外热一陷，里络就闭，非菖蒲、郁金等所能开，须用牛黄丸、至宝丹之类，以开其闭，恐其昏厥为痉也。再色绛而舌中心干者，乃心胃火燔，劫烁津液，即黄连、石膏亦可加入。

若烦渴烦热，舌心干，四边色红，中心或黄或白者，此非血分也，乃上焦气热烁津，急用凉膈散，散其无形之热，再看其后转变可也。慎勿用血药，以滋腻难散。至舌绛望之若干，手扪之原有津液，此津亏湿热熏蒸，将成浊痰蒙蔽心包也。再有热传营血，其人素有瘀伤宿血，在胸膈中，挟热而抟，其舌色必紫而黯，扪之湿，当加入散血之品，如琥珀、丹参、桃仁、丹皮等。不尔，瘀血与热为伍，阻遏正气，遂变为狂，发狂之证。若紫而肿大者，乃酒毒冲心。若紫而干晦者，肾肝色泛也，难治。

再舌色绛而上有黏腻似苔非苔者，中挟秽浊之气，急加芳香逐之。舌绛欲伸出口而抵齿难骤伸者，痰阻舌根，有内风也。舌绛而光亮，胃阴亡也，急用甘凉濡润之品。若舌绛而干燥者，火邪劫营，凉血清火为要。舌绛而有碎点白黄者，当生疳也，大红点者，热毒乘心也，用黄连、金汁。其有虽绛而不鲜，干枯而痿者，此肾阴涸也，急以阿胶、鸡子黄、地黄、天冬等救之，缓则恐涸极而无救也。其有舌独中心绛干者，此胃热心营受灼也，当于清胃方中，加入清心之品，否则延及于尖，为津干火盛也。舌尖绛独干，此心火上炎，用导赤散泻其腑。

再舌苔白厚而干燥者，此胃燥气伤也，滋肾药中加甘草，令甘守津还之意。舌白而薄者，外感风寒也，当疏散之。若白干薄者，肺津伤也，加麦冬、花露、芦根汁等轻清之品，为上者上之也。若白苔绛底者，湿遏热伏也，当先泄湿透热，防其就干也。勿忧之，再从里透于外，则变润矣。初病舌就干，神不昏者，急加养正，微加透邪之药；若神已昏，此内匮矣，不可救药。又不拘何色，舌上生芒刺者，皆是上焦热极也，当用青布拭冷薄荷水揩之，即去者轻，旋即生者险矣。舌苔不燥，自觉闷极者，属脾湿盛也。或有伤痕血迹者，必问曾经搔挖否，不可以有血便为枯证，仍从湿治可也。

再有神情清爽，舌胀大不能出口者，此脾湿胃热，郁极化风，而毒延口也。用大黄磨入当用药剂内，则舌胀自消矣。

再舌上白苔黏腻，吐出浊厚涎沫，口必甜味也，为脾瘅病。乃湿热气聚，与谷气相搏，土有余也，盈满则上泛。当用省头草芳香辛散以逐之则退。若舌上苔如碱者，胃中宿滞挟浊秽郁伏，当急急开泄，否则闭结中焦，不能从膜原达出矣。若舌无苔而有如烟煤隐隐者，不渴肢寒，知挟阴病。如口渴烦热，平时胃燥舌也，不可攻之。若燥者甘寒益胃；若润者甘温扶中。此何故？外露而里无也。若舌黑而滑者，水来克火，为阴证，当温之。若见短缩，此肾气竭也，为难治。欲救之，加人参、五味子勉希万一。舌黑而干者，津枯火炽，急急泻南补北。若燥而中心厚培者，土燥水竭，急以咸苦下之。舌淡红无色者，或干而色不荣者，当是胃津伤而气无化液也，当用炙甘草汤，不可用寒凉药。

若舌白如粉而滑，四边色紫绛者，温疫病初入膜原，未归胃府，急急透解，莫待传入为阴恶之病，且见此舌者，病必见凶，须要小心。凡斑诊初见，须用纸燃照看胸背两胁，点大而在皮肤之上者为斑，或云头隐隐，或琐碎小粒者为疹，又宜见而不宜多见。按方书谓斑色红者属胃热，紫者热极，黑者胃烂，然亦必看外证所合，方可断之。然春夏之间，湿病俱发疹为甚，且其色要辨。如淡红色，四肢清，口不甚渴，脉不洪数，非虚斑即阴斑。或胸微见数点，面赤足冷，或下利清谷，此阴盛格阳于上而见，当温之。若斑色紫点小者，心包热也；点大而紫，胃中热也。黑斑而光亮者，热胜毒盛，虽属不治，若其人气血充者，或依法治之，尚可救；若黑而晦者必死；若黑而隐隐，四旁赤色，火郁内伏，大用清凉透发，间有转红成可救者。若夹斑带疹，皆是邪之不一，各随其部而泄。然斑属血者恒多，疹属气者不少。斑疹皆是邪气外露之象，发出宜神情清爽，为外解里和之意；如斑疹出而昏者，正不胜邪，内陷为患，或胃津内涸之故。

再有一种白㾦，小粒如水晶色者，此湿热伤肺，邪虽出而气液枯也，必得甘药补之。或未至久延，伤及气液，乃湿郁卫分，汗出不彻之故，当理气分之邪，或白如枯骨者多凶，为气液竭也。

再温热之病，看舌之后，亦须验齿。齿为肾之余，龈为胃之络。热邪不燥胃津，必耗肾液，且二经之血皆走其地，病深动血，结瓣于上。阳血者色必紫，紫如干漆，阴血者色必黄，黄如酱瓣。阳血若见，安胃为主；阴血若见，救肾为要。然豆瓣色者多险，若证还不逆者，尚可治，否则难治矣。何以故耶？盖阴下竭，阳上厥也。

齿若光燥如石者，胃热甚也。若无汗恶寒，卫偏胜也，辛冷泄卫透汗为要。若如枯骨色者，肾液枯也，为难治。若上半截润，水不上承，心火上炎也，急急清心救水，俟枯处转润为妥。

若咬牙啮齿者，湿热化风，痉病；但咬牙者，胃热气走其路也。若咬牙而脉证皆衰者，胃虚无谷以内荣，亦咬牙也。何以故耶？虚则喜实也。舌本不缩而硬，而牙齿咬定难开者，此非风痰阻络，即欲作痉证，用酸物擦之即开，酸走筋，木来泄土故也。

若齿垢如灰糕样者，胃气无权，津亡，湿浊用事，多死。而初病齿缝流清血，痛者，胃火冲激也；不痛者，龙火内燔也。齿焦无垢者死；齿焦有垢者，肾热胃劫也，当微下之，或玉女煎清胃救肾可也。

再妇人病温与男子同，但多胎前产后，以及经水适来适断。大凡胎前病，古人皆以四物加减用之，谓护胎为要，恐来害妊，如热极用井底泥蓝布浸冷，覆盖腹上等，皆是保护之意，但亦要看其邪之可解处。用滋腻之药不灵，又当省察，不可认板法。然须步步保护胎元，恐损正邪陷也。至于产后之法，按方书谓慎用苦寒，恐伤其已亡之阴也。然亦要辨其邪，能从上中解者，稍从证用之，亦无妨也。不过勿犯下焦，且属虚体，当如虚祛人病邪而治。总之无犯实实虚虚之禁，况产后当气血沸腾之候，最多空窦，邪势必虚内陷，虚处受邪，为难治也。如经水适来适断，邪将陷血室，少阳伤寒，言之详兮，不必多赘。但数动与正伤寒不同，仲景立小柴胡汤，提出所陷热邪，参枣扶胃气，以冲脉隶属阳明也，此与虚者为合治。若热邪陷入与血相结者，当宗陶氏小柴胡汤去参枣加生地、桃仁、楂肉、丹皮，或犀角等。若本经血结自甚，必少腹满痛，轻者刺期门，重者小柴胡汤去甘药加延胡、归尾、桃仁，挟寒加肉桂心，气滞者加香附、陈皮、枳壳等。然热陷血室之证，多有谵语如狂之象，防是阳明胃实，当辨之。血结者，身体必重，非若阳明之轻旋便捷者。何以故耶？阴主重浊，络脉被阻，侧旁气痹，连胸背皆拘束不遂，故祛邪通络，正合其病。往往延久，上逆心包，胸中痛，即陶氏所谓血结胸也。王海藏出一桂枝红花汤，加海蛤、桃仁，原是表里上下一齐尽解之理，看此方大有巧手，故录出以备学者之用。

按 温热之名，始见《内》《难》，至仲景而治疗之法，见于言外。刘河间以伤寒分六经，温病分三焦，立天水散与桂枝汤对峙而鸿沟大定。再至叶氏而温病玄奥，尽情吐露，立辛冷、甘寒两大法门，以仲景之白虎、竹叶、石膏、黄连阿胶诸汤为主要，参入河间景岳西昌诸家学说，从此温病大彰。迨后吴鞠通本之而作《温病条辨》，俨然以温病祖师自命，不知皆叶氏启发之功也。

司天运气论

（徐大椿）

邪说之外，有欺人之学，有耳食之学。何谓欺人之学？好为高谈言论，以骇人听闻；或剿袭前人之语，以示渊博，彼亦自知其为全然不解，但量他人亦莫之能深考也。此为欺人之学。何谓耳食之学？或窃听他人之说，或偶阅先古之书，略记数语，自信为已得其秘，大言不惭，以此动众，所谓道听途说是也。如近人所谈司天运气之类是也。彼所谓司天运气者，以为何气司天，则是年民当何病。假如厥阴司天，风气主之，则是年之病，皆当作风治。此等议论，所谓耳食也。盖司天运气之说，黄帝不过言天人相应之理，如此其应验，先候于脉。凡遇少阴司天，则两手寸口不应。厥阴司天，则右寸不应。大阴司天，则左寸不应。若在泉则尺脉不应亦如之。若脉不当其位，则病相反者死，此诊脉之一法也。至于病，则必观是年岁气，胜与不胜。如厥阴司天，风淫所胜，民病心痛胁满等症。倘是年风淫虽胜，而民另生他病，则不得亦指为风淫之病也。若是年风淫不胜，则不当从风治矣。经又云：相火之下，水气乘之；水位之下，火气乘之。五气之胜皆然。此乃亢则害，承乃制之理。即使果胜，亦有相克者乘之，更与司天之气相反矣。又云：初气终三气，天气主之，胜之常也；四气尽终气，地气主之，复之常也。有胜则复，无胜则否。则岁半以前属司天，岁半以后又属在泉，其中又有胜不胜之殊，其病更无定矣。又云：厥阴司天，左少阴，右太阳，谓之左间、右间。六气皆有左右间，每间主六十日，是一岁之中，复有六气循环作主矣。其外又有南政北政之反其位，天符岁会三合之不齐，太过不及之异气。欲辨明分晰，终年不能尽其蕴。当时圣人不过言天地之气，运行旋转如此耳。至于人之得病，则岂能一一与之尽合？一岁之中，不许有一人生他病乎？故《内经》治岁气胜复，亦不分所以得病之因。总之见病治病，如风淫于内，则治以辛凉，六气皆有简便易守之法。又云：治诸胜复，寒者热之，热者寒之，温者清之，清者温之，无问其数，以平为期。何等划一。凡运气之道，言其深者，圣人有所不能知；及施之实用，则平正通达，人人易晓。但不若今之医者所云，何气司天，则生何病，正与《内经》圆机活法相背耳！

按　运气之说，可信而不可拘，《内经》曰：安其运气，不使受邪。盖天地之气，不能无变，人日息养于气交之中，时刻受其影响。知某气之胜，即思抵御之法，知某气之病，即知治疗之方，圆活应付，方为合度。若凭阴阳五行干支，以为人身百病，悉可循此推求，真欺人之学耳。

脑　髓　记

（王清任）

灵机记性，不在心在脑一段，本不当说，纵然能说，必不能行，欲不说，有许多病，人不知源，思至此，又不得不说。不但医书论病，言灵机发放心，即儒家谈道德，言性理，亦未有不言灵机在心者，因始创之人，不知心在胸中，所辨何事。不知咽喉两旁有气管两根，行至肺管前，归并一根入心，由心左转出，过肺入脊，名曰卫总管，前通气府精道，后通脊，上通两肩，中通两肾，下通两腿，此管乃存元气与津液之所，气之出入，由心所过，心乃出入气之道路，何能生灵机贮记性？灵机记性在脑者，因饮食生气血，长肌肉，精汁之清者化而为髓，由脊骨上行入脑，名曰脑髓。盛脑髓者名曰髓海，其上之骨名曰天灵盖。两耳通脑，所听之声归于脑，脑气虚，脑缩小，脑气与耳窍之气不接，故耳虚聋；耳窍通脑之道路中，若有阻滞，故耳实聋，两目即脑汁所生，两目系如线长于脑，所见之物归于脑，瞳仁白色，是脑汁下注，名曰脑汁入目。鼻通于脑，所闻香臭归于脑，脑受风热，脑汁从鼻流出涕浊气臭，名曰脑漏。看小儿初生时，脑未全，囟门软，目不灵动，耳不知听，鼻不知闻，舌不言，至周岁，脑渐生，囟门渐长，耳稍知听，目稍有灵动，鼻微知香臭，舌能言一二字。至三四岁，脑髓渐满囟门长全，耳能听，目有灵动，鼻知香臭，言语成句。所以小儿无记性者，脑髓未满；年高无记性者，脑髓渐空。李时珍曰：脑为元神之府。金正希曰：人之记性皆在脑中。汪切庵曰：今人每记忆往事，必闭目上瞪而思索之。脑髓下一时无气，不但无灵机，必死一时，一刻无气，必死一刻。试看痫证，俗名羊癫风，即是元气一时不能上转入脑髓。抽时正是活人死脑袋，活人者，腹中有气，四肢抽搐；死脑袋者，脑髓无气，耳聋眼天吊如死。有先喊一声，而后抽者，因脑先无气，胸中气不知出入，暴向外出也。正抽时，胸中有漉漉之声者，因津液在气管，脑无灵机之气，使津液吐咽，津液逗留在气管，故有此声。抽后脑疼昏睡者，气虽转入于脑，尚未足也。小儿久病后，元气虚抽风，大人暴得气厥，皆是脑中无气，故病人毫无知识。以此参考，岂不是灵机在脑之证据乎！

　　按　勋臣以四十余年之苦心孤诣，不避艰苦，考出脏腑隔膜之真象，著《医林改错》一书，对中医生理解剖，实多贡献。即如灵性在脑，与近时西医学说相通，盖实地考察，自于形象方面，较多切实，惜诋毁先圣过烈，未免后人指摘，然则今人学不逮勋臣还甚，动辄毁谤贤哲，知所戒己！

第二章　仲景学说

第一节　群经大旨伤寒篇

太阳上篇

《伤寒论》一书为治外感病之准绳。本篇尤为入手之第一步：以桂枝证为主体，因其传腑而有五苓散；因其误下而为下利、结胸等病，遂有桂枝加人参汤、葛根芩连汤、大小陷胸汤等，总计之凡十六方。

何谓太阳病，曰脉浮头项强痛而恶寒；何谓中风，曰太阳病发热汗出恶风脉缓。此属风邪伤卫，演成营弱卫强之候。故以桂枝汤调卫和营治之，乃《伤寒论》之第一方也。桂枝汤之用，在桂枝辛温，发散走阳；芍药酸收收阴。桂枝君芍，于发汗中寓敛汗；芍药臣桂，于和营中有调卫。生姜佐桂解表，大枣佐芍和中，甘草调和中气，即以调和表里，使气卫血营，并行不悖，具刚柔相济之妙也。然此方虽有解肌之能，实乏发汗之力，故脉浮紧而发热汗不出者，慎不可与，与亦徒然。又虽属阴阳相得，而实偏向辛温，故酒客病而湿热熏蒸者，慎不可与，与则呕脓血。再中风发汗，不须汗出淋漓，若服此方而漏不止，反见恶风小便难，四肢微急，则为亡阳之机，宜加附子以固之。或有大汗出后，大烦渴不解，脉洪大，则为津液伤而转属阳明之征，宜白虎加人参汤。

太阳为经，膀胱为腑。经主表，腑主里。凡太阳病发汗后，大汗出，胃中干，烦躁不得眠，欲得饮水者，少少与饮之，令胃气和则愈。若脉浮小便不利，微热消渴者，五苓散主之。或中风发热六七日不解而烦，有表里证，渴欲饮水，水入则吐，名曰水逆，五苓散主之。盖太阳邪热入腑，水气不化，不得不用泽泻之咸寒，二苓之淡渗，白术之燥湿健脾，肉桂之蒸化三焦，以为表里之治也。又太阳中风，不利呕逆，表解者乃可攻之。其人漐漐汗出，发热有时，头痛，心下痞，硬满引胁下痛，干呕短气，汗出不恶寒者，此表解里未和也，十枣汤主之，乃属攻逐饮证之方。所以然者，中风表未解，水停心下而吐，是饮格于中，水气不得输泄，故宜五苓之利。此表解而但见痞硬满痛之里，故主十枣之快下。

仲景云：本发汗而复下之，此为逆也；若先发汗，治不为逆。此言太阳病之不宜下也，误下之则变症丛起。因又申之曰，太阳病下之，脉促者，必结胸；脉细数者，必咽痛；脉弦者，必两胁拘急；脉紧者，头痛未止；脉沉紧者，必欲呕；脉沉滑者，协热利；脉数滑者，必下血。而于结胸证尤反复论之曰：病发于阳而反下之，热入因作结胸，病发于阴，而反下之，因作痞。所以成结胸者，以下之太早故也。洎其已成结胸，又分轻重施治。不大便五六日，舌上燥而渴，日晡所小有潮热，从心下至少腹，硬满而痛不可近，脉沉紧者，主以大陷胸汤。正在心下，按之则痛，脉浮滑者，主以小陷胸汤。此属热实，若寒实结胸无热证者，主以三物白散。项亦强，如柔痉状者，主以大陷胸丸。惟余谓结胸信多误下而成，亦有不因下而由于本病者，以邪实渐深，结聚于胸。今人不穷究竟，强辨未经下，即非结胸，大谬。其大陷胸乃伤寒本病不因下而成者最宜。若误下而以此汤再下，是再误也。朱丹溪曰：太阳病表未解而攻里，里已虚矣。虽见浮而动数之阳脉，一经误下，则必变为迟阴之脉矣。胃中空虚，短气烦躁，虚之甚矣。借曰，阳气内陷，心中因硬，而可迅攻之乎？大陷胸之力，不缓于承气，下而又下，宁不畏其重虚耶？即阳病实邪，下后若胃中空虚，客气动膈，心中懊憹者，亦以栀子汤吐胸中之邪可也，况太阳误下后，明有虚症乎？此论实为有得之言，非随俗附从者可比。试再进一层言胸虚有寒而化者，直当从《活人书》温补法治，尚堪任苦寒哉？此外与结胸类似者，则有脏结证。如结胸状，饮食如故，时时下利，寸脉浮，关脉小细沉紧，此胃中本无饮食，下之太过，则脏虚邪入，与寒结于阴分，纯属虚寒之候。仲景虽未立方，但有不可攻也之戒，则当用理中辈温之。意在言外，然亦难矣。

太阳病二三日不能卧，但欲起，心下必结。脉微弱者，此本有寒分也。反下之若利止必作结胸，未止者四日复下之，此作协热利也。又太阳病外证未除而数下之，遂协热而利，利下不止，心中痞硬，表里不解者，桂枝人参汤主之。又太阳病桂枝证，医反下之，利遂不止，脉促者表未解也。喘而汗出者，葛根黄连黄芩汤主之，此仲景论协热利之为病。协热利亦由误下所致，特历来于"协"字之义，多不透彻，或有竟作热利者，今特辨之曰。"协"字乃协同之"协"，非挟藏之"挟"，言表证未除而误下，因致外热未退，内复作利，故云协热下利，即表里俱病之谓，是热字言表热非指内热也。但误下之后，有邪仍在太阳，有邪已陷阳明，于是一以桂枝为主，一以葛根为君，二者皆所以解表热也。

其他太阳病下之，胸实邪陷，为胸满气上冲咽喉不得息者，用瓜蒂散。胸虚邪陷，仅为气上冲者，仍施桂枝汤。胸满脉促而不见冲喉不得息，实证者，主以桂枝去芍药汤。微喘者，用桂枝加厚朴杏子汤。一则胸中素有寒饮，邪在胸中，故宜吐；一则邪陷于胸而不壅满，故宜汗；一则邪陷胸膈，结而未痛，故宜桂枝以单提；一则邪陷于胸，未入于胃，故宜朴杏以降逆。仲景立法，每在极微处设辨，以微处易忽也。

太阳病下之而喘，既出葛根黄连黄芩汤及桂枝加厚朴杏仁汤二方。亦有发汗后或下后，汗出而喘，无大热者，邪不在太阳之表，亦不在阳明之里，独在太阴肺脏，则宜麻杏石甘汤清散肺邪，即麻黄汤去桂枝之监制。取麻黄之专开，杏仁之降，甘草之和，石膏之寒，使溱溱而汗出，其意盖重在存阴，不虑亡阳也。太阳病误下之变证，已如上述。亦有以冷水潠之，若灌之，其热被却不得去，弥更益烦。肉上粟起，意欲饮水反不渴者，服文蛤散，若不瘥①者服五苓散。身热皮粟不解，欲引衣自覆者，若以水潠之洗之，益令热被却不得出。当汗而不汗则烦，假命汗出已，腹中痛，与桂枝汤倍芍药。斯亦太阳之坏证也。《内经》曰，伤寒三日可汗而已。仲景亦言，病在阳，应以汗解之。从此可知太阳病之唯一治法，厥为发汗，太阳中风之唯一方剂，厥为桂枝汤。

太阳中篇

本篇以麻黄汤为主体。因其传腑而有桃核承气汤、抵当汤，因其误下而为虚烦痞气等病，遂有栀子豉汤、五泻心汤等。总计之凡二十五方。

太阳病或已发热，或未发热，恶寒体痛呕逆，无汗而喘，脉阴阳俱紧者，名曰伤寒。寒郁于表，能疏散，主以麻黄汤。麻黄性温，味辛而苦，其用在迅升；桂枝性温，味辛而甘，其能在固表，证属有余，故主以麻黄，监以桂枝，杏仁佐麻黄逐邪而降逆，甘草佐桂枝和内而拒外，乃伤寒发汗之主方也。但此方专为实邪而设，若太阳病脉浮弱者，或脉浮紧而尺中迟者，营弱血少，仍宜桂枝汤而不可浪与发汗。汗多则亡阳，反恶寒甚，宜芍药甘草附子汤，犹桂枝证之加附可也。亦有不恶寒但热，宜调胃承气汤，以转属阳明而为胃家实也。亦有身疼痛，脉沉迟，宜桂枝新加汤，以荣卫俱虚而必赖温补也。亦有脉浮数，烦渴小便不利，宜五苓散，以太阳水热瘀结于里也。亦有同五苓证而不渴，宜茯苓甘草汤，以里无热也。亦有脐下悸欲作奔豚，宜茯苓桂枝甘草大枣汤，以虚其心阳而肾邪上干也。

夫不当用麻黄而用麻黄，或当用麻黄而用之太过，既多流弊。然有当用麻黄而不用麻黄，因循失汗，阳邪久郁营中，不得宣泄，致热并于阳而发烦热，

---

① 瘥：原作"差"，据文义改。

郁于阴而目瞑。热极于营，势必逼脉中之血，妄行为衄，惟衄则热随血去而解。故仲景一再曰，太阳病脉浮紧，发热身无汗，自衄者愈；伤寒脉浮紧，不发汗，因致衄。后人因名之曰红汗，言其与汗同功也。

中风入腑为蓄水，伤寒入腑为蓄血。蓄水宜利，蓄血宜下。故曰，太阳病不解，热结膀胱，其人如狂，血自下，下者愈。其外不解者，尚未可攻，当先解其外。外解已，但少腹急结者，乃可攻之，宜桃核承气汤。又曰，太阳病六七日，表证仍在，脉微而沉，反不结胸，其人发狂者，以热在下焦，少腹当硬满。而小便自利者，下血乃愈。所以然者，以太阳随经瘀热在里故也，宜下之，以抵当汤。又曰，太阳病身黄，脉沉结，少腹硬满，小便不利者，为无血也；小便自利，其人如狂者，血证谛属抵当汤。又曰，伤寒有热，少腹满，应小便不利，今反利者，为有血也，当下之，宜抵当丸。虽然，太阳之腑为膀胱，膀胱为水腑，瘀血何能容积，观其小便自利，尤不在膀胱可知，柯韵伯因谓其积在少腹之内。但少腹之内，究在何部，亦未明指。愚意当是大肠之内，故因血之濡而大便反易，血之化而所下多黑。

伤寒既以汗法为主，下法自在禁例，下之则表邪入里。其轻浅者，既不从实化而为结胸气冲，亦不从虚化而为痞硬下利，但作烦热，胸中窒塞，按之心下濡，不得眠，剧者反复颠倒，心中懊侬，治以栀子豉汤为主。栀子苦能涌泄，寒能胜热，豆豉轻浮上行，越出邪热，庶一吐而胸中烦舒热解矣。若少气者，栀子甘草豉汤主之。若呕者，栀子生姜豉汤主之。若腹满卧起不安者，栀子厚朴汤主之。若心中结痛者，栀子干姜汤主之。

痞证，亦伤寒误下后之坏病也，下则邪热内阻痞结，凡分五候。心下痞，按之濡，其脉关上浮者，大黄黄连泻心汤主之。心下痞，而复恶寒汗出者，附子泻心汤主之。心中痞硬而满，下利日数十行，谷不化，腹中雷鸣，干呕心烦不得安者，甘草泻心汤主之。心下痞硬，干噫食臭，胁下有水气，腹中雷鸣下利者，生姜泻心汤主之。心下痞满而不痛，呕者，半夏泻心汤主之。虽然，伤寒下后，心下痞，若仍恶寒者，表未解，不可攻痞，当先解表，表解乃可攻痞也。

其有心下痞硬，噫气不除者，胃气逆也，旋覆代赭石汤主之。痞硬已愈，复以他药下之，利不止者，大肠滑脱也，赤石脂禹余粮汤主之。旋覆代赭就生姜泻心汤加减，所以补虚宣气，涤饮镇逆，以治痞之法，无出诸泻心汤也。石脂禹粮济理中汤之不及，所以实胃涩肠，固下止脱，以理中者理中焦，此利在下焦也。伤寒二三日，未经汗下，心悸而烦，必其人中气素虚，虽有表证，亦不可汗。盖心悸阳已微，心烦阴已弱也，只宜小建中汤先建其中，兼调荣卫。

若脉结代，心动悸者，气血衰微已极，宜炙甘草汤补中生血复脉为急，慎勿妄汗。于是知太阳伤寒，虽以发汗为主，终宜随证制裁，不得拘守成法也。

太阳下篇

本篇以大青龙汤为主体。因挟水气而有小青龙汤，因风寒之轻重而有桂枝二麻黄一汤、桂枝麻黄各半汤等。总计之凡七方。

风伤于卫，桂枝汤主之。寒伤于营，麻黄汤主之。若风寒两伤营卫，则大青龙汤主之。其证太阳中风，脉浮紧，发热恶寒，身疼痛，不汗出而烦躁；或伤寒脉浮缓，身不疼，但重乍有轻时，无少阴证者是也，其方合桂枝麻黄二汤以成剂。以其无汗，故减芍药之收，以其烦躁，故加石膏之寒，取龙兴云雨之义也。然脉微弱，汗出恶风者不可服，服之则厥逆，筋惕肉瞤，宜真武汤以同其阳。大抵大青龙有烦，少阴病亦有烦躁，一属表实内热，一属内虚阳越。大相径庭，极宜注意。若无烦躁而形似疟，一日再发，或不得小汗出，面有热色，身痒，则宜桂枝二麻黄一汤或桂枝麻黄各半汤以轻发其汗，无须石膏之重清其热矣。又太阳病发热恶寒，热多寒少，脉微弱者，宜桂枝二越婢一汤，即大青龙以芍药易杏仁，名虽越婢辅桂枝，实大青龙之变制也。去杏仁恶其从阳而辛散，用芍药以其走阴而酸收，以此易彼，裁而用之，主治不同。此仲景苦心之处，最应体味。

伤寒表不解，心下有水气，干呕发热而咳，或渴，或利，或噎，或小便不利，少腹满，或喘者，小青龙汤主之。此属太阳停饮证。太阳停饮有二，一中风有汗为表虚，为五苓散证；一伤寒无汗为表实，即小青龙证。表实无汗，故亦合麻桂二方以解外；内挟水饮，故用细辛干姜以温化，与大青龙同为两解之法，一则清里，一则温中，其大别也。

中风伤寒，俱以下法为逆，两感风寒，亦何独不然。其有下之后复发汗，昼日烦躁不得眠，夜而安静，不呕不渴，无表证，脉沉微，身无大热者，干姜附子汤主之。以独阴自治于阴分，孤阳自扰于阳分，相离之象，宜助阳以配阴也。亦有发汗若下之，病仍不解，烦躁者，茯苓四逆汤主之。以表里两虚，阴盛格阳，相拒之象，宜壮阳以胜阴也。

阳 明 篇

本篇为伤寒之第二步，以承气汤为主体。因其热而不实有白虎汤，实而津涸有蜜煎猪胆导法等。总计之凡十三方。

太阳病，若发汗，若下，若利小便，亡其津液，胃中干燥，因而转属阳明。

其症身热汗自出，不恶寒，反恶热，不更衣内实，大便难，甚者潮热心烦谵[①]语，胁满䐜胀，腹痛拒按，小溲数，宜下之，三承气汤。三承气者，大黄、厚朴、枳实、芒硝为大承气，大黄、厚朴、枳实为小承气，大黄、芒硝、甘草为调胃承气。盖诸病皆因于气，秽物之不去，由于气之不顺也故。攻积之剂，必用气分之药，因以承气名汤。亦亢则害，承乃制之义也。核其用法，调胃承气治邪实于胃，最轻；小承气治邪实于小肠，较重；大承气治邪实于大肠，最重。阳明病而传至大肠，里热炽盛已极，蒸腾胃中津液，涸亡立待，非亟夺其邪，何以救津液而遏其鸱张？！此仲景所以以胃家实为提纲，而以承气汤为主方也。然有脉涩津伤而不便攻下者，则宜麻仁丸以养液润燥，清热通幽。甚有津液内竭，屎虽硬而不可攻者，则宜蜜煎或土瓜根或猪胆汁导而通之，此与近今西医之灌肠法相类。但当待津液还胃，自欲大便，燥屎已至直肠，难出肛门之时，用之方效。西医恃灌肠为独得之秘，以视仲景之周密，瞠乎后矣。尤有言者，发汗亡阳，攻下亡阴，故太阳病以汗法为主，而禁止大汗，阳明病以下法为主而，禁止重下。且详列推测燥屎之法，此读仲景书者，应于无字处识其苦心者也。

承气汤乃胃实之主方。若太阳证罢，邪传阳明，表里俱热，而未成胃实之证，厥宜白虎汤，取石膏之辛解肌热，寒胜胃火，知母之苦以泻火，润以滋燥，甘草、粳米之调和中宫，而生津液。若经汗、吐、下后，津液大伤者，加人参以补之。仲景用人参，均救津液，陈念祖在《本草经读》，言之綦详，可以参考，今人俱作补气解。非阳明病亦有血证，热在于经，则口干，但欲漱水，不欲咽饮，脉浮发热，鼻燥，发为衄血，以经热迫血妄行也。热在于腑，则其人喜妄，屎虽硬，大便反易，其色必黑，此为蓄血，以本有久瘀与热相并也。凡衄血则热从营解，不须治。蓄血则瘀热胶阻，宜抵当汤下之。

阳明病亦有虚寒证，一为朝食暮吐，一为餲䬤[②]哕，一为肠鸣，一为干逆，一为下利，皆从极吐极下，损伤肠胃，或恣饮冷水，阻遏阳气得之。慎勿认为阳明皆实热，投苦寒以戕伐生气为要。此所以吴茱萸汤、四逆汤等均在采取之

---

① 谵：原作“詀”，今据《伤寒论校注》改为“谵”。

② 餲䬤：原作“食䬤”。《伤寒论·辨脉法》：“趺阳脉浮，浮则为虚，浮虚相搏，故令气食䬤，言胃气虚竭也。”《医宗金鉴·伤寒心法要诀·卷二·呃逆哕噫》：“呃逆今名食䬤古名，不似哕哕胃里声，食䬤声格格连声作，原夫脐下气来冲，颇类嗳噫情自异，均属气逆治能同。”（今之名曰呃逆，即古之名曰食䬤也。食䬤者，气噎结有声也）䬤，《说文解字》曰，骇言声。《广韵》曰，匌䬤，大声也。（《伤寒论校注》为“餲”）

列也。阳明病亦有利小便法，脉浮发热，渴欲饮水，小便不利者，猪苓汤主之。盖阳明饮热并盛，宜利水以滋干也。但阳明病法当多汗，因汗出多致小便少而渴者，不可渗利，以汗多胃燥，无水不能下行。乃水涸之小便少，非水蓄之小便不利，所谓大下之后复发汗，小便不利者，亡津液故也，勿治之。得小便利，必自愈是也。若阳明素有湿邪，表热入里，而与湿合，湿热蒸瘀，外薄肌表，身必发黄，宜麻黄连翘赤小豆汤发表逐湿。或伤寒七八日，热盛于湿，身黄如橘子色，小便不利，腹微满者，宜茵陈蒿汤，令湿热从二便泻出。或伤寒身黄发热，既无无汗之表，又无成实之里，宜栀子柏皮汤清之。夫身黄湿热之为病也，阳明为温热之薮，胃有湿邪，热与相合，身无汗，小便闭，郁而发黄，理所必然。

阳明病亦有发汗法，凡脉迟汗出多，微恶寒者，表未解也，可发汗，宜桂枝汤。或脉浮无汗而喘者，发汗则愈，宜麻黄汤。盖虽见阳明之里，而太阳之邪尚未悉入阳明，仍当从太阳治之。善哉喻嘉言云：胃实皆可下。然阳明来路由太阳，凡阳明证见八九，而太阳证有一二未罢，即从太阳而不从阳明，可汗而不可下者也。其去路则趋少阳，凡阳明证纵见八九，而少阳证略见一二，即从少阳而不从阳明，汗下两不可也。惟风寒之邪，已离太阳，未接少阳，恰在阳明界内之时，亟与攻下，则涣然冰释，而不再传经。津液元气，两无损伤，何快如之。故治阳明，须辨经腑：身热烦渴，目痛鼻干，不得眠，不恶寒，反恶热，此经病也；潮热谵[①]语，手足腋下濈然汗出，腹满痛，大便硬，此腑病也。而其候各有三：经病则有邪已传阳明，而太阳之表未罢；有太阳之邪已罢，悉传阳明；有阳明之邪未已，复传少阳；腑病则有太阳阳明，谓太阳病或发汗或吐或下，或利小便，亡其津液，胃中干燥，太阳之邪，乘胃燥而转属阳明；有正阳阳明，谓阳气素盛，或有宿食，太阳之邪，一传阳明，遂入胃腑；有少阳阳明，谓病到少阳，法当和解，而反发汗利小便，胃中燥热，复转属阳明。此阳明病之纲领，不可不辨者也。

少 阳 篇

本篇为伤寒之第三步。以小柴胡汤为主体，因其兼太阳而有柴胡桂枝汤，兼阳明而有大柴胡汤等。总计之凡六方。

少阳为病，口苦，咽干，目眩，耳聋，胸胁烦满，往来寒热，喜呕脉弦，或胸中烦而不呕，或渴，或腹中痛，或心下悸，小便不利，或不渴，身有微热，

---

① 谵：原作"讁"，今据《伤寒论校注》改为"谵"。

或咳，小柴胡汤主之。柴胡解少阳在经之表寒，黄芩解少阳在腑之里热，半夏豁痰饮，降里气之逆，人参补内虚，助生发之气，甘草佐柴芩，调和内外，姜枣佐参夏，通达荣卫，相须相济，使邪不至内向而外解也。盖邪在太阳阳明，曰汗、曰吐下；邪在少阳，惟宜和解，汗吐下三法皆在所禁。以其界于躯壳之内，而值半表半里。界在半表者，是客邪为病；在半里者，是主气受病。邪正在两界之间，各无进退而相持，故立和解一法也。凡伤寒中风，有柴胡证，但见一症便是，不必悉具，其有柴胡症下之，若柴胡症仍在者，复予柴胡汤，必蒸蒸而振，却发热汗出而解，犹太阳之战汗，正虚故也。亦有服柴胡汤已渴者，乃转属阳明，以热邪入胃，亡津液所致，应从阳明治之矣。

少阳病除小柴胡汤为主方外，其余均为兼病之方。如伤寒六七日，发热微恶寒，支节烦疼，微呕，心下支结，外证未去者，柴胡桂枝汤主之。乃太阳之邪，传于少阳，病机已见于少阳，而太阳外证犹未尽罢之双解法也。又如伤寒发热，汗出不解，心中痞硬，呕吐而不利者，大柴胡汤主之。乃少阳阳明，两经并急，外解少阳未尽之表，而内攻阳明成实之里之双解法也。又如柴胡桂枝干姜汤、小柴胡加芒硝汤，均为少阳兼太阳或阳明之证而设，所谓有是证则有是方也。伤寒未解，欲呕吐者，胸中有热邪上逆也。腹中痛者，胃中有寒邪内攻也。热邪在胸，寒邪在胃，则阴阳之气不和，失其升降之常。故仲景复立黄连汤方，用黄连之寒，干姜之温，寒温互用，与小柴胡相对峙。盖以小柴胡和解表里，而以黄连汤和解上下也。能识表里上下之要，进退出入之机，少阳之病尽矣。

太 阴 篇

本篇为伤寒之第四步。以理中丸为主体，因其吐逆而有干姜黄连黄芩人参汤，胀满而有厚朴生姜半夏甘草人参汤等。总计之凡五方。

伤寒以三阳三阴为两大部。从三阳以视太阴，则三阳为表，太阴为里；由三阴以视太阴，则太阴又为三阴之表。故三阳可以传里而为太阴病。如下利，腹胀满，身体疼痛者，先温其里，四逆汤，后攻其表，桂枝汤。太阴亦可以传里而为少阴病，如少阴病下利，白通汤，皆着论中，历历可据者也。夫太阴属阴，故其病为腹满而吐，食不下，自利益甚，时腹自痛，均见虚寒之象，其治为理中丸。参术炙草，以守中州，干姜辛热，以暖中焦，均为温运之药。仲景云，自利不渴者属太阴，以其脏有寒故也，当温之，宜服四逆，殊堪包括太阴全部主病。

凡发汗后表已解而腹胀满者，为太阴里虚之胀满，宜厚朴生姜甘草半夏人参汤，消胀散满，补中降逆也。若伤寒本有寒格，医复吐下，食入即吐，为胃热格拒，宜干姜黄连黄芩人参汤，安胃清火，和中降逆也。其方均从理中丸化出，而主治各不同，于此可绎成方加减之诀。

本太阳病医反下之，因而腹满时痛者，此属太阴里虚痛，宜桂枝加芍药汤以内调太阴之里虚。若大满实痛者，则属太阴热化胃实痛，宜桂枝加大黄汤以内攻太阴之里。实盖太阴腹满证有三：有次第传经之邪，有直入中寒之邪，有下后内陷之邪，不可不辨也。但脉弱而其人续自便利，则胃气虚弱，难堪峻攻，设当行大黄芍药者，宜减之。

太阴病亦有发汗法。但见脉浮，为太阳未罢，可用桂枝汤。亦有攻下法，但见腹满痛，为阳明邪实，可用承气汤。所以然者，太阴脉当沉缓，今邪至太阴而脉浮，知表未解也。太阴腹满当时减，今邪至太阴而实痛，知里已实也。

少 阴 篇

本篇为伤寒之第五步。以四逆汤为主体，因其阳伏而有四逆散，心烦不寐而有黄连阿胶汤等。总计之凡十七方。

肾为水火之脏，邪伤其经，随人虚实，或从水化，或从火化，故分寒热二大纲。但少阴为三阴之里，性既属阴，病自为寒。故水化以为阴寒之邪，是其本；火化以为阳热之邪，为其标，此所以以脉微细、但欲寐为提纲。余症如背恶寒，手足冷，身体痛，骨节疼，下利厥逆，无非阴寒之象，亦所以以四逆汤为主剂。余方如附子汤、真武汤、白通汤、通脉四逆汤、吴茱萸汤，无非辛热之品。盖阴寒凝结于下，阳气日微，甚至虚极而浮阳外越，非附子干姜之辛热不能解冻，含人参白术之甘温不能扶元也。

若从火化，热郁于内，其人亦四逆，则宜四逆散疏畅其阳，方用柴胡、枳实、芍药、甘草，乃和解法也。或热扰阴分，其人心中烦，不得卧，则宜黄连阿胶汤以清热，方用黄连、黄芩、芍药、阿胶、鸡子黄，乃滋阴和阳法也。大抵阴阳之辨，阴邪则脉沉细而微，阳邪则脉沉细而数。阴邪但欲寐，身无热；阳邪虽欲寐，多心烦。阴邪背恶寒，口中和；阳邪背恶寒，口中燥。阴邪咽痛不肿，阳邪咽痛则肿。阴邪腹痛下利清谷；阳邪腹痛下利清水，或便脓血。阴邪外热面色赤，里寒大便利，小便白；阳邪外寒手足厥，里热大便秘，小便赤。此少阴标本寒热之纲要也。咽痛，在伤寒中为少阴独具之症。热邪上逆，则猪肤汤。客热微邪，则甘草汤桔梗汤。风涎凝聚，则半夏散及汤。生疮声不出，则苦酒汤。盖少阴之脉循喉咙，其邪所过，无有不病，但亦有寒热之分耳。

便脓血症，惟少阴及厥阴有之。凡少阴病三四日，腹痛，小便不利，下利不止，便脓血者，桃花汤主之。以腹痛而溲不利，是热瘀于里，水无出路，势必下迫大肠而作利。但利久热伤其荣，荣腐为脓，是为可清之证。若下利不止而便脓血，则热随利减，下焦滑脱，是为益中固脱之证。故仲景不用白头翁之苦寒，独用桃花之温涩。

少阴病既属里证，即不得妄施汗法，汗之则亡阳，但兼有太阳之表者，又不在此例，故出麻黄附子细辛汤及麻黄附子甘草汤两方。一治少阴病始得之，反发热而脉沉；一治少阴病二三日而无里证。温经散寒，乃表里两感之大法，今人用治内风证，亦安。

少阴病中更有一特殊治法，端为急下存阴。盖少阴无汗法，亦无下法，若其人胃火素盛，肾水素亏，不急泻胃救肾，则肾水告竭，其阴必亡，虽下无及。由此以观，则少阴之三用承气，仍为阳明设，不为少阴设，犹之发汗之用麻黄，仍为太阳设，不为少阴设也。

厥 阴 篇

本篇为伤寒之最后一步。以乌梅丸为主体，因其厥逆而有当归四逆汤，热利而有白头翁汤等。总计之凡四方。

厥阴为阴尽阳生之脏，故其为病，阴阳错杂，寒热混淆，如消渴气上撞心，心中疼热，蛔厥口烂，肤冷而躁，皆其主症。主方乌梅丸，用乌梅之酸以制肝，佐黄连泻心而除疼，黄柏滋肾以除渴，配椒附辛姜以辛散寒邪，更加归桂以调其血，人参以和其中。亦寒热错用，不偏一端。善哉柯韵伯曰，六阴惟厥阴为难治，其本阴，其标热，其体木，其用火，必伏其所主，而先其所因。或收或散，或逆或从，随所利而行之，调其中气，使之和平，是治厥阴之法也。

厥阴纯寒之证，手足厥冷，脉细欲绝者，当归四逆汤主之。若其人内有久寒者，当归四逆加吴茱萸生姜汤，此全从寒化者也。纯热之证，下利欲饮水，白头翁汤主之，此全从热化者也。凡病在厥阴，以阳气进为吉，阴邪进为凶，故有厥深热深之说。如发热四日，厥反三日，复热四日，厥少热多者，其病当愈。厥四日，热反三日，复厥五日，寒多热少，其病为进是也。又有除中之说，如发热六日，厥反九日，而利。厥利者当不能食，今反能食者，恐为除中是也。

厥阴病中，手足厥冷，脉乍紧，心下满而烦，饥不能食者，有瓜蒂散之吐法。脉滑而厥者，有白虎汤之清法。盖一则邪结胸中，一则热盛胃腑，故辨太阳阳明之方以施治。是知仲景用药，虽出入变化，神妙莫测，而规律谨严，绝无混乱，得其环中，超以象外，全在学者之心领神会，非笔墨所能尽宣者矣。

第二节　群经大旨金匮篇

脏腑经络先后病脉证第一

金匮一书为杂病之祖，本篇尤为全书之提纲，凡十七条，分析之，得病因三条，诊法九条，治法五条。

其论病因，以风邪为主。所谓夫人禀五常，因风气而生长，风气虽能生万物，亦能害万物，如水能浮舟，亦能覆舟。若五脏元真通畅，人即安和。客气邪风，中人多死也。并析为三纲，归纳百病，一曰经络受邪，入脏腑，为内所因；二曰四肢九窍，血脉相传，壅塞不通，为外皮肤所中；三曰房室、金刃、虫兽所伤，实为后世陈无择三因方之滥觞，惟无择以六淫邪气所属为外因，五脏情志所感为内因，饮食、房事、跌扑、金刃为不内外因。盖仲景以风邪为主，故不从内伤外感为内外，而以经络脏腑为内外。无择合天人表里立论，故以病从外来为外，从内生为内，不从邪气情志所生为不内外也。更于杂病中分头痛、项、腰、脊、臂、脚掣痛为阳病，咳、上气、喘、哕、咽、肠鸣、胀满、心痛、拘急为阴病。诸邪中风分风中于前，寒中于暮，湿伤于下，雾伤于上，大邪中表，小邪中里，极寒伤经，极热伤络，食伤脾胃，以阴阳能统御千般疢难。而邪气有清浊大小之殊，人身有上下表里之别，俱以其类相从，各有法度也。又言曰：冬至之后，甲子夜半少阳起，少阳之时阳始生，天得温和，以未得甲子，天因温和，为未至而至；已得甲子而天未温和，为至而不至；已得甲子而天大寒不解，为至而不去；已得甲子而天温如盛夏五六月时，为至而太过。则时有常数而不移，气无定刻而或迁，气之有盈有缩，为候之或先或后，人在气交之中，往往因之而病，乃研究时病之权舆也。

诊法分望闻问切四项，关于望者，如曰：鼻头色青腹中痛，苦冷者死；鼻头色微黑者有水气；色黄者胸上有寒；色白者亡血。设微赤非其时者死；其目正圆者痉不治。又色青为痛，色黑为劳，色赤为风，色黄者便难，色鲜明者有留饮。又息摇肩者心中坚，息引胸中上气者咳，息张口短气者，肺痿唾沫。关于闻者，如曰：语声寂然喜惊呼者，骨节间病；语声喑喑然不彻者，心膈间病；语声啾啾然细而长者，头中病。关于问者，如曰：五脏病各有得者愈，五脏病各有所恶，各随其所不喜者为病。病者素不应食，而反暴思之，必发热也。关于切者，如曰：寸口脉动者，因其旺时而动，假令肝旺色青，四时各随其色，肝色青而反色白，非其时色脉皆当病。又脉浮者在前，其病在表，浮者在后，其病在里。又寸脉沉大而滑，沉则为实，滑则为气，实气相搏，血气入脏即死，入腑即愈。又脉脱入脏即死，入腑即愈。综观数论，义有未尽，而诊法实大备矣。

凡痼疾加以猝病，则先治其猝病，后治其痼疾，以新病易去，久病难除也。表病而见里证，则急治其里，后治其表，以里急而表缓也。治实证以逐邪为是，然当随其所得而攻之。治虚证以养正为主，然当知其生化克贼。此仲景治法之概要也。而解释治未病一条，谓见肝之病，知肝传脾，当先实脾，四季脾旺不受邪，即勿补之。中工不晓相传，见肝之病，不解实脾，惟治肝也云云。传出实邪之传变，肝之病，补用酸，助用焦苦，益以甘味之药调之云云。传出虚证之用药，洵千古不刊之名论，盖脏病惟虚者受之，而实者不受，脏邪惟实则能传，而虚则不传，故治肝实者，先实脾土以杜滋蔓之根，治肝虚者，直补本官以防外侮之端。虚实并举，意深长矣。

痉湿暍病脉证并治第二

本篇凡二十七条，分析之得痉病十三条，湿病十一条，暍病三条。

太阳病发汗太过，因致痉，风病下之则痉，复发汗，必拘急。疮家虽身疼痛不可发汗，汗出则痉，此言痉之原因也。太阳病发热无汗及恶寒者，名曰刚痉；太阳病发热汗出而不恶寒者，名曰柔痉。此言痉之种类也。痉脉按之紧如弦，直上下行，此言痉病之诊断也。盖气主煦之，血主濡之，脱液伤津则筋脉失其濡养，而强直不柔。但亦有太阳风寒不解，重感寒湿而成者，故言因言类，不相符合。实则乃标本虚实之异，正宜着意处也。若夫痉者强也，其病在筋，必兼颈项强急，头热足寒，目赤头摇，口噤背反等症。《活人书》所谓痉证发热恶寒与伤寒相似，但其脉沉迟弦细，项背反张为异，则以痉病不离乎表也。故其治法，一则曰，太阳病，其证㑊身体强几几，然脉反沉迟，此为痉，瓜蒌桂枝汤主之。再则曰，太阳病，无汗而小便反少，气上冲胸，口噤不得语，欲作刚痉，葛根汤主之。桂枝本治太阳中风，加麻黄以治伤寒，葛根、瓜蒌俱能生津润燥，所以濡经脉，其方并其理同也。倘属于阳明，则胸满口噤，卧不着席，脚挛急，齿介齿，可与大承气汤。合之太阳传里之治，又复同也，更根据痉病之必用蒌葛，则痉病有灸疮。及太阳病发热而脉沉细，审属阳气本不足者，其为难治，从可知矣。

湿有内外之分，仲景所言似偏外湿。外湿者，如雾露等之中于表者也，故其论症，曰太阳病关节疼痛而烦，脉沉而细者，此名中湿，亦名湿痹。又曰湿家病身疼发热，面黄而喘，头痛鼻塞而烦，其脉大，自能饮食，腹中和无病。病在头中寒湿，其治法曰湿家身烦疼，可与麻黄加术汤，发其汗为宜。又曰病者一身尽疼，发热，日晡所剧者，此名风湿，伤于汗出当风，或久伤取冷所致，可与麻黄杏仁薏苡甘草汤。又曰风湿脉浮身重，汗出恶寒者，防己黄芪汤主之。又曰伤寒八九日，风湿相搏，身体疼烦，不能自转侧，不呕不渴，脉浮虚而涩者，桂枝附子汤主之。又曰风湿相搏，骨节烦疼掣痛，不得屈伸，近之则痛剧，汗出短气，小便不利，恶风不欲去衣，或身微肿者，甘草附子汤主之。若夫湿外盛者，阳必内郁，湿与热合，则身发黄，故又出湿家为病，一身尽疼发热，身色如熏黄之变证。湿为黏滞之邪，虽在肌表，非大汗能解，故又出汗大出者，但风气去，湿气在，若治风湿者，但微微似欲汗出者，风湿俱去也之正治法。外湿宜汗，内湿宜利，当汗反下，徒伤阳气，故又出湿家但头汗出背强，欲得覆被向火，若下之早则哕，或胸满、小便不利之禁戒。从此知仲景所言湿病之为外湿，而郑重辨治，反覆申明，至矣尽矣。

中暍即中暑，暑亦六淫之一，先伤太阳，故曰太阳中暍。发热恶寒，身重而疼痛，其脉弦细芤迟，小便已洒洒然毛耸，手足逆冷，小有劳身即热，口干，前板齿燥，然察其实际，虽名中暍，实兼湿邪，治法当如分解风湿，辛以散湿，寒以清暑，因复申之曰。发汗则恶寒甚，加温针则发热甚，数下之则淋甚，暗示其非正治暑湿之法也。倘内蓄于胃，身热口渴，则遵阳明病例，当用白虎加人参汤。倘兼伤冷水，身热疼痛而脉微弱，则应先使水去而暑无所依，宜一物瓜蒂汤。大抵暑热之病，自以夏令为多，但贪凉饮冷，往往发生寒证，是则于中暍之外，不可不知者也。

百合狐惑阴阳毒病脉证治第三

本篇凡十三条，分析之得百合病九条，狐惑病二条，阴阳毒病二条。

百合病之意义，说者谓肺朝百脉，分之则百，合之得一，故名。是盖根据仲景百脉一宗，悉致其病之训，但以愚观之，百合病之得名，直因其用百合，与伤寒之称麻黄证、中风之称桂枝证同。百合病之原因，乃诸病后余邪未清，正气未复所致，与《内经》所称之解㑊病相类，故所谓百脉一宗，悉致其病者，其义当指一切病后皆能致之，不得专从肺朝百脉主论也。试观其见证，意欲食复不能食，常默然，欲卧不能卧，欲行不能行，饮食或有美时，或有不欲闻食臭时，如寒无寒，如热无热，口苦小便赤，诸药不能治，得药则剧吐利，如有神灵者。身形如和，其脉微数，俱属病后遗热，可以知矣。百合甘平微苦，补虚清热，因诸方悉用为君，如发汗后者，加知母以滋其津液，名百合知母汤。

下之后者，加滑石、代赭以引而竭之，名百合滑石代赭汤。吐之后者，加鸡子黄以安内，名百合鸡子汤。不经吐、下、发汗，病形如初者，加地黄以清血中之热，名百合地黄汤，变发热者，加滑石以除热微利，名百合滑石散。一月不解，变成渴者，热聚于肺，则单用百合清水外洗，不瘥则热盛而津伤，改投栝楼根以生津，牡蛎以引热下行，此百合病之随症主方大法也。然病见于阴，甚必及阳，病见于阳，穷必归阴，故养其阳以救阴之偏，则阴以平而阳不伤，补其阴以救阳之过，则阳以和而阴不敝，此《内经》用阴和阳、用阳和阴之奥旨，亦病后调理之应注意者也。

狐惑病即巢元方所谓䘌病，状如伤寒，默默欲眠，目不得闭，卧起不安，蚀于喉为惑，蚀于阴为狐，不欲饮食，恶闻食臭，面色乍赤乍黑乍白，盖䘌乱于心，有似伤寒少阴热证，虫扰其胃，有似伤寒阳明实证，虽虫病而能使人惑乱狐疑，因以为名。甘草泻心汤苦辛杂用，足胜杀虫之任，苦参汤雄黄熏法皆清燥杀虫之品，遂以为主方也。又病者脉数无热，微烦，默默欲卧，汗出，初得三四日，目赤如鸠眼，得之七八日，目四眦黄黑，若能食者，脓已成也，赤小豆当归散主之一条，注家或目为狐惑病，有目为阴阳毒，要之亦湿热蕴毒之候，其不腐而为虫者，则积而为痈，不发于身面者，则发于肠脏，病机自然之势也。意者仲景认为与狐惑阴阳毒，同源而异流，故特别列之欤。

阳毒之为病，面赤斑斑如锦纹，咽喉痛，唾脓血，升麻鳖甲汤主之。阴毒之为病，面目青，身痛如被杖，咽喉痛，升麻鳖甲汤去雄黄、蜀椒主之。尤在泾释之曰：毒者邪气蕴蓄不解之谓。阳毒非必极热，阴毒非必极寒，邪在阳者为阳毒，邪在阴者为阴毒也。而此所谓阴阳者，亦非脏腑气血之谓，但以邪著而在表者谓之阳，邪隐而在表之里者谓之阴。故皆得用辛温升散之品，以发其蕴蓄不解之邪，并用甘润咸寒之味，以安其邪气经扰之阴云云。理论极为透彻。

疟病脉证并治第四

本篇凡五条，分析之得诊法一条，疟母一条，瘅疟一条，温疟一条，牝疟一条。

疟脉多弦，弦数者多热，弦迟者多寒，弦小紧者下之瘥，弦迟者可温之，弦紧者可发汗、针灸也，浮大者可吐之。弦数者风发也，以饮食消息止之，此仲景疟病诊法之提纲也。疟为少阳之邪，弦为少阳之脉，有是邪则有是脉，故以脉弦为标准。然疟之舍故在半表半里之间，而疟之气则有偏多偏少之异，故其病有热多者，有寒多者，有里多而可下者，有表多而可汗可吐者，有风从热出而不可以药散者，当各随其变化而施治也。更推疟之来，得久暂寒热四项，暂之属于热者，为瘅疟、温疟。其言曰：阴气孤绝，阳气独发，则热而少气烦冤，手足热而咳呕，名曰瘅疟。温疟者，其脉如平，身无寒但热，骨节烦疼，时呕，白虎加桂枝汤主之。属于寒者为牝疟，其言曰：疟多寒者，名曰牝疟，蜀漆散主之。属于久者为疟母，其言曰：病疟，以月一日发，当以十五日愈，设不瘥，当月尽解。如其不瘥，此结为癥瘕，名曰疟母，急治之，宜鳖甲煎丸。综观其说，于疟疾之病，未能详备，而疟疾非少阳病一种，可以观见。今人执小柴胡一方，统治疟疾，以为能诵法仲景，岂真能诵法仲景者哉！

中风历节病脉证并治第五

本篇凡十条，分析之得中风三条，历节病七条。

中风与痹，俱因受风而起，但一在于阳，一在于阴，一彻于上下，一闭于局部，故半身不遂为中风，但臂不遂为痹，此中风主治之先宜着眼处也。邪之所客，其气必虚，表里深浅，不可不察，经称经脉为理，支而横者为络，络之小者为孙，是络浅而经深，络小而经大，络邪病形肌肤，经邪病连筋骨，甚则入腑，又甚而入脏，故仲景曰：邪在于络，肌肤不仁；邪在于经，即重不胜；邪入于腑，即不识人；邪入于脏，舌即难言，口吐涎沫。在此认识中风之后，宜细剔辨别处也。仲景于此病不列方药，孙奇等附以侯氏黑散、风引汤等。黑散中祛风除热补虚下痰之法俱备，风引汤中有姜桂石脂龙牡，以涩驭泄，以热监寒，学者得其意，勿泥其迹可也。

历节者，遇节皆痛也，仲景云：寸口脉沉而弱，沉即主骨，弱即主筋，沉即为肾，弱即为肝。汗出入水中，如水伤心。历节黄汗出，故曰历节是也。当考其所以然：肝肾先虚，而心阳复郁，实为历节黄汗之本，心气化液为汗，汗出入水中，水寒之气，从汗孔侵入心脏，外水内火，郁为湿热，汗液则黄，浸淫筋骨，历节乃痛；非肝肾先虚，则虽得水气，未必便入筋骨，非水湿内侵，则肝肾虽虚，未必便成历节。仲景欲举其标，先究其本，表明历节多从虚得之也。又云：少阴脉浮而弱，弱则血不足，浮则为风，风血相搏，即疼痛如掣。乃明血为风动。又云：盛人脉涩小，短气，自汗出，历节疼，不可屈伸，此皆饮酒汗出当风所致。乃明风湿相搏。又云：趺阳脉浮而滑，滑则谷气实，浮则汗自出。乃明阳明谷气盛者，风必与汗偕出，不著成病，是则其因有种种，而皆从虚所得，更可了然矣。故正治法用乌头汤，以除寒湿，形气不足，湿热下甚者，用桂枝芍药知母汤。前者用麻黄乌头以祛邪，亦即用白术之补药，芍药之收，甘草之缓，使其成功而不及于乱，有如卫瓘监钟邓入蜀，乃制方之要妙也。

血痹虚劳病脉证并治第六

全篇凡十七条，分析之得血痹二条，虚劳十五条。

夫尊荣人，骨弱肌肤盛，重因疲劳汗出，卧不时动摇，加被微风，遂得之。但以脉自微涩，在寸口、关上小紧，宜针引阳气，令脉和紧去则愈。此仲景言血痹之所自也。阳气者，卫外而为固，因疲劳汗出而阳气一伤，卧不能动摇而阳气再伤，于是风气虽微，得以直入血中而为痹。然血中之邪，始以阳气伤而得入，终必得阳气通而后出。痹之为病，血既以风入而痹于外，阳亦以血痹而止于中，故必针以引阳外出，阳出而邪去。邪去而脉紧乃和，血痹乃通。以是知血分受痹，不当独治其血矣，但阴阳形气俱不足者，《内经》有勿刺以针而调以甘药之制。故又出血痹，阴阳俱微，寸口关上微，尺中小紧，外证身体不仁，如风痹状，黄芪桂枝五物汤主之。五物汤即桂枝汤去甘草易黄芪，和荣之滞，助卫之行，亦即针引阳气之意，而虚实不同焉。

虚劳之病，极为广泛，凡精气血液之赖以营养吾身者，一旦不足衰竭，均得以虚劳名之，故仲景所言不一，如劳之为病，其脉浮大，手足烦，春夏剧，秋冬瘥，阴寒精自出，酸削不能行。男子脉浮弱而涩，为无子，精气清冷，此属于精，如脉沉小迟名脱气，其人疾行则喘喝，手足逆寒，腹满，甚则溏泄，食不消化也，此属于气。如男子面色薄，主渴及亡血，卒喘悸，脉浮者，里虚也，此属于血。又如脉弦而大，弦则为减，大则为芤，减则为寒，芤则为虚，虚寒相搏，此名为革。妇人则半产漏下，男子则亡血失精。乃属精血两虚。如男子脉虚沉弦，无寒热，短气里急，小便不利，面色白，时目瞑，兼衄，少腹满，此为劳使之然。乃属气血两虚，而综其纲曰：男子脉大为劳，脉虚亦为劳。以大者劳脉之外暴，虚者劳脉之内衰，大非气盛，重按必空濡也。治法，在精者，则有失精梦交，桂枝龙骨牡蛎汤主之；有腰痛，少腹拘急，小便不利，八味肾气丸主之；在气者，则有里急，诸不足，黄芪建中汤主之；有干血内著，大黄䗪虫丸主之。虚劳之大要，尽于此矣。

肺痿肺痈咳嗽上气病脉证治第七

全篇凡十三条，分析之得肺痿肺痈五条，咳嗽上气九条。

肺痿肺痈，虚实对待，肺痿得之于或从汗出，或从呕吐，或从消渴，小便利数，或从便难，又被快药下利，重亡津液，其症寸口脉数而虚，其人咳，口中有浊唾涎沫。肺痈得之于风中于卫，呼气不入，热过于营，吸而不出。风伤皮毛，热伤血脉。风舍于肺，热腐血凝，蓄结痈脓，其症寸口脉数而实，其人咳，口干喘满，咽燥不渴，多唾浊沫，或如米粥，始萌可救，脓成则死。夫肺痿者，萎也，痈者，壅也，萎则润之，壅则决之，为不易之治，乃仲景于肺痈出葶苈大枣泻肺汤，而于肺痿独出甘草干姜汤一方，则因肺为娇脏，不耐冷热，热则气烁，为不用而痿；冷则气沮，亦为不用而痿，言其变，非言其常也。

咳《说文》训气上逆也，故咳嗽上气，每多相随而至，不能绝对分论，其扼要之点，乃在求得主因。如咳而脉浮者，厚朴麻黄汤主之，以其病在表，则赖散邪蠲饮也；咳而脉沉者，泽漆汤主之，以其病在里，则赖下气降逆也；咳而上气，喉中水鸡声，射干麻黄汤主之，以其肺有寒饮，则赖温散消降也；咳逆上气，时时吐浊，但坐不得眠，皂荚丸主之，以其肺有积痰，则赖排荡迅扫也；火逆上气，咽喉不利，止逆下气者，麦门冬汤主之，以其火热夹饮，则赖凉润泄化也；此外又有肺胀一症，咳而上气，目如脱状，脉浮大，多由外邪内饮，填塞肺中，宜越婢加半夏汤；若兼烦躁心下寒饮，则宜小青龙加石膏汤寒温并进，水热俱捐，法至密矣。

奔豚气病脉证治第八

本篇凡五条，分析之得病因二条，证候三条。

奔豚为肾之积，而其气上逆奔冲，则属于肝，肝主惊骇，故其首方奔豚汤用甘李根白皮之伐木。其总论则曰从惊恐得之。然奔豚之主因，终属肾阳虚而乘外寒发动，桂枝茯苓实为奔豚之主药，故又出桂枝加桂汤、茯苓桂枝甘草大枣汤二方。所以然者，桂枝能伐肾邪，茯苓能泄水气也。至于奔豚病之证候，从少腹上冲咽喉，发作欲死，复还止，属于肝者，兼见腹痛，往来寒热，不属于肝者，多由发汗伤阳所致，凡发汗后，脐下悸，动气筑筑然，即为奔豚之前驱症。

胸痹心痛短气病脉证治第九

全篇凡九条，分析之得胸痹六条，心痛二条，短气一条。

胸痹，阳不足而阴太过之证也，阳主开，阴主闭，阳虚而阴干之，则为痹闭，故其脉为阳微阴弦，其症为喘息咳唾，胸背痛，短气，其治为瓜蒌薤白白酒汤。盖上焦为阳之位，微脉为虚之甚，弦脉为阴之盛，阴邪上干，则胸中之阳不用，气之上下不相顺接，前后不能通贯，而喘息咳唾、胸背痛、短气等症见矣。薤白白酒辛以开痹，温以行阳，瓜蒌实滑利宽胸，用通胸中之阳为主也。其有胸痹，不得卧，心痛彻背者，肺气上而不下，心气塞而不和，有痰饮以为之援，宜瓜蒌薤白半夏汤。其有胸痹心中痞气，气结在胸，胸满，胁下逆抢心者，气逆不降，将为中害，量其虚实，急通其痞，宜枳实薤白桂枝汤或人参汤。其有胸痹，胸中气塞，短气者，亦属气闭气逆，惟视前条为缓，宜茯苓杏仁甘草汤或橘枳姜汤。其有胸痹缓急者，阳痹不用，筋失所养，宜薏苡附子散，此其变化也。

心痛有属于痰饮客气上逆者，当辛以散逆，苦以泄痞，温以祛寒。仲景所云：心中痞，诸逆，心悬痛，桂枝生姜枳实汤主之是也。有属于寒之气，遍满阳位，当振阳气，逐阴邪，安心气，所云心痛彻背，背痛彻心，乌头赤石脂丸主之是也。考其所以前后牵引作痛者，邪感心包，气应外俞，则心痛彻背，邪袭背俞，气从内走，则背痛彻心。俞脏相通，内外之气相引，则心痛彻背，背痛彻心。《内经》所谓寒气客于背俞之脉，其俞注于心，故相引而痛是也。

短气已散见胸痹证中，故仲景祇出平人无寒热，短气不足以息者实也一条。夫以平素无疾之人，更无新邪之感，一旦短气不足以息，当是里气暴实，或痰或食或饮，凝其升降之气而然。盖短气有从素虚宿疾而来者，有从新邪暴遏而得者，二端并否，其为里实无疑，此审因察病之法也。

腹满寒疝宿食病脉证治第十

全篇凡二十六条，分析之得胸腹满十六条，寒疝四条，宿食六条。

腹满，脾胃病也，故趺阳脉当微弦，而现阴加于阳之象，若不满则阴邪必旁攻胠胁，下闭谷道，而为便难，为两胠疼痛，其寒不从外入而从下上，则不当散而当温，此仲景论治腹满之大旨也，然须辨其虚实，按之不痛者，无形之气，散而不收，其满为虚，按之痛者，有形之邪，结而不行，其满为实，实者可下，虚者不可下。又须辨其逆顺，病者痿黄，躁而不渴，胸中寒实，利下不止者死，中寒家喜欠，其人清涕出，发热色和善嚏者吉。又须辨其强弱，瘦人绕脐痛，必有风冷，谷气不行，属脏虚气弱，寸口脉弦，胁下拘急而痛，其人啬啬恶寒，属邪实气强，强者攻之，所云病腹满，发热十日，脉浮而数，饮食如故，厚朴七物汤主之。又痛而闭者，厚朴三物汤主之。又按之心下满痛者，此为邪实，宜大柴胡汤。又腹满不减，减不足言，宜大承气汤是也。弱者温之，所云腹中寒气，雷鸣切痛，胸胁逆满，呕吐，附子粳米汤主之。又心胸中大寒痛，呕不能饮食，腹中满，上冲皮起，出见有头足，上下痛而不可触近者，大建中汤主之。胁下偏痛，发热，其脉紧弦，此寒也，以温药下之，宜大黄附子汤。又寒气厥逆，赤丸主之是也。

寒疝腹痛症也，故与腹满并举，因由于阴无畏而上冲，阳不治而下伏，其症绕脐痛，白津出，手足厥冷，其诊断脉沉而紧，其治疗可温而通，其方剂以大乌头煎为主，若寒多而血虚者，则腹中痛，及胁痛里急，当归生姜羊肉汤主之。若阳绝于里者，则腹中痛，逆冷，手足不仁，抵当乌头桂枝汤主之。

宿食者停食也，在上脘者用吐，瓜蒂散，在下焦者用下，大承气汤，二法尽之矣。而何以别其有食，则不可不察，一验之于脉，寸口脉浮而大，按之反涩，尺中亦微而涩，或脉数而滑，或脉紧如转索无常；一验之于症，下利不欲饮食，或郁滞之气，上为头痛，所以然者，中气阻滞，则浮大而涩，谷气内实，则数滑而紧，皆有余之象也。谷多则伤脾而水谷不分，伤胃而恶闻食臭，为下利不欲食，食不化则浊气上攻，为头痛如风寒之状，而实为食积类伤寒也。

五脏风寒积聚病脉证并治第十一

全篇凡二十一条，分析之得五脏风寒十九条，积聚二条。

肺中风者，口燥而喘，身运而重，冒而肿胀。肝中风者，头目瞤，两胁痛，行常伛，令人嗜甘。心中风者，翕翕发热，不能起，心中饥，食即呕吐。脾中风者，翕翕发热，形如醉人，腹中烦重，皮目瞤瞤而短气。此五脏中风之症也。肺中寒，吐浊涕。肝中寒，两臂不举，舌本燥，喜太息，胸中痛，不得转侧，食则吐而汗出。心中寒，其人苦病心如噉蒜状，剧者心痛彻背，背痛彻心，譬如蛊注。其脉浮者，自吐乃愈。此五脏中寒之症也。同一风寒之邪，因五脏体用之不同，中之各异，正如《内经》五脏热病之分析，其五脏不全备者，疑有阙文也。又云：肝着，其人常欲蹈其胸上，先未苦时，但欲饮热，旋覆花汤主之。心伤者，其人劳倦，即头面赤而下重，心中痛而自烦，发热，当脐跳，其脉弦，此为心脏伤所致。肾着之病，其人身体重，腰中冷，如坐水中，形如水状，反不渴，小便自利，饮食如故，病属下焦，身劳汗出，衣里冷湿，久久得之，腰以下冷痛，腹重如带五千钱，甘姜苓术汤主之。趺阳脉浮而涩，浮则胃气强，涩则小便数，浮涩相搏，大便则坚，其脾为约，麻子仁丸主之。此五脏之杂症也。肝着由于血气郁滞，心伤由于血虚失养，脾约由于津干不润，肾着由于冷湿内留，皆非风寒之比也。又云：上焦受中焦气未和，不能消谷，故噫；下焦竭，即遗尿失便，其气不和，不能自禁制，不须治，久则愈。又云：热在上焦者，因咳为肺痿；热在中焦者，则为坚；热在下焦者，则尿血，亦令淋秘不通。大肠有寒者，多鹜溏；有热者，便肠垢。小肠有寒者，其人下重便血；有热者，必痔。此因五脏分列于三焦，统属乎六腑，所以举其全也。

病有积、有聚、有谷气。积者，脏病也，终不移；聚者，腑病也，发作有时，辗转痛移，为可治；谷气者，胁下痛，按之则愈，复发，为谷气。此仲景论积聚之证，而以类症附之，用资辨识也。盖积者，迹也，病气之属于阴者，脏属阴，两阴相得，故不移，不移者有专痛之处而无迁改也。聚则如市中之物，偶聚而已，病气之属于阳者，腑属阳，两阳相比，则非如阴之凝，故寒气感则发，否则已，既无定着，则痛无常处，故辗转痛移，其根不深，故比积为可治。谷气者，食气也，食积太仓，敦阜之气，抑遏肝气，故病在胁下，按之则气行而愈。复发者，饮食不节，则其气仍聚也。以此解释，便觉仲景剖析之精矣。诊断之法，但见脉来细而附骨者为积。寸口积在胸中；微出寸口积在喉中；关上积在脐旁；上关上积在心下；微下关积在少腹；尺中积在气冲；脉出左，积在左；脉出右，积在右；脉两出，积在中央；各以其部处之可也。

痰饮咳嗽病脉证并治第十二

全篇凡四十条，分析之得痰饮十八条，悬饮二条，溢饮一条，支饮十九条。

谷入而胃不能散其精，则化而为痰，水入而脾不能转其气，则凝而为饮，其类凡四：曰痰饮，其症素盛今瘦，水走肠间，沥沥有声；曰悬饮，其症饮后水流在胁下，咳唾引痛；曰溢饮，其症饮水流行，归于四肢，当汗出而不汗出，身体疼重；曰支饮，其症咳逆倚息不得卧，其形如肿。其部有五：在心则心下筑，短气，恶水不欲饮；在肺则吐涎沫，欲饮水；在脾则少气身重；在肝则胁下支满，嚏而痛；在肾则心下悸。其有留而不去者，其人背寒冷如掌大。或胁下痛引缺盆，咳嗽则辄已。或短气而渴，四肢历节痛。脉沉者，名曰留饮。其有伏而不觉者，膈上病痰，满喘咳吐，发则寒热，背痛腰疼，目泣自出，其人振振身瞤剧，名曰伏饮。夫水溢入肺，则为喘满，水停心下，甚则为悸，微则短气，痰饮乃水湿之所化，水湿属阴，非温不释，故心下有痰饮，胸胁支满目眩，苓桂术甘汤主之，短气有微饮，苓桂术甘汤、肾气丸并主之。留饮自利，心下续坚满，甘遂半夏汤主之。所谓病痰饮者，当以温药和之，实全局之纲领也。

悬饮者，饮气内聚，故脉见沉弦，症见内痛，宜十枣汤蠲饮破癖，非有违温药和之之律，以非温药所能和也。许仁则论饮气咳者，由所饮之物，停澄在胸，水气上冲，非得此气，便成咳嗽，经久不已，便成水病，其状不限四时昼夜，遇诸动嗽物即剧，乃至双眼突出，气如欲断，汗出，大小便不利，吐痰饮涎沫，无限上气喘急肩息，每日眼肿，不得平眠，著有干枣三味丸，大枣六十枚，葶苈、杏仁各一升，合捣作丸，桑白皮饮下七八丸，日再稍稍加之，与仲景意同，方亦可采。

病溢饮者，当发其汗，大青龙汤主之，小青龙汤亦主之。盖溢饮之成，由于水流四肢，当汗不汗。四肢者，阳也，水在阴宜利，在阳宜汗，故以大青龙发汗去水，小青龙兼治内饮，但大青龙合桂麻而去芍加石膏，则水气不甚而狭热者宜之，倘饮多寒伏，则必小青龙为当耳。

支饮不特凝肺，抑且滞胃，故上为喘满，下为痞坚，凡里实可下，而饮气之实，非常法可下，痰饮可吐，而饮在心下，非吐可去，故支饮又非吐下能愈，宜木防己汤之并行水气而散结气，此其主方也。若苦眩冒者，宜泽泻汤；胸满者，宜厚朴大黄汤；不得息者，宜葶苈大枣泻肺汤；呕而不渴者，宜小半夏汤；腹满，口舌干燥者，宜己椒苈黄丸；卒呕吐，心下痞，膈间有水，眩悸者，宜小半夏加茯苓汤；瘦人脐下悸，吐涎沫而癫眩者，宜五苓散；咳烦胸中痛者，宜十枣汤。此其病机之变，而方随之转移也。至其论久咳数岁，其脉虚者必苦冒，其人本有支饮在胸中故也，治属饮家。咳逆倚息不得卧，小青龙汤主之。青龙汤下已，多唾口燥，寸脉沉，尺脉微，手足厥逆，气从少腹上冲胸咽，手足痹，其面翕热如醉状，因复下流阴股，小便难，时复冒者，与茯苓桂枝五味甘草汤，治其气冲。冲气即低，而反更咳、胸满者，用桂苓五味甘草汤方去桂加干姜、细辛以治其咳满。咳满即止，而更复渴，冲气复发者，以细辛、干姜为热药也，服之当遂渴，而渴反止者，为支饮也。支饮者，法当冒，冒者必呕，呕者复纳半夏以去其水。水去呕止，其人形肿者，加杏仁主之。其证应纳麻黄，以其人遂痹，故不纳之，若逆而纳之者，必厥。所以然者，以其人血虚，麻黄发其阳故也。若面热如醉，此为胃热上冲熏其面，加大黄以利之。将支饮证医治之经过，曲曲描出，可增临诊经验不少。

消渴小便不利淋病脉证并治第十三

全篇凡十三条，分析之得消渴九条，小便不利二条，淋病二条。

口燥而不欲饮者为干，饮而得止其燥者为渴，随饮而随渴者为消。消渴之病，分为三焦，上消属肺，中消属胃，下消属肝肾。仲景云，渴欲饮水，口干燥者，白虎加人参汤主之。此肺胃热盛伤津，上消之症也。又云，趺阳脉数，消谷引饮，大便必坚，小便则数，此胃中有热，中消之症也。又云，男子消渴，小便反多，以饮一斗，小便亦一斗，肾气丸主之。又厥阴之为病，消渴，气上冲心，心中疼热，饥而不欲食，食则吐蛔，下之利不止，此肾虚不化。肝虚热深，下消之症也。又列渴欲饮水之变证四条：脉浮发热，小便不利者，一用五苓散，为其水与热结也；一用猪苓汤，为其水与热结而阴气复伤也；水入吐者，亦用五苓，为其热消而水停也；渴不止者，则用文蛤，为其水消而热在也。盖俱同源异流，治法因之各异，学者当细审之。

小便不利，利之则愈，似乎一语可了，乃出瓜蒌瞿麦丸、蒲灰散、滑石白鱼散、茯苓戎盐汤四方。何耶？盖下焦阳弱气冷而水气，非附子、茯苓、瞿麦益阳行水不可；湿热结聚者，非香蒲清利不可；气瘀胶凝者，非滑石血余滋阴转胞不可；阴分水积者，非戎盐润下不可。仲景不详见证，并出诸方，以听人之随证审用，殆所谓引而不发者欤。

淋病有数证，仲景仅云小便如粟状，小腹弦急，痛引脐中，即后世所称石淋是。由膀胱为火热燔灼，水液结为滓质，犹海水煎熬而成盐碱也。巢元方云，淋之为病，由肾虚而膀胱热。肾气通于阴，水液下流之道，膀胱为津液之府，肾虚则小便热，膀胱热则水下涩。涩而且数，淋沥不宣，故谓之淋。其状小便出少，小腹弦急，痛引于脐，又有石淋、劳淋、血淋、气淋、膏淋之异，详见本论。其言颇为明晰，可补仲景之未备。

水气病脉证并治第十四

全篇凡三十四条。分析之则总论二十四条，风水四条，皮水二条，里水二条，黄汗二条。

仲景曰，病有风水，有皮水，有石水，有黄汗。风水，其脉自浮，外证骨节疼痛，恶风。皮水，其脉亦浮，外证胕肿，按之没指，不恶风，其腹如鼓，不渴，当发其汗。正水，其脉沉迟，外证自喘。石水，其脉自沉，外证腹满不喘。黄汗，其脉沉迟，身发热，胸满，四肢头面肿，久不愈，必致痈脓。又曰，太阳病脉浮而紧，法当骨节疼痛，反不疼，身体反重而酸，其人不渴，汗出即愈，此为风水。渴而不恶寒者，此为皮水。身肿而冷，状如周痹，胸中窒，不能食，反聚痛，暮躁不得眠，此为黄汗。此水病分类之辨别也。又曰，心水者，其身重而少气，不得卧，烦而躁，其人阴肿。肝水者，其腹大，不能自转侧，胁下腹痛，时时津液微生，小便续通。肺水者，其身肿，小便难，时时鸭溏。脾水者，其腹大，四肢苦重，津液不生，但苦少气，小便难。肾水者，其腹大，脐肿腰痛，不得尿，阴下湿如牛鼻上汗，其足逆冷，面反瘦，此水病伤脏之辨别也。又曰，趺阳脉当伏，今反数，本自有热，消谷，小便数，今反不利，此欲作水。又曰，少阴脉紧而沉，紧则为痛，沉则为水，小便即难。又曰脉得诸沉，当责有水，身体肿重，水病脉出者死。又曰，水病人目下有卧蚕，面色鲜泽，脉伏，其人消渴，病人腹大，小便不利，其脉沉绝者，有水，可下之。又曰，病下利后，渴欲饮水，小便不利，腹满因肿者，此法当病水，若小便自利，及汗出者，自当愈。又曰诸有水者，腰以下肿，当利小便，腰以上肿，当发汗乃愈，此则探因施治之大法也。而其间更有血分水分、气分水分之别。妇人经水前断后病水，名曰血分，为难治；先病水后经水断，名曰水分，为易治。气分，心下坚，大如盘，边如旋盘，为寒气乘阳之虚而结于气，宜桂甘姜枣麻辛附子汤。水分亦心下坚，大如盘，边如旋盘，但为水饮所作，宜枳术汤。

寸口脉沉滑者，中有水气，面目肿大，有热，名曰风水。视人之目窠上微肿，如蚕新卧起状，其颈脉动，时时咳，按其手足上，陷而不起，脉转为浮，以沉小属少阴，浮则为风水。沉者宜麻黄附子汤以温经，浮者宜杏子汤以宣肺，此其大要也。若风水脉浮身重，汗出恶风者，防己黄芪汤主之。风水恶风，一身悉肿，脉浮不渴，续自汗出无大热，越婢汤主之。此二条证候颇同，其治特异。麻黄之发阳气，十倍防己，乃反减黄芪之实表，增石膏之辛寒。尤在泾因疑脉浮不渴，当作脉浮而渴。渴者热之内炽，汗为热逼，与表虚出汗不同。故得以石膏清热，麻黄散肿，而无事兼固其表，理由颇长。

皮水为病，四肢肿，水气在皮肤中，四肢聂聂动者，防己茯苓汤主之。厥而皮水者，蒲灰散主之。所以然者，防己茯苓，善驱水气，桂枝得茯苓，则不发表而行水，且合黄芪甘草，助表分之气，以行苓己之力。若厥而皮水，则因水邪外盛，隔其身中之阳，不行于四肢，去其水则厥自愈，无需附子、桂枝之属，助其内伏之阳也。

里水者，一身面目黄肿，其脉沉，小便不利，越婢加术汤主之，甘草麻黄汤亦主之。合麻黄发表、石膏清热、白术除湿之力，一鼓而擒之之法也。

黄汗，由汗出入水中浴，水从汗孔入得之，身体肿，发热汗出而渴，状如风水，汗沾衣，色正黄如柏汁，脉自沉，宜芪芍苦酒汤及桂枝加黄芪汤行阳散邪，病自已也。惟考总论中，曾云，小便不利，上焦有寒，口多涎，为黄汗。又云，身肿而冷，状如周痹，与此所言，前后不侔，似觉可疑。不知病邪初受，其未郁为热者，则身冷，小便利，口多涎，其郁久而热甚者，则身热而渴，小便不利，亦自然之道也。

黄疸病脉证并治第十五

全篇凡二十四条，分析之得黄疸十三条，谷疸三条，酒疸六条，女劳疸二条。

伤寒论以发黄之原因，责之独头汗出，齐[①]颈而还，及小便不利二者，盖汗不畅则热邪无从发泄，小溲短则湿气无从渗利，热与湿合，而发黄之证成矣。故曰脉沉，渴欲饮水，小便不利者，皆发黄。又曰病黄疸，发热烦渴，胸满口燥者，以病发时，火劫其汗，两热所得。然黄家所得，从湿得之，一身尽发热

---

① 齐：原作"跻"。

而黄，肚热，热在里①，当下之。又曰，腹满，舌痿黄，躁不得睡，属黄家，此其提纲也。湿热内郁，治必清利，故以茵陈散结热，五苓祛湿，作茵陈五苓散为主方。若腹满里实者，以大黄、硝石下热去实，栀子、黄柏清上彻下。又作大黄硝石汤之重剂，其有兼证者，先治兼证，后治本证。于是复出小半夏汤治哕，小柴胡汤治腹痛而呕，其有不热而寒，不实而虚者，则变攻为补，变寒为温，不湿而燥者，则变清利为润导。于是复出小建中汤、猪膏发煎，其正变虚寒之法，详尽如此。

仲景曰，趺阳脉浮而数，数则为热，热则消谷，紧则为寒，食即为满，尺脉浮为伤肾，趺阳脉紧为伤脾。风寒相搏，食谷即眩，谷气不消，胃中苦浊，浊气下流，小便不通，阴被其寒，热流膀胱，身体尽黄，名曰谷疸。又曰阳明病脉迟，食难用饱，饱则发烦头眩，小便必难，此欲作谷疸。又曰，谷疸之病，寒热不食，食即头眩，心胸不安，久久发黄为谷疸，茵陈蒿汤主之。夫茵陈蒿汤本治阳明发黄，今谷疸之成，成于谷气。胃者阳明，水谷之海。湿热瘀积，自非苦寒通泄不可也，惟脉迟着，非胃之寒热，乃脾之虚热。似当易大黄、栀子，而用附子、干姜，不得一概混施，学者辨之。

酒之湿热，积于中而不下出，则为酒疸。积于中则心中热，注于下则足下热，或从下积则腹满，或从上冲则欲吐鼻燥，此为酒疸独具之症状也。故曰，心中懊侬而热，不能食，时欲吐，名曰酒疸。又病酒黄疸必小便不利，其候心中热，足下热，又酒黄疸者，或无热，靖言了了，腹满欲吐，鼻燥。夫酒之湿，即上冲欲吐，则可因其势而越之，既不能分消，则可随其症而上下清彻之。故又曰，酒疸心中热，欲吐者，吐之愈。又曰，酒疸心中懊侬或热痛，栀子大黄汤。女劳疸者，肾劳而湿热陷入，黑色上出，犹脾病而黄外见也。其症额上黑，身尽黄，微汗出，手足中热，薄暮即发，膀胱急，小便自利，大便亦黑时溏，其治宜硝石矾石散。硝石除热，矾石除痼热在骨髓，服后病随大小便出，小便正黄，大便正黑，是其候也。惟尚有辨者，酒疸下之，久久亦为黑疸，目青面黑，皮肤不仁，仅心中热气熏灼如噉蒜状，色虽黑而微黄，脉见浮弱，不似女劳之色纯黑，脉必沉为差异耳。

惊悸吐衄下血胸满瘀血病脉证治第十六

全篇凡十七条。分析之得惊悸三条，吐衄八条，下血四条，胸满瘀血二条。惊属外受，受则气乱；悸属内虚，虚则心跳。故仲景以寸口脉动而弱，动

---

① 里：原作"理"。

即为惊，弱则为悸为提要。所以示因惊而脉动，病从外得；因弱而为悸，病自内生也。其于惊无治法，于悸出半夏麻黄丸。然亦治饮气之方，而非补虚之剂，故标其症曰心下悸。心下悸者，水饮上凌于心而悸之候也。又火邪一条曰，火邪者，桂枝去芍药加蜀漆牡蛎龙骨救逆汤主之。不详其症，按诸伤寒论，伤寒脉浮，医以火迫劫之，亡阳，必惊狂起卧不安，仲景殆为惊悸备其证欤。

　　吐血多属于热。所谓天暑地热，经水沸溢也。故论其因曰，酒客咳者，必致吐血，此因极饮过度所致也。以酒之热毒，积于胃而熏于肺则咳，久之肺络热伤，其血必随咳而吐出也。论其治曰，心气不足，吐血衄血，泻心汤主之，以阴不足则阳独盛，大黄黄连黄芩泻其心之热而血自宁也。论其死候曰，吐血咳逆上气，其脉数而有热，不得卧者死，以即烁之阴，从独胜之阳，有不尽不已之势也。然亦有吐血经久，或气虚挟寒，阴阳不相为守，荣气虚散，血亦错行，决非凉药所能止。爰更出吐血不止者，柏叶汤主之之文。而血证之治大备，特余尚有言者，仲景以泻热而止血，今则惟知凉涩以止血，仲景以温药引血而归经，今则惟知补气以敛血，其术之高下，相悬何如哉。衄病不出方治，仅曰从春至夏衄者太阳，从秋至冬衄者阳明。又曰，病人面无血色，无寒热，脉沉弦者衄。又曰，尺脉浮，目睛晕黄，衄未止，晕黄去，目睛慧了，知衄今止。盖暗示求因审证法，而治在其中矣。

　　下血分远近两种：先便后血，为远血，宜黄土汤，由脾虚气寒，失其统御之权，而血为之不守，脾去肛门远，故曰远血；先血后便，为近血，宜赤小豆当归散，由大肠伤于湿热，而血渗于下，大肠与肛门近，故曰近血。一上一下，一虚一实，一寒一热，仲景并举，病情已尽，而其方之验，余屡用之屡效，真正则也。

　　仲景云，病人胸满唇痿，舌青口燥，但欲漱水不欲咽，无寒热，脉微大来迟，腹不满，其人言我，为有瘀血。又云，病者如有热状，烦满，口干燥而渴，其脉反无热，此为阴伏，是瘀血也，当下之。此二条辨瘀血之见症，尤在泾释之曰，胸满者，血瘀而气为之不利也，唇痿舌青，血不荣也，口燥欲漱水者，血结则气燥也，无寒热，病不由表也，脉微大来迟，血积经随，则脉涩不利也。腹不满其人言我满，外无形而内实有滞，知其血积在阴，而非气壅在阳也，故曰为有瘀血。如有热状，即烦满，口干燥而渴之谓也。脉无热，不数大也，有热症而无热脉，知为血瘀不流，不能充泽所致，故曰此为阴伏。阴伏者，阴邪结而伏于内也，故曰当下。若申其方，则桃核承气、抵当之属，随证施用，已在言外矣。

呕吐哕下利病脉证治第十七

全篇凡四十六条。分析之得呕吐哕二十三条，下利二十三条。

有声有物之为呕，有物无声之为吐，有声无物之为哕，此呕、吐、哕三者同中之异也。然考仲景叙述，呕吐并为一谈，哕亦或称干呕，并附胃反一症。胃反者，即《内经》所谓食入还出，病名曰洞者是也。夫呕、吐、哕为肺胃之疾患，或属痰饮，其言曰，先呕却渴者，此为欲解；先渴却呕者，此为水停心下，此属饮家。呕家本不渴，今反渴者，心下有支饮故也。又曰干呕吐涎沫，头痛者，吴①茱萸汤主之。又曰干呕吐逆，吐涎沫，半夏干姜散主之。呕吐而病在膈上，后思水者解，急与之。思水者，猪苓散主之。又曰诸呕吐，谷不得下者，小半夏汤主之，是也。或属虚寒，其言曰，病人脉数，数为热，当消谷引饮，而反吐者，以发其汗，令阳微，膈气虚，脉乃数。数为客热，不能消谷，胃中虚冷故也。又曰趺阳脉浮而涩，浮则为虚，涩则伤脾，脾伤则不磨。朝食暮吐，暮食朝吐，宿谷不化，名曰胃反。又曰胃反呕吐者，大半夏汤主之是也。或属热邪，其言曰，食已即吐者，大黄甘草汤主之。又曰，吐后渴欲得水而贪饮者，文蛤汤主之。又曰哕逆者，橘皮竹茹汤主之是也。或属阴邪，其言曰，呕而胸满者，吴茱萸汤主之。呕而肠鸣，心下痞者，半夏泻心汤主之是也。亦有兼症者，如干呕而利者，黄芩加半夏生姜汤主之。又呕而脉弱，小便复利，身有微热，见厥者，四逆汤主之。又呕而发热者，小柴胡汤主之。又干呕哕，手足厥者，橘皮汤主之是也。其于呕吐症治之种种，可谓详且尽矣。而更综其治疗之纲要曰，呕家有痈脓，不可治，呕脓尽自愈。又病人欲吐者，不可下之。又哕而腹满，视其前后，知何部不利，利之愈，则用心之密，非圣人更孰能致之！

夫六腑气绝于外者，手足寒，上气脚缩，五脏气绝于内者，下利不禁，甚者手足不仁，此下利病之提纲也。下利脉沉弦者下重，脉大者为未止，脉微弱数者，为欲自止，虽发热不死。又下利手足厥冷，无脉者，灸之不温，若脉不还，反微喘者死。又下利有微热而渴，脉弱者，今自愈。又下利脉数，有微热，汗出，今自愈，设脉紧为未解。又下利脉数而渴者，今自愈。设不瘥，必圊脓血，以有热故也。又下利脉反弦，发热身汗者愈，又下利寸脉反浮数，尺中自涩者，必圊脓血。又下利脉沉迟，其人面少赤，身有微热，下利清谷者，必郁冒汗出而解。又下利后脉绝，手足厥冷，晬时脉还，手足温者生，脉不还者死，

---

① 吴：原作"芙"，据《伤寒论》"干呕吐涎沫者，吴茱萸汤主之"及前后文义改。

此下利病之诊断法也。下利为脾肾与肠胃之病，属脾肾者多虚寒，属肠胃者多寒热实邪，故仲景之治下利可分篇两大类，如下利后腹胀满，身体疼痛者，先温其里，乃攻其表，温里宜四逆汤，攻表宜桂枝汤。又下利清谷，里寒外热，汗出而厥，通脉四逆汤主之，此属于脾肾之虚寒者也。如下利三部脉皆平，按之心下坚者，急下之，宜大承气汤。又下利脉迟而滑者，实也，利未欲止，急下之，宜大承气汤。又下利脉反滑者，当有所去，下乃愈，宜大承气汤。下利已瘥，至其年月日时复发者，以病不尽故也，当下之，宜大承气汤。又下利谵语者，有燥屎也，小承气汤主之。又下利便脓血者，桃花汤主之。又热利下重者，白头翁汤主之。又下利肺痛，紫参汤主之。又气利，诃黎勒散主之，此皆属于肠胃之寒热实邪者也。故治下利之病，须求得其原因。尤须认清其部位，庶几药发如矢，无不中的。虽然，吾尤有补充之者，凡身热下利者不死，下利身热者多死，何以故，以身热而下利，兼有外感，佐以发表自愈。若下利多时不止，忽加身热，则为浮阳外越，易于虚脱，吾过多矣，幸毋忽之。

疮痈肠痈浸淫病脉证并治第十八

全篇凡六条。分析之得疮痈三条，肠痈二条，浸淫疮一条。

仲景曰，诸浮数脉，应当发热，而反洒淅恶寒，若有痛处，当发其痈。诸痈肿，欲知有脓无脓，以手掩肿上，热者为有脓，不热者为无脓，此辨别疮痈之候，而更审其成熟与否也。盖浮数脉皆阳也，阳当发热，而反恶寒者，卫气有所遏而不出也。卫主行营气，而营过实者，反能阻遏其卫。若有痛处，则荣之实者已兆，故曰当发其痈。所谓痈者壅也，疽者阻也，气血壅阻，斯成痈疽。此理《内经》发挥，最为详尽，仲景亦不能外此也。夫痈疽既由气血壅阻而成，则初起不外消散，已成不外托毒，仲景不出方，而治可知矣。又曰，寸口脉微浮而涩，法当亡血，若汗出，设不汗出者，若身有疮，被刀斧所伤，亡血故也。此即夺血者无汗，夺汗者无血之旨。又曰，病金疮，王不留行散主之。此为祛瘀活络之法。一为诊断金疮，一为治疗金疮。非痈疽之候，特附以明其大概也。

肠痈之为病，其身甲错，腹皮急，按之濡，如肿状，腹无积聚，脉数，此为肠内有痈脓，薏苡附子败酱散主之。又曰，肿痈者，少腹肿痞，按之即痛如淋，小便自调，时时发热，自汗出，复恶寒，其脉迟紧者，脓未成，可下之。脉洪数者，脓已成，不可下也，大黄牡丹汤主之。按肠痈为内痈之一，即西医竟用宰割之盲肠炎症。然死于屠刀下者，不知凡几。仲景出内服二方，排脓祛瘀，清热行滞，优于自命为科学医者多多矣。

浸淫疮，从口起流向四肢者，可治，从四肢流来入口者，不可治，黄连粉主之。其义已见脏腑经络篇中，惟黄连粉方未见。大意以此为湿热浸淫之病，故取黄连一味为粉扑之。苦以燥湿，寒以除热。余治湿疮，用黄连黄柏二味，研末麻油调敷，其功胜于皮脂散解毒，单可引为佐证。

跌蹶手指臂肿转筋阴狐疝蛔虫病脉证治第十九

全篇凡七条。分析之得跌蹶一条，手指臂肿一条，转筋一条，阴狐疝一条，蛔虫三条。

病跌蹶，其人但能前，不能却。刺腨内二寸，此太阳经伤也。盖人身经络，阳明行身之前，太阳行身之后，太阳伤故不能却。太阳之脉，下贯腨内，刺之所以和利其经络也。

病人常以手指臂肿动，此人身体眴眴者，藜芦甘草汤主之。按湿痰凝滞关节则肿，风邪袭伤经络则动。此盖风痰在膈，攻走肢体，陈无择所谓痰涎留在胸膈上下，变生诸病，手足项背，牵引钩痛，走易不定者是也。藜芦吐上膈风痰，甘草亦能取吐，方虽未见，要是涌剂耳。

转筋者，筋如转索而劲直拘急也。仲景云，其人臂脚直，脉上下行，微弦，转筋入腹者，鸡屎白散主之。以肝主筋，上应风气，肝病生风，则为转筋臂脚直，脉上下行微弦，《内经》所谓诸暴强直，皆属于风也。脾土虚而肝木乘之则入腹，鸡为木畜，其屎反利脾气，故取治足病，以类相求，尤易入也。

阴狐疝气者，寒湿袭阴，而睾丸受病。或左或右，大小不同，或上或下，出没无时，故名狐疝。仲景治以蜘蛛散者，取蜘蛛能令人利，桂枝能逐寒湿之气也。惟蜘蛛有毒，宜取身小尻大，腹内有结黄之浓浆。及悬网者，去头足熬焦用，近人有不注意此，服之竟中毒而亡，慎之。腹中痛，其脉当沉，若弦反洪大，故有蛔虫。此蛔虫之诊断也。吐涎心痛，发作有时，此蛔虫之症状也。病者静而复时烦，此为脏寒。蛔上入其膈，故烦须臾复止，得食而呕。又烦者，蛔闻食臭出，其人当自吐蛔，此蛔厥之证候也。毒药不止者，甘草粉蜜汤主之。蛔厥者，乌梅丸主之，此蛔虫之方治也。夫虫为风木之气所化，治之者，不外直接间接二法，直接者用锡粉雷丸等。所谓毒药者是，间接用酸苦辛等味，如乌梅丸是。而仲景独出甘草粉蜜汤，诱之以其所喜，补助毒药之未逮，此医药之变诈法也。

妇人妊娠病脉证并治第二十

全篇凡十一条。分析之得辨胎二条，胎病七条，养胎二条。

妇人得平脉，阴脉小弱，其人渴，不能食，无寒热，名妊娠。此妊娠之确证也。然妊娠脉，当分三期，一为胎初结时，其气未盛，血供其求，阴因受蚀，故脉见涩滞，即本条所云是也。三四月后，血液渐充，向之弱者，今转为强。《素问》所谓手少阴脉动甚妊子是也。胎既成熟，脉又转平，《素问》所谓何以知怀子之且生，身有病而无邪脉是也（详见拙著《妇科学讲义》），不可不辨。又妊娠则经停，与经阻最难分别。故仲景又云，妇人宿有癥病，经断未及三月，而得漏下不止，胎动在脐上者，此为癥痼害。妊娠六月动者，前三月经水利时，胎也，下血者，后断三月衃也。所以血不止者，其癥不去故也。当下其癥，桂枝茯苓丸主之。辨别之精细，殊非后世方书所及，其用桂枝茯苓丸。下癥之力轻且缓者，恐峻厉之药，将并伤胎养也。

胎病綦繁，择其要者。如怀妊六七月，脉弦发热，其胎愈胀，腹痛恶寒，少腹如扇，宜附子汤，以子脏开不能合，而风冷之气乘之也。如妊娠下血，腹中痛，为胞阻，宜胶艾汤，以胞脉阻滞，血少而气不行也。如妊娠腹中疠痛，宜当归芍药散，以血不足而水反乘之也。如妊娠呕吐不止，宜干姜人参半夏丸，以中虚而有寒饮也。如妊娠小便难，饮食如故，宜当归贝母苦参丸，以血虚热郁，而津液涩少也。如妊娠身重，小便不利，洒淅恶寒，起即头眩，宜葵子茯苓散，以水气内蓄也。大概所称胎病者，如恶阻等为妊娠所独具者外，其他与杂病无异，惟因其有胎，不能不顾胎气，学者勿拘泥可也。

妊娠之后，最虑湿热寒湿，伤动胎气，丹溪称茯苓白术为安胎之圣药，非苓术之能安胎，祛其湿热而胎自安耳。故仲景云，妊娠宜当归散。又云，妊娠养胎，白术散主之。前者于苓术外加芎归芍药以养血，后者于白术外加芎椒牡蛎以活血。一为治湿热之剂，一为治寒湿之剂，仲景举以并列，所以诏示后人者深矣。

妇人产后病脉证治第二十一

全篇凡十一条。分析之得总论一条，郁冒二条，中风二条，腹痛四条，吐利二条。

新产妇人有三病：一者病痉，二者病郁冒，三者大便难。仲景曰，新产血虚多汗出，喜中风，故令病痉；亡血复汗，寒多，故令郁冒；亡津液，胃燥，故大便难，今按痉筋病也。血虚汗出，筋脉失养，风入而益其劲也，郁冒神病也。亡阴血虚阳气遂厥，而寒复郁之，则头眩而目瞀也。大便难者液病也，津亡胃燥，则大肠失其润而便难也。三者不同，其为亡血伤津则一，故皆属新产后所有之病，此其提纲也。

产妇郁冒，其脉微弱，呕不能食，大便反坚，但头汗出。所以然者，血虚而厥，厥而必冒，冒家欲解，必大汗出。以血虚下厥，孤阳上出，故头汗出。所以产妇喜汗出者，亡阴血虚，阳气独盛，故当汗出，阴阳乃复。大便坚，呕不能食，小柴胡汤主之。病解能食，七八日更发热者，此为胃实，大承气汤主之。夫郁冒虽有客邪，而其本则为里虚，故阴阳乍离，则厥而冒，及阴阳复通，汗出乃解。或曰产妇新虚，不宜多汗，此反喜汗出者何耶？曰血去阴虚，阳受邪气而独盛，汗出则邪去阳弱，而后与阴相和，所谓损阳而就阴是也。用小柴胡者，正以邪气不可不散，而正虚不可不顾，惟此法为能解散客邪而和利阴阳耳。

仲景论产后中风凡二：一为续得数十日不解，头微痛恶寒，时时有热，心下闷干呕汗出，虽久，阳旦证续在者，可与阳旦汤。盖中风持续数十日之久，未可卜度其虚，而不与解之散之也。一为发热面正赤，喘而头痛，竹叶汤主之，此表有邪而里适虚，若攻其表则气浮易散，补其里则表多不散，不得不改用表里兼济之法也。尤在泾曰，仲景于里热成实，虽产后七八日，与大承气而不伤于峻，于表邪不解，虽数十日之久，与阳旦汤而不虑其散，非通于权变者，未足与语此，信哉。

产后腹痛，须辨有瘀无瘀，视其恶露是否畅行。不畅者，但宜行血祛瘀，仲景所云，产妇腹痛，法当以枳实芍药散。假令不愈者，此为腹中有瘀血着脐下，宜下瘀血汤主之。又云产七八日，无太阳证，少腹坚痛，此恶露不尽，不大便，烦躁发热，切脉微实，更倍发热，日晡时烦躁者，不食，食则谵语至夜即愈，宜大承气汤。热在里，结在膀胱是也。无瘀者，宜分属寒属热。寒者温之，热者清之，仲景所云，产后腹中疔痛，当归生姜羊肉汤主之。又云，产后腹痛，烦满不得卧，枳实芍药散主之是也。

妇人乳中虚，烦乱呕逆，安中益气，竹皮大丸主之。此乳子之时，气虚火胜，内乱而上逆也。故用竹茹石膏甘寒清胃，桂枝甘草辛甘化气，白薇性寒入阳明，治狂怒邪气也。产后下利虚极，白头翁加甘草阿胶汤主之。此大肠有热，变成热利也，故用伤寒热利之白头翁，复益阿胶救阴，甘草补中，以顾产后虚极也。凡胎前须处处顾及胎气，产后须处处顾及正气，此仲景所未言，而观其立方用药，可以见其微者也。

妇人杂病脉证并治第二十二

全篇凡二十二条。分析之得总论一条，热入血室四条，带下二条，调经五条，腹痛三条，隐病三条，杂症四条。

妇人之病，因虚、积冷、结气，为诸经水断绝，至有历年，血寒积结胞门，寒伤经络，凝坚在上，呕吐涎唾，久成肺痈。形体损分，在中盘结，绕脐寒疝，或两胁疼痛，与脏相连，或结热中，痛在关元，脉数无疮，肌若鱼鳞。时着男子，非止女身。在下未多，经候不匀，令阴掣痛，少腹恶寒；或引腰脊，下根气街，气冲急痛，膝胫疼烦，奄忽眩冒，状如厥癫；或有忧惨，悲伤多嗔，此皆带下。非有鬼神，久则羸瘦，脉虚多寒，三十六病，千变万端，审脉阴阳，虚实紧弦，行其针药，治危得安。其虽同病，脉各异原，子当辨记，忽谓不然，此言妇人之病。其因约有三端，曰虚，曰冷，曰结气，盖血脉贵充悦，而地道喜温和，生气欲条达也，否则血虚经绝，胞门闭而经络阻矣。而其变证，则有在上、在中、在下之异。在上者肺胃受之，为呕吐涎唾，为肺痈，为形体消损，病自下而至上，从炎上之化也。在中者肝脾受之，或寒疝绕脐，或胁痛连脏，此病为阴，或结热中，痛在关元，或脉数肌干，甚则并男子，此病为热中，为阴阳之交，故或从寒化，或从热化也。在下者，肾脏受之，为经脉不匀，为阴中掣痛，少腹恶寒，或上行腰脊，下根气街，及膝胫疼痛。肾脏为阴之部，而冲脉与少阴之大络，并起于肾故也。甚则奄忽眩冒，状如厥癫，所谓阴病者，下行极而上也，或有忧惨悲嗔，状如鬼神者，病在阴则多怒，及悲愁不乐也。而总之曰此皆带下，带下者，带脉之下，古人列经脉为病。凡三十六种，皆谓之带下病，非今人所谓赤白带下也。寥寥一百九十一字，妇人之病包括殆尽。

妇人中风伤寒，传为热入血室。其候凡二：一为经水适来，一为经水适断。适断则血室空虚，热邪易入；适来则热扰血室，血易瘀结。其症为昼日明了，暮则谵语，如见鬼神，或胸胁满，如结胸状，谵语。仲景专主小柴胡汤及刺期门二法，尽熬邪解而血自清，虽属血分，不必羼入血药也。全遵王孟英用小柴胡加丹参桃仁赤芍红花辈，其效较仲景为胜。其说详《温热经纬》，但亦有阳明之热，从气而之血，袭入胞宫，即下血而谵[1]语。以冲任之脉并阳明之经，不必乘经水之来，而后热得入之。故有血行而热入，热入而血下之分，不可不细为体认。

带下指带脉为病也。故仲景云，妇人年五十，所病下利，数十日不止，暮即发热。少腹里急，腹满，手掌烦热，唇口干燥，此病属带下。何以故，曾经半产，瘀血在少腹不去，何以知之？其证唇口干燥，当以温经汤主之。又云，带下经水不利，少腹满痛，经一月再见者，土瓜根散主之。其症不及带下，其

---

① 谵：原作"詀"。

方专主逐血行瘀，可知古之所谓带下，乃带脉病之总称。昔扁鹊过邯郸为带下医，即指妇人科，各家误为白带症者俱非。

经水不利，有瘀血者，大黄甘遂汤、抵当汤以逐之。有子脏干血坚凝成癥者，矾石丸以纳脏中，其有下而不止，色黑，名曰陷经，胶姜汤主之。此数症当与带下二条同参，以同为调经说法也。

腹中诸疾痛，仲景以当归芍药散、小建中汤为通套方。其着意处俱在脾脏，惟风寒袭入腹中，与血气相搏而作刺痛，独主红蓝花酒，则在辛温以行血，使血行风自减也。

阴中寒，用蛇床子散熏之，阴中生疮蚀烂，以狼牙汤洗之。前者仗温以祛寒，后者仗酸苦以除热杀虫，阴吹由于谷气实，阳明下行之气，不从谷道，而走别窍，故主猪膏发煎以润导大便。

仲景云，妇人咽中如有炙脔，半夏①厚朴汤主之。此由凝痰结气阻塞肺系，《千金》所谓咽中帖帖，如有炙肉，吞不下，吐不出，亦即近时所称梅核气是也。又云，妇人脏躁，悲伤欲哭，象如神灵所作，数欠伸，甘麦大枣汤主之。此由血虚子脏干燥，内火扰而神不宁。《沈氏尊生》所谓子宫血虚，受风化热者是也。又云妇人吐涎沫，小青龙汤主之，此属痰饮。又云，妇人病饮食如故，烦热不得卧，而反倚息者，此名转胞。不得尿也，肾气丸主之，此属胞系了戾。夫妇人杂病，不仅此数项仲景盖就诊治所及，信笔书之耳。然则仲景之书非全书，必欲以仲景之书，统治百病，亦愚矣哉。

第三节　金匮杂说

脏腑经络先后病脉证第一

上工治未病

仲景以上工治未病为全书开场，即《内经》"圣人不治已病治未病"之意也，所述补泻，均从生克立论，生克之旨，以《内经》"气有余则制己所胜而侮所不胜，其不及则己所不胜侮而乘之，己所胜轻而侮之"三十二字，最为简要明畅。盖实者能传而虚者不能传，虚者能受而实者不能受，各家或辩真伪，或神生化，俱属费辞。

---

① 半夏：原作"朴"，当为半夏厚朴汤，故改。

三因

陈无择以六淫邪气所触为外因，五脏情志所感为内因，饮食、房事、跌扑、金刃为不内外因。因仲景以风邪为主，故不从内伤外感为内外，而以经络脏腑为内外，其称因风气而生长，乃泛指六气言，亦即今之所称空气也。

头中病

语声啾啾然细而长者头中病，"头"字《金鉴》改"腹"字是，盖其气起自下焦，从阴则细，道远则长，况其音为羽，当属之肾也。徐宗可谓头中有病，则惟恐音气之上攻，故抑小其语声，殊勉强，魏念庭、尤在泾注，亦敷衍。

未至而至，至而不至，至而不去，至而太过

时有常数而不移，气无定刻而或迁，气之有盈有缩，为候之或先或后，人在气交之中，往往因之而病，故有未至而至、至而不至、至而不去、至而太过之训，乃消息时病之权舆也。

五脏各有所得

以五味配五脏，迹近无谓，实含至理，惟周禹载从情性解释，乃得骊珠，其言曰："五脏配五味，理之正也。"言理之自然而见其性也，即已见其情焉，如仲景言脏之各得者，得性之近也，《内经》则言欲，非以其情乎？仲景言所恶，亦以其性也，而复云不喜，亦即《内经》之所云苦，非以其情乎？然则五脏既各有性，则惟遂其性而情始洽焉。

痉湿暍病脉证治第二

刚痉柔痉

刚痉、柔痉，即太阳病之伤寒、中风，以症有头项强急，甚则反张，故不名风寒而名之痉，且明其证由外感也，若《内经》肺移热于肾，传为柔痉，则属于内伤矣。

湿家身烦疼

外湿当辨之于身烦疼，内湿当辨之于小便不利，仲景所言，侧重外湿，故十一条中，言身烦疼者九见，而以微微似欲汗出者，风湿俱去为治法之提纲，

与痉病之偏重外感相贯。

麻黄加术汤

麻黄汤为伤寒主方，而加湿即治身烦疼，非麻黄能祛湿，乃外感寒湿，汗出则愈，仍以寒为主，表为准也，故内湿发黄，便用茵陈五苓。

麻杏苡草汤

一身尽疼，发热，日晡所剧者，名曰风湿，用麻杏苡草汤，仍麻黄汤之变方也。夫既称曰风，桂枝为正，今反去桂枝用麻，何耶？盖痉家非风不成，虽有寒亦附于风，湿痹无寒不作，虽有风亦附于寒，此一定之理，为脉浮虚而涩，则宜桂枝附子汤，不得复用麻黄大发矣。

防己黄芪汤

风湿证用麻杏苡草，旨在取其微汗，用防己黄芪，旨在振其卫阳而驱湿下行。审辨之诀，全在汗出不汗出，汗出则风已不留，其恶风即属表虚，故不须麻黄出之皮毛之表，而仗防己驱之肌表之里，不须杏仁开泄肺气，而仗黄芪充实胃气矣。

白虎人参汤

仲景于热盛津燥者，以白虎加人参为治，故中暍用之，消渴亦用之。近人遇此等证，率以生地、石斛、麦冬为治，试比类以观，优劣何如？或曰："此中吴淮阴之毒。"不知淮阴于胃热率用白虎，气阴虚者加人参，至血分始用玉女煎，界限甚清也。

百合狐惑阴阳毒病脉证治第三

百合病

百合病之意义，说者谓肺朝百脉，分之则百，合之则一，故名，但以愚观之，百合病之得名，直因其用百合，与伤寒之称麻黄证、中风之称桂枝证同。百合病之原因，乃诸病后余邪未清，正气未复所致，与《内经》所称解㑊病相类，故所谓百脉一宗，悉致其病者，其义当指一切病后皆能致之，不得专从肺从百脉主论也。试观其见证，俱属病后遗热可知。

百合知母汤

百病之治法，惟清润二字，可以尽之。故汗后用知母，下后用滑石，吐后用鸡子，不经吐、下、发汗用地黄。其因其药虽异，其理其效相类，即《内经》用阴和阳之法也。

狐惑

狐惑病即巢元方所谓䘌病，状如伤寒，默默欲眠，目不得闭，卧起不安，不欲饮食，恶闻食臭，面色乍赤乍黑乍白，盖䘌乱于心，有似伤寒少阴热证；虫扰于胃，有似伤寒阳明实证，虽虫病能使人惑乱狐疑，因以为名。甘草泻心汤苦辛杂用，足胜杀虫之任。苦参汤、雄黄熏法皆清燥杀虫之品，遂以为主方也。唐容川引《诗经》"为鬼为蜮"句，疑惑为"蜮"字传写之误，亦通惑短狐，含沙射人影则病，盖狐惑二字对举者也。

赤豆当归散

赤豆当归散一证，注家或目为狐惑病，或目为阴阳毒，要之亦湿热蕴毒之候，其不腐而为虫者，则积而为痈，发于身面者，则发于肠脏，病机自然之势也，意者仲景认为与狐惑阴阳毒，同源而异流，故特附列之欤?

阴阳毒

阳毒用升麻鳖甲汤，阴毒反去雄黄、蜀椒，于是读者疑其有误，不知毒者邪气蕴蓄不解之谓。阳毒非必极热，阴毒非必极寒，邪在阳者为阳毒，邪在阴者为阴毒也，而此所谓阴阳者。亦非脏腑气血之谓，但以邪著而在表者谓之阳，邪著而在表之里者谓之阴，故皆得用辛温升散之品，以发其蕴蓄不解之邪，亦并用甘润咸寒之味，以安其邪气经扰之阴。说见《金匮心典》，极觉透彻，黄坤载目为甲木乙木之邪，既未当，赵献可目为瘟疫，亦似是而非。

疟病脉证并治第四

疟病自弦

仲景曰："疟脉自弦。"释之者曰："疟为少阳之邪，弦为少阳之脉，有是邪则有是脉也。"然疟之病，《内经》有六经之分，即《金匮》亦有瘅、牝之别，何得专主少阳，后人奉此四字，不复旁求，遂执小柴胡一方，统治诸疟，大误。

鳖甲煎丸

鳖甲煎丸用药二十三味，若分析之，则小柴胡、桂枝、大承气之复方也，外加干姜、阿胶，助参术以养正，四虫、桃仁、半夏以消血化痰，乌扇、葶苈、石韦、瞿麦以利气散结。盖瘕必假血依痰，积必由于气结也，曰："急治之者，有乘其邪聚未固而攻之之义，非谓鳖甲煎丸之悍猛薄劫也。"

瘅疟

温疟用白虎加桂枝汤，而瘅疟不出方药，似可借用竹叶石膏汤，清心救肺，陈修园谓亦可用白虎加桂枝，是《内经》所言之瘅疟，非仲景所云之瘅疟，一有表邪，一无表邪，寻绎自得。

牡疟

《内经》以先寒后热为寒疟，乃有心气素虚，外邪乘之，挟有形之涎为依傍，邪困心包，气不能透肌表而多寒者，此属牡疟。以心为牡藏，故名，或以牡为阳物，乃阳盛阴亏之疟者非，或以纯寒无热，则为阴证而非疟疾，亦非，惟无形之寒，挟有形之涎，则心包之涎为外所困而不能出，故以蜀漆劫涎，云母通达心脾，龙骨收湿安神也。

中风历节病脉证并治第五

中风

风之为病，当半身不遂，或但臂不遂者，此为痹。仲景此条，不就风病详其出证，重在半身与臂，辨其是风非风，庶不至误治也。盖风之为病，原由阳虚邪乘，阳虚则不止一枝一节，若但臂不遂，譬如树之一枝，无关全体阳气，故曰痹。痹者，闭也，不仁也，谓一节之气，偶闭而不仁也，尤在泾云："风彻于上下，痹闭于一处，风重而痹轻，风动而痹着。"极了当。

邪在经络腑脏

风从外至，故先在络，次在经，再次入腑，最后深入于脏。在络则卫气不运，在经则营血失养，入腑则痰涎壅塞隧道，堵其神气出入，入脏则乱其神明，舌纵难言，廉泉开而流涎矣。盖病在经络，犹当在躯壳之间，在脏腑则升堂造室，寇来卧榻之畔，与主人共衾枕，故《内经》云："邪风干忤经络，未流传脏腑，即医治之。"又按经络脏腑之证候，㖞僻不遂，《内经》所谓偏风偏枯，《巢源》有风口㖞候，又有风偏枯，风身体手足不随，风半身不遂等候，即《外台》以降所谓瘫痪风也。肌肤不仁，《巢源》有风不仁候，云其状搔之皮肤如隔衣是也。重不胜，《巢源》有风腲腿候，云四肢不爽，身体疼痛，肌肉虚满，骨节懈怠，腰脚缓弱，不自觉知，有风𤺄曳候，云筋肉懈惰，肢体缓弛不收摄，皆此类也。不识人，《内经》所谓击仆，《巢源》有风癔候，云其状奄忽不知人，喉里噫噫然有声，即卒中急风是也，舌难言，《内经》所谓音痱。《巢源》有风舌强不得语候，系心脾二脏受风也。据上数义，知仲景此条，乃中风诸证之大纲领也，张石顽以侯氏黑散主之，误甚。

历节

历节之脉，仲景反复言之，一曰：寸口脉沉而弱；再曰：少阴脉浮而弱；三曰：盛人脉涩小。是知历节为病，乃肝肾虚而寒湿乘袭筋骨所致，盖非肝肾先虚，虽得水气，未必便入筋骨，非水湿内侵，则肝肾虽虚，未必便成历节，举其标而其本昭然若揭。

乌头汤

唐容川曰："仲景一部书，每于正证多不出方，盖当时医学尚明，正病正法，人人易知，惟变证变法，人多不知，故仲景之文，每详于变而略于正。"亦是春秋正例公羊多略之，而春秋变例特加详焉，同一意也。此乌头汤即纯治寒湿历节之变证，拙见历节之病，既由水寒所伤，则乌头汤之祛寒湿，实为正法而非变法。若形气不足，湿热下甚者，用桂枝芍药知母汤，斯为变证变法矣。

桂枝芍药知母汤

桂枝芍药知母汤，用桂枝、麻黄、附子、防风、生姜祛邪，用白术之补，芍药之收，甘草之缓，一如乌头汤用麻黄、乌头以祛邪，即用黄芪之补，芍药之收，甘草之缓，使其成功而不及于乱，有似卫瓘监钟、邓入蜀，乃制方之要妙也。

血痹虚劳病脉证并治第六

血痹

王冰注不仁谓不应用则□痹矣，《巢源》血痹候云："血痹者，由体虚邪入于阴经故也，血为阴，邪入于血而痹，故为血痹也。"其状形体如被微风所吹，此形容顽痹之状也，风痹诸家不注，惟《金鉴》云："不似风痹历关节流走疼痛也，此以风痹为历节，恐误。"《巢源》风痹候云："痹者，风寒湿三气杂至，合而成痹，其状肌肉顽厚，或疼痛，由人体虚，腠理开，故受风邪。"据此则风痹乃顽麻疼痛兼有，血痹则惟顽麻而无疼痛，历节则惟疼痛而不顽麻，三病各异，不可含混。

脉大为劳

脉大为劳，有数种解说，周禹载以劳则阳气外扬，故举之有余，李𣸣以为重按必空濡，乃外有余而内不足之象，魏念庭直指为邪气盛，盖始因精气夺而虚，邪气遂盛而实也。陈修园则以色欲过度，肾精损而真水不能配火，故脉大。余按仲景此条，提出男子二字，意外弦外，考之本篇，男子失精，女子梦交，妇人则半产漏下，男子也亡血失精诸文，当互参。

劳之为病

劳之为病，阴寒精自出，酸削不能行，《金匮》直解"寒"字作"虚"字看，《金鉴》直指为传写之误，误甚矣。阴寒者，阴冷也，乃七伤之一，《病源》云："肾主精，髓闭窍于阴，阴虚阳弱，血气不能相荣，故使阴冷也，久不已则阴萎弱是也，酸削《病源》作痠廝，《周礼》? 首疾注云："? 酸削也。"疏云："人患头痛，则有酸嘶而痛。"《千金·妇人门》："酸嘶恍惚，不能起居。"刘熙释名云："酸逊也，逊遁在后也，言脚疼力少，行遁在后，以逊遁者也。"

无子

仲景言男子脉浮弱而涩，为无子，精气清冷，《巢源》亦言丈夫无子者，其精如水，冷如冰铁，实则女子亦多此候，其特征为腹皮时清，或四末不温，宜细辛、干姜、附子、紫石英辈，直温子脏。

马刀侠瘿

《灵枢·经脉》篇少阳所生病云，腋下肿，马刀侠瘿。《痈疽》篇云："其痈坚而不溃者，为马刀侠瘿。"潘氏《医灯续焰》释之云："马刀蛤蜊之属，痈形似之，侠瘿者，发于结缨之处，大迎之下颈侧也。二痈一在腋，一在颈，常相连络，故俗名疬串。"知是瘿当依《痈疽》篇而作缨，马刀侠瘿，即《灵枢·寒热》篇所谓寒热瘰疬及鼠瘘寒热之证。张氏注云："结核连续者为瘰疬，行长如蚬蛤者为马刀。"张氏六要云："马刀小蚬也，圆者为瘰疬，长者为马刀，皆少阳经郁结所致，久而成痃劳是也。"盖瘰疬者未溃之称，已溃漏而不愈者为鼠瘘，其所由出于虚劳也。

脱气

脉沉小迟，皆为阴象，其阴必盛，其阳必衰，故名脱气，气脱不固，故疾行则喘喝，于是外无气而手足逆冷，胃无气而腹满，脾无气则溏泄食不化，皆阳微气逆之证也，仲景不立方，当以附子理中为佳。又脱气之脱当作"损"解，非厥脱之脱，抱朴子云："奔驰而喘逆，或咳或懑，用力役体，汲汲短乏者，气损之候也。"义同。

小建中汤

虚劳用小建中汤，尤在泾释为和阴阳、调营卫之法，虽具特见，不及喻嘉言之简捷，喻氏云："虚劳病而至于亡血失精，消耗津液，枯槁四出，难为力矣。"《内经》于针药莫制者，调以甘药，《金匮》遵之而用小建中汤，建其中气，俾饮食增而津液旺，以至充血而生精。复其真阴之不足，但用稼穑作甘之本味，而酸辛咸苦在所不用。盖舍此别无良法也，然用法者，贵主于无过之地，呕家既不可用甘，即服甘药，微觉气阻气滞，更当虑其太过，令人中满，则可入橘皮以行之。《千金》建中汤先开其例，而《古今录验》更有除饴，《圣济总录》更有除枣之例，端宜汇而参之。

薯蓣丸

薯蓣丸温润共剂，补散同方，观其四君四物养气血，阿麦姜枣补肺胃，桔梗杏仁开提肺气，桂枝行阳，防风运脾，神曲开郁，黄卷宣肾，柴胡升少阳之气，白薇化入营之风，虽曰治风气百疾，而未尝专理之，盖正气运而风自去也。与大黄䗪虫丸，一则攻邪而正自旺，一则补正而邪自却，遥相对峙，然而攻邪于不得不攻，补正于不得补，此中玄机，极须参透。

大黄䗪虫丸

大黄䗪虫丸之妙，在润以濡其干，虫以动其瘀，通以去其闭，而以地芍甘草和养其虚，攻血而仍滋血，盖干血不去，适足以留新血而渗灌不周，故祛之不得不早。

乃今人治干血劳，率以养血为无上咒，其能收效者，宜而鲜矣，又按《金匮》血痹虚劳脉证九条，首条是汗出而风吹之，血凝于肤而为痹，然痹未至于干血，后六条是诸虚不足而成劳，然劳亦不至于虚极，故治法皆以补虚和荣卫祛风气为主方。若五劳虚极，痹而成干血者，悉皆由伤而血瘀，由瘀而为干血，则不得不另辟蹊径，制此奇方也。

肺痿肺痈咳嗽上气病脉证治第七

肺痿

丹波元简曰："肺痿非别病，即后世所谓劳嗽耳。"《外台》苏游传尸论云："其初得半卧半起，号为殗殜，气急咳者，名曰肺痿。"许仁则论云："肺气嗽者，不限老少，宿多上热，后因饮食将息伤热，则常嗽不断，积年累岁，肺气衰，便成气嗽，此嗽不早疗，遂成肺痿。"又云："肺气嗽，经久将成肺痿，其状不限四时冷热，昼夜嗽常不断，唾白如雪，细沫稠黏，喘息气上，乍寒乍热，发作有时，唇口喉舌干焦，亦有时吐血者，渐觉瘦悴，小便赤，颜色青白毛耸，此亦成蒸。"陈氏《妇人良方》劫劳散证治云："劳嗽寒热盗汗，唾中有红线，名曰肺痿。"按元简此说，博引繁征，自有见地，观仲景叙肺痿之成因，由汗出呕吐消渴二便下多，皆足亡津液而生燥热，肺虚且热，与劳嗽正复雷同。

肺痈

痿者，萎也，如草木之萎而不荣，为津烁而肺焦也。痈者，壅也，如土之壅而不通，为热聚而肺溃也，虚实不同，危重则一，今人执《金匮》之葶苈大枣汤，《千金》之苇茎汤，以为肺痈为病，泻决自愈，不知初起可活，已成必殆。仲景始萌可救，脓成则死二语，实经验之谈，徐灵胎谓脓成亦有愈者，全在用药变化。汉时治法，或未全备，语进含糊，不足信也。危氏《得效方》云："诊其脉数而实已成，微而涩渐愈，面色白，呕脓而止者自愈，有脓而呕食，面色赤，吐脓如糯米粥者不治。男子以气主，得之十救二三，妇女以血为主，得之十全七八，历试屡验。

上气，面浮肿，肩息

上气，面浮肿，肩息，其脉浮大不治，徐忠可以为肺痈证之元气惫者，不知乃肺胀之不治证也。"上气"二字，诸家不释，《周礼·天官·疾医》职云："嗽上气。"郑玄注："上气，逆喘也。"逆喘而至面浮肿，肩息，脉浮大，不但肺不制，兼之肾气脱，故又增下利，则脾肾皆脱而尤甚，与肺痈之候，显然有别。

肺胀

肺胀之证，喘而烦躁，仲景用小青龙加石膏，盖即后世所谓呬嗽、哮嗽之属也。《巢源》云："痰气相击，随嗽动息，呼呬有声，谓之呬嗽。"《本事方续》云："哮嗽如拽锯是。"

甘草干姜汤

肺痿属热，治宜清润，仲景用甘草干姜汤者，辨其非肺痿的证也，肺痿的证，自当吐涎沫，然必见咳渴不遗尿，目不眩，若不咳不渴，遗尿目眩，则为肺阳虚而不能制下，且有痰饮中阻矣，故取理中之半，以回其阳。虽云肺中冷，其胃阳亦虚乏可知，与大病瘥后喜唾者，主以理中汤意略同。

水鸡声

水鸡声者，咽喉有声，如水鸡之鸣也。水鸡有二，《本草》苏颂云："蛙即今水鸡。"又司马相如传颜注《庸渠》一名水鸡，即《本草》所谓登鸟。此之水鸡，盖指蛙而言，取其鸣声连连不绝，主以射干麻黄汤者，射干紫冬降逆气，麻黄姜辛发邪气，半夏消饮气也，《金鉴》云："甘草干姜汤治肺中冷，故以温中为主，射干麻黄汤治肺经寒，故以散外为主。病同冷饮，而有在外在内之别，方同辛温，而有主温主散之异。"

皂荚丸

咳逆上气，喉中有水鸡声者，为寒饮攻肺，属射干麻黄证；咳逆上气，咽喉不利者，为火气冲肺，属麦门冬汤证。若咳逆上气，时时唾浊，但坐不得眠者，系痰气为病，非皂荚丸不能宣导通达，《兰台轨范》称："稠痰粘肺，不能清涤，非此不可，然药性剽悍，不在十枣之下，曾有洞泄不禁而死者，用时宜慎。"

厚朴麻黄汤

厚朴麻黄汤与泽漆汤，不详见证，而但以脉之浮沉为辨，恐是脱遗，考《千金》厚朴麻黄汤，治咳而大逆上气，胸满喉中不利，如水鸡声，其脉浮者，方同。又《千金》泽漆汤，治上气其脉沉者，方中紫参作紫菀，当从之。

麦门冬汤

本方注者，均从火气上逆、咽喉不利着眼，余疑即肺痿之主方，虽不言咳，而火气上逆，则为喘为咳，已在言外，与下条葶苈大枣汤泻肺汤之治肺痈，恰相对峙，揭出以俟明哲。

葶苈大枣泻肺汤

仲景用药，泻必兼补，故无弊，葶苈大枣泻肺汤与桔梗汤二方，葶苈苦寒力能降泄肺中之气，而必君以大枣，桔梗开提肺气，而必君以甘草，得此意者，可以知配合之义，此唐容川之说也。实则大枣甘草，俱非君药，桔梗汤之用甘草，取其解毒排脓，尤非培土生金可比。

奔豚气病脉证治第八

奔豚从惊发得之

仲景以奔豚之始本于惊，注者各逞己意，莫衷一是，若援古释古，则以《巢源》为当，巢云："奔豚气者，肾之积气，起于惊恐忧思所生。若惊恐则伤神，心藏神也；忧思则伤志，肾藏志也；神志伤动，气积于肾，而气上下游走，如豚之奔，故曰奔豚。"若心中踊踊，如车所惊，如人所恐，五脏不定，食饮辄呕，气满胸中，狂痴不定，妄言妄见，此惊恐奔豚之状，若气满支心，心下闷乱，不欲闻人声，休作有时，乍瘥乍剧，吸吸短气，手足厥逆，内烦结痛，温温欲呕，此忧思奔豚之状。

奔豚汤

以奔豚为肾积者，始见《难经》。奔豚汤重在泄肝胆之邪，故用芎归芍草养正外，驱生葛、黄芩、半夏、生姜、李根群药以散逆，后世泥守此证为肾积，无有能用其方者，不知倘系寒水一端致然，则已有桂枝加桂汤、苓桂草枣汤，何为更立此方耶？而奔豚之治法，从此缺残矣。

茯苓桂枝甘草大枣汤

不因惊发，而君火虚极，肾邪微动，亦能凌心而作奔豚，此属《难经》肾积，则苓桂草枣汤为主方矣，用茯苓泄肾水以伐肾邪，桂枝行阳以散逆气，甘草大枣助脾土以制肾水，其着力初全在于肾也。

胸痹心痛短气病脉证治第九

瓜蒌薤白白酒汤

胸痹痞痛，莫妙于薤白诸方。杜工部薤诗云："衰年关膈冷，味暖并无忧。"可见其辛温而散胸膈结气甚神也。惟白酒一物，诸家无解，或指为酒之白者，即今之烧酒。然《内经》治筋痹，有白酒和桂，且饮美酒云云，则白酒非常酒，另有一种也。考《千金方》用戴浆一斗，《外台》亦引《伤寒论》载本条，而方中则用白戴酒，程敬通云："戴音再，酢浆也，则知白酒即是酢浆，今用米醋极验。"

人参汤

胸痹，心中痞气，气结在胸，胸满胁下逆抢心，枳实薤白桂枝汤主之，人参汤亦主之，一治胸中实痰外溢，一治胸中虚痰内结，因人素禀而施，两不移易之法，譬之《内经》鸡矢醴方，专为鼓胀实证而设，若投虚证，祸不旋踵。此处界限，极宜划清。

胸痹缓急

胸痹缓急者，或缓而痛暂止，或急而腹痛复作也，或疑缓系绞之讹，似是而却非，《外台》载胸痹，心下坚痞缓急方四首，《圣惠》亦同。

赤石脂丸

赤石脂丸，意在散寒回阳，故用附子之温，复用乌头之迅，佐干姜行阳，大散其寒，佐蜀椒下气，大开其郁，又恐过于开散，则佐赤石脂入心固涩而收阳气也。《千金方》有乌头丸，药同而分量出入，治并同。

腹满寒疝宿食病脉证治第十

厚朴七物汤

厚朴七物汤为表里两解之剂，较之桂枝加大黄汤多枳朴而少芍药，盖枳朴专泄壅滞之气，因里挟实邪，故用之。芍药专收耗散之阴，与阴血无预，故去之。

附子粳米汤

疗寒以热药，腹中寒气，非附子辛热，不足以温之，雷鸣切痛，非甘草大枣粳米之甘，不足以和之，逆满呕吐，非半夏之心，不足以散之，五物相须，而为佐使，此附子粳米汤之组织也。按删繁附子汤加宿姜白术，《小品》解急蜀椒汤加蜀椒干姜，《百一》选方附子粳米汤加人参、黄芪、白术、川姜、木香。

痛闭

痛而闭者，胃胀便难之证也。六腑之气不行，故主以厚朴三物汤方。方与小承气同，但承气意在荡实，故君大黄，三物意在行气，故君厚朴，仲景善于用药，真神矣哉。

减不足言

腹满时减时满，虚满也，腹满常满不减，实满也，腹满减而不足云减，所以形其满之至也。虚满当温，实满当下，故用大承气，与痛闭之用厚朴三物，心下满实之用大柴胡，虽缓急不同，而攻泄则一，所谓中满者泄之于内也。

心胸中大寒痛

心胸中寒痛，而名曰大者，以寒甚格拒于中，而为呕逆不能饮食，寒甚聚坚于外，而为上冲皮起出见头足，以致上下痛而不可触近，则内而脏腑，外而经络，痛之甚，亦由寒之甚矣。意者必更有厥逆脉伏等大寒之象，故主大建中汤以大散寒邪，大建中虚，《千金》衍义云："虚寒积聚之治，此方最力，方中人参辅椒姜温散之法，人皆得之，至于胶饴为助满之首，列而反用，以治痛呕不能食，是专用助满之味，引领椒姜人参，为泄满之通使也。"

大黄附子汤

大黄附子汤本治胁下偏痛发热，其脉紧弦之方，盖非温不能已其寒，非下不能去其结，或借治阳虚阴结之大便闭塞证，亦往往随手取效，以其理相同也。

寒疝

疝者，痛也，阴气积于内，寒气结搏而不散，脏腑虚弱，风冷邪气相击，则腹痛里急，故启玄注《大奇论》云："疝者，寒气结聚之所为也。"《急就篇》

颜师古注云："疝，腹中气疾上下引也。"楼氏《纲目》云："疝图虽七，然寒疝即疝之总名也。"今人以疝为睾丸胀痛之专称，不求古训之过也。

白汗

白汗二字，早见于《内经·阴阳别论》，王冰释为流汗。《淮南子》修务训云："奉一爵酒不知于色，挈一石之尊则白汗交流。"仲景所云："白汗出者，盖不堪痛苦之甚而汗出也。"程林作冷汗解，徐彬、沈明宗、尤怡、魏荔彤仍原文作白津解，并非。

当归生姜羊肉汤

当归生姜羊肉汤，补虚散寒止痛之方也，故产后虚寒腹痛用之，寒疝腹痛亦用之，余尝治大肠痈，因过用下血药后，腹中痛甚，亦以此方施之，极验，记此以全其能。

宿食

宿食者，宿谷未消，新谷又入，脾气既弱，不能磨之，则经宿而停滞也，令人腹胀气急，噫气酸臭，时复憎寒壮热，仲景于上脘用瓜蒂散，下脘用大承气汤，乃因高越之因重减之之法。若在中脘，则以消运磨化，如时方保和丸为佳，《金鉴》称其可吐可下，实则吐下两非所宜。

五脏风寒积聚病脉证并治第十一

常欲蹈其胸上

肝著，其人常欲蹈其胸上，魏念庭释为肝脏有邪住著，而胸胁郁闷格塞，喜踊跃以振动之，尤在泾谓："胸者肺之位，蹈之欲使气内鼓而出肝邪，以肺犹橐籥，抑之则气反出也。"俱欠晓畅，惟周禹锡解作喜人按之揉之，最入理，盖肝主疏泄，抑郁不舒，势必下乘中土，土必弱而时满，气必结而不开。蹈之为义，行也，见一切经音义引《广雅》，若作"践"字、"履"字、"蹑"字等顿足踏地解，则非但文不可通，即用旋覆花汤之散结和血通阳，亦不合。

心伤

心主生血，亦主阳气，心伤之证，当属血分，血虚者其阳亦浮，热动于中，故面赤自烦，心虚于上，肾动于下，故当脐跳动。

麻仁丸

麻仁丸之脾约证，脾约者，因胃强而脾为约束，不行津液，失其润泽，大便干坚也，故用麻仁滋燥，芍药和阴，杏仁滑利，加入小承气中，下以令胃弱，滋以令脾厚，乃承气之变法，不亡阴之活法。

肾着

肾着用甘姜苓术汤，其病在肾，其药属脾，何耶？盖其因为湿也，人之阳气，原于下而盛于中，湿壅则阻遏阳气，不能发越，故专取术草之和中，干姜之温化，茯苓之淡渗，治其因也。仆又重寻其病灶，似属带脉之发病，带脉围于腰，属于脾，水湿内积，失乏约束提挈之力，则腰冷痛重，凡久病带下，其腰必疼，治宜补中化浊，可证也。历来注家，因仲景有病属下焦一语，俱从肾阳发挥，不无可议，录出以质大雅。

三焦竭部

上焦竭善噫，下焦竭即遗尿失便，仲景俱责于中焦之气未知，其义至精，盖上焦受气于中焦，而下焦复发气于上焦。推而言之，肾中之元气不振，则脾胃之转运不速，是中焦又复受气于下焦也。各有分部，而相助为理如此，中医格致之妙，最宜体味。

痰饮咳嗽病脉证并治第十二

四饮

痰饮之生，中医俱责于湿，归于阳虚，然湿积阳衰，何至变生痰饮，从无彻底研究，仆谓人体之中，本含百分之六十至七十水分，含于筋骨中者最富，血液皮肤中者次之。在健康之体，赖以调节，一旦呼吸、泌尿、消化等器障碍，则水分潴留，或与热结，或与食合，或凝或不凝，而痰饮之证生矣，故仲景之所谓四饮，实皆水之发病也。其言曰："其人素盛今瘦，水走肠间，沥沥有声，谓之痰饮；饮后水流在胁下，咳吐引痛，谓之悬饮；饮水流行，归于四肢，当汗出而不汗出，身体疼重，谓之溢饮；咳逆倚息，短气不得卧，其形如肿，谓之支饮。"均从水字立论，可以知之矣。故痰饮即胃内停水，溢饮即水肿，悬饮、支饮即西医所称之湿性肋膜炎及支气管炎喘息也。水停之后，使全身之机能减弱，或使组织膨化弛缓，即所谓阳虚之候，阳虚必温以壮之，水积必温以化之，故仲景又曰："痰饮当温药和之。"和之者促其机能而排除其停滞也。昔人于痰饮与水，从无精细之认识，故乏了当之注释，因取西说汇通，俾明究竟。

水在五脏

水分充满于全身，故水积而发病，随处可见。若在心，则心下坚筑短气，阻其呼吸也，在肺则吐涎沫，不布津液也，在脾则少气身重，淫及肌肉也，在肝则胁下支满，气不布散也，在肾则心下悸，攻逆无制也。明属水病，而仲景叙列于四饮之后，所以明痰饮为水，尤可洞见。唐容川注本云："三焦腠理，水道膜油之义。"唐宋以后无人知之，吾特大声疾呼，冀天下万世，复知轩岐仲景之理以活世，仆亦云然。

留饮伏饮

短气而渴，四肢历节痛，脉沉者有留饮。膈上病痰满喘咳吐，发则寒热，背痛腰疼，目泣自出，振振身损瞤剧，必有伏饮。所谓留饮者即内有饮留，伏饮者即内有饮伏，非四饮之外，另有此二证，乃诸病而见有此症者，当知其内有水饮留伏也。

支饮其脉平

脉弦为水饮，今支饮至短气喘不能卧，其脉反平，殊可疵议，赵以德以为饮未留伏，徐忠可以为病与脉道远而不妨于脉，魏念庭以为弦脉为病尚浅，不弦则必见沉紧，黄坤载以为肺病痰饮，金能胜木，故脉不弦，于脉平之义，或曲解，或附会，直似谵语，要知饮脉必弦，所谓平者，得饮之平脉，即弦脉也，仲景早有其例。如言疟脉自弦，又言温疟者其脉如平是也。尤在泾知其矛盾，直注未详何谓，殆智者有时而拙耶。然毕竟胜于赵徐魏黄之自欺欺人尚多。

甘遂半夏汤

病者脉伏，其人欲自利，利反快，虽利下，心下续坚满，此为留饮欲去故也，甘遂半夏汤主之，说者谓留饮从利而减，确未尽而有欲去之势，故以甘遂半夏汤因势导之，果而，则不治亦自愈，何必再用大力之药哉？唐容川谓："欲去者审其利后反见快爽，是欲去此饮，乃得安也。"故用攻药，最为亲切，盖与痢下里急后重，得便则暂舒之用导滞攻积药一理。

己椒苈黄丸

防己椒目，导饮于前，清者从小便而去，葶苈大黄，推饮于后，浊者从大便而下，水饮行而腹满减，脾气转而津液生，此前后分消法也。

消渴小便不利淋病脉证并治第十三

肾气丸

消渴多属于热，而《内经》有心移寒与肺之文，《金匮》有肾气丸之治，盖心火衰则废津不布而消索，肾阳虚则不行津液以润肺，肾气丸中有桂附，所以斡旋下焦颓堕之气，而使上行心肺之分。若用滋阴润燥套方，同于饮水无济，但益下趋之势，驯至阳气全消，有降无升，饮一溲二而死耳。

五苓散

治消渴无利尿之法，以津已伤也，仲景独用五苓者，因有脉浮微热之热在表证，小便不利之水停中证，仍为太阳腑证也。

淋之为病

热在上焦，耗其津液，则为消渴，热在下焦，耗其津液，则为淋，同属热耗津液之病，故仲景并列一篇，惟其证小便如粟状，小腹弦急，痛引脐中，似属后世所谓沙淋。盖火热燔灼膀胱之府，致尿结有形之块，犹海水煎熬而成盐碱也。虽未出方，而蒲灰散恰如当。

淋家不可发汗

仲景于热伤津血之证，俱禁发汗，淋家膀胱津液先虚，若更多津液，膀胱气竭，胞中并虚，势必尿血，宜与疮家不可发汗诸条同观，其义尤显。

瓜蒌瞿麦丸

瓜蒌瞿麦丸与五苓散同为利水生津之剂，此用薯蓣，即五苓之用白术，惟五苓兼有微热，故用桂枝走表，此内有水气，故用附子温下。

水气病脉证并治第十四

五水

魏念庭曰：“《内经》曰三阴结，谓之水，三阴者，脾肺也，脾者水之防也，其性喜燥而恶湿，肺者气之主也，其性喜温而恶寒，肺气弱则输敷于表里者，必俱疏缓，而是处有寒，皆可留滞，脾土衰则旋运乎精血者，必多固冱，而是处有湿，必致浸淫，寒湿二邪，存于脏腑，容于募原支系，着于分肉经络，为病不一，而水气乃其中之一也。仲景宗《内经》而令出手眼，分五水以辨证，盖皆水气之为病而异流同源者。”

风水，皮水，正水，石水

风水与皮水相类属表，正水与石水相类属里，但风水恶风，皮水不恶风，正水自喘，石水不自喘为异耳。

寸口脉沉滑

寸口脉沉滑者，中有水气，面目肿大有热，名者风水，夫风水之脉当浮，今曰沉者，盖指中有水气也。水气相结，似属正水，然面目肿大有热，则属风邪，故名风水。唐容川谓沉滑见于寸部，为水犯于表之诊，殊非经旨。

腰以上肿，腰以下肿

诸有水者，腰以下肿，当利小便，腰以上肿，当发汗，释者均以天地阴阳清浊为主，要之肿之所至，即水之所至，水之所至，不外表里上下，停蓄在下而用利，泛滥在上而用汗，即风水正水之两大法门，各因其势而利导之也。

防己茯苓汤

皮水用防己茯苓汤，与风水之用防己黄芪汤相近，方中仅去术加桂苓，以风水之湿在经络近内，皮水之湿在皮肤近外，故以苓协桂，渗周身之湿，而不需术以燥其中气也。

甘草麻黄汤

仲景以甘草麻黄汤治里水，里字当是皮字，岂有里水而用麻黄之理。陈修园谓：“风水深入肌肉，非脏腑之表里，而未能直改皮字，未免有识无胆，凡皮水表虚有汗者，防己茯苓汤，若表实无汗有热者，越婢加术汤，无热者，则用甘草麻黄汤。"

麻黄附子汤

寒中于里，水停于内，舍附子不能温化，但须察其脉沉用之。《伤寒论》治伤寒，脉浮用麻黄汤，脉沉用麻黄附子细辛汤。《金匮》治水气，脉浮用杏子汤，脉沉用麻黄附子汤。杏子汤即麻黄汤去桂枝，麻黄附子汤即麻黄附子细辛汤中去细辛也，组织相似。

黄汗

黄汗之病，与风水相似，但风水脉浮，而黄汗脉沉，风水恶风，而黄汗不恶风为异，其汗沾衣色黄如柏汁，则为黄汗之所属，盖风水为风气外合水气，黄汗为水气内遏热气也。

枳实汤

仲景治水饮有枳术汤，元素治痞证有枳术丸，虽元素之方，从总经化出，但仲景为水饮所作，用汤以荡涤之，元素为食积所作，用丸以消磨之，一汤一丸，各有深意，非漫无主张者也。能悟此，仲景之方，可以统治百病，可以化成千万。

黄疸病脉证并治第十五

瘀热以行

黄为湿热壅滞于脾，而胆汁混入血液泄于皮肤之候，非湿热自能化黄也，故其病多归于血分，仲景瘀热以行之瘀字，想见其格致之精，观茵陈汤硝石栀子猪膏，正治黄之方，皆治血分，惟五苓小半夏治气，乃其变也，今人但知湿热之为黄，有如盦窨，而不辨属血属气，陋极。

阴被其寒，热流膀胱

唐容川曰阴被其寒，是言太阴脾受寒生湿，总承上文脉紧为伤脾，谷气不消而言，总见脾寒生湿也。热流膀胱，是言阳明胃热，宗承胃中苦浊，小便不通而言，总见胃热陷于湿中也。旧注解阴为阴脏，热为邪热，与上文不相承接，义遂不明。

女劳疸

吾言黄病属血分，女劳疸之来，非仅如《肘后》所称交接入水所致，当从容川慾火结于胞宫血海之说，故曰腹如水状，言如水实非水，少腹血室中胀满也。血室有瘀热胀满，则膀胱受逼窄而急，故虽急而小便自利，与蓄血证小便自利，同一例也。手足心属血分，薄暮即发热，与热入血室夜则谵语，又同一例也，阴虚不能敛阳，瘀热发则微汗，胞室瘀热上应心部，则额上黑，总见女劳疸在胞宫血分之中也。

酒疸下之久久为黑疸

仲景言酒疸久为黑疸，女劳疸亦云作黑疸，酒疸大便正黑，女劳疸亦云大便必黑，酒疸足下热，女劳疸亦云足下热。盖酒入于胃，味厚归血，瘀血入大便则化黑色，瘀血在经络壅热则为足下热，故与女劳疸相同。惟酒疸以心中热小便不利为别，女劳疸以膀胱急小便自利为别，以一在胃，一在胞宫也，治法率当准此，各有所属。

茵陈蒿汤

茵陈蒿汤之用，所以使湿热之邪，屈曲下行，悉从二便而解，其方以茵陈为主，后世遂目茵陈为黄疸之专药，不知其推陈致新，功在泄太阴阳明之湿热，凡伤寒时疾、风湿在、狂热等证之秽浊停蓄者，皆可以此逐之，胜于茯苓泽泻多多。

硝石矾石散

硝石矾石散治女劳疸，借硝石消逐其瘀热，矾石除痼热在骨髓，盖清肾与膀胱脏腑之热，并建消瘀除浊之功，极妙可法，余所深信，乃屡经试用，而沪地各肆，均无其药，坐使良方，等于虚设，惜哉。

热除必哕

黄疸病，小便色不变，欲自利，腹满而喘，不可除热，热除必哕，赵以德指为湿饮积而热未盛，近是，然疸病之成，不尽由于湿热，此直寒湿之阴黄也，非特不可除热，正宜附子干姜以温之，仲景治哕，辄用小半夏汤，余意决非小半夏汤能平，仅示人以温中散逆祛湿之一端而已。

第四节　伤寒鸟瞰 ①

本书原名《孝慈备览》，关于全部《伤寒论》，能作鸟瞰式之窥察，因删芜存菁，易以今名，其自引中称"伤寒病分六经，治不一法，三阳之感寒邪，三阴之传经直中，以及十二经类症变症，似是而非，若同转异，不有回难，悉从质疑。"故缕析各种病情，设为问答，凡一百二十条，深入显出，实为研究伤寒之杰作，爰为刊载，以飨读者。

太阳脉浮

答曰：脉浮固属太阳表证，有里证而脉尚浮者何？曰里证带浮者，此表邪未尽也，必先发表，而后清里。仲景云：解表不开，切勿攻里。即腹痛而脉尚浮，亦当解之和之。若结胸证脉浮者，切不可下，只宜清里。总见脉浮，或兼有一二表证，轻则用姜葱桃茶饮（生姜、核桃、葱白、茶叶），重则宜九味羌活汤（羌活、防风、甘草、苍术、白芷、川芎、生地、黄芩、细辛）、十味芎苏饮（川芎、苏叶、干姜、柴胡、陈皮、半夏、桔梗、枳壳、茯苓、甘草）加减主之。

太阳发热

问曰：发热何以是太阳表证？曰：寒郁于腠理，则闭塞而发热。摸之烙手，其热只发于皮肤外，而内无热，名曰表病里和。试以《内经》诸论证之，经曰：风寒客于人，使人毫毛毕直，皮膏闭而为热，可汗而已。《生气通天论》曰：体若燔炭，汗出而散。《热病论》曰：人伤于寒，则为病热，大汗，热自解也。即此论之，热之属太阳。明矣，故见发热，则知属表。寒邪未解，虽一月半月之久，还当发散，宜九味羌活汤（羌活、防风、甘草、苍术、白芷、川芎、生地、黄芩、细辛），《局方》神术散（苍术、川芎、白芷、羌活、藁本、细辛、甘草）加减主之。此发热证所以多属太阳也。又问曰：阳明少阳证，亦见发热，何以别之？曰太阳表证传入阳明，则表里俱热，必口渴饮水，脉洪而数，宜加解热等药治之。若表证悉除，而反怕热，燥渴谵语，大便实，蒸蒸发热，此热邪汇入胃府，宜酌清热等汤治之。若传入少阳，则为往来寒热，必呕而口苦，脉弦数，宜酌和解等汤治之。又问曰：据此则发热皆在阳经，而不在阴经，乃仲景云，少阴发热者，当用麻黄附子细辛汤，此何以故？曰：此所云少阴发热者，

---

① 秦伯未记标识共 120 条，缺失 2 条，故本书凡 118 条。

言表里俱伤有寒，为传经少阴证，不为直中少阴证，故用麻黄细辛附子，令表里寒邪两解。今果遇传经少阴发热证，宜酌清热等汤加减主之。又问曰：表证热，何以别于少阴热？曰：少阴发热，脉沉缓，无头病，内见清谷厥逆诸寒，此为少阴证似太阳，若表里俱见，而里无燥热，是为两感寒证，何以为少阴发热乎？若身发热，而外见头痛，内无自利欲寐，便是太阳表证无疑，此仲景所以有三阴无身热之说也。

太阳恶寒

问曰：恶寒，何以是太阳表证？曰：人身外为阳，为表，寒属阴，今表虚为寒所乘，名阴盛阳虚也。阳虚不能温其肤，卫其外，致表虚空，虽早密室，亦引衣自盖，谓之恶寒。使热在里，必裸体烦躁，即他人盖覆，反自弃之，恶热盛，必不恶寒也。仲景云，阴盛阳虚，汗之即愈。故恶寒属太阳表证无疑。一见是证，宜以十神汤（紫苏、干葛、升麻、白芍、川芎、白芷、陈皮、麻黄、香附、甘草）、《局方》神术散（苍术、川芎、白芷、羌活、藁本、细辛、甘草）加减主之。又问曰：诸书言里证亦恶寒者何？曰：里证亦恶寒者，直中证也，非传经证也。盖传经者，热已入腑，必恶热盛，又焉得恶寒？直中恶寒者，亦因寒盛，致阳微不温，故恶寒耳。又问曰：何以别之？曰：直中恶寒，无头痛发热为异。经曰：发热恶寒，发于阳也，无热恶寒，发于阴也。又问曰：恶寒固属表，当发散无疑，如传经里证盛极，亦微恶寒者，治当何如？曰：里证微恶寒者，表未尽也，必先解表，然后攻里，故仲景云：解表不开，切莫攻里，攻之为大逆。宜酌和解小柴胡等汤治之。又问曰：结胸证，痛极不可忍，倘带恶寒者，何以治之？曰：结胸为医误下而成，今恶寒者，是邪未尽，结于胸中，必仍先解表，若误攻之，表邪固结于胸中，其人愈危。故结胸有一毫恶寒，亦不敢攻，可见恶寒属表无疑。诸证辨曰：有已经汗吐下后而恶寒，此心气虚也，脉必微弱，当补气血，宜解余汤（柴胡、前胡、枳壳、桔梗、连翘、黄芩、赤芍、干姜、茯苓、半夏、川芎、薄荷、甘草）加参芪归地，兼补兼散之。又有寒在表，脉当浮紧，反见尺寸俱微弱者，乃本来气血虚，不可过散，宜十味芎苏饮（川芎、苏叶、干姜、柴胡、陈皮、半夏、桔梗、枳壳、茯苓、甘草）加参芪归地，减苏叶，以平散之。亦或有湿客经络，腰脚骨髓疼痛，呕吐而恶寒，宜《局方》五积散（当归、苍术、厚朴、干姜、白芍、枳壳、半夏、白芷、桔梗、甘草、茯苓、肉桂、人参、川芎）加减主之。

太阳头痛

问曰：头痛，何以是太阳表证？曰：三阳之气，皆会于头额，惟从额至颠，络脑后者，属太阳，其痛居多，宜人参败毒散（柴胡、桔梗、羌活、独活、茯苓、川芎、前胡、枳壳、甘草、薄荷）、川芎茶调散（羌活、白芷、川芎、防风、荆芥、细辛、薄荷、甘草、菊花、僵蚕）、九味羌活汤（羌活、防风、甘草、苍术、白芷、川芎、生地、黄芩、细辛）加减主之。其从额至目鼻下面者，属阳明。从头角，下耳中耳之前后者，属少阳。三阳有头痛，于此可辨。又问曰：经云，三阴经无头痛，厥阴经何故有头痛？曰：三阴经脉，剂颈而还，何得头痛？惟厥阴与督脉，会于颠顶，而都摄诸阳，故厥阴有头痛，但无身热以别之。然厥阴头痛，亦不常见。若呕吐涎沫，内无热证……熟地、冬白术、当归、人参、炙甘草、麻黄、柴胡、肉桂、炮姜加减主之。此为证似太阳，脉似少阴。倘脉浮紧，正属太阳，又乌敢用四逆，此仲景凭脉不凭症之治法也。诸证辨曰：有阴毒身痛，痛之极也，则寒又甚于直中数倍，当急用救阳等汤，以挽回阳气，缓则不治。外有中湿身痛，则身重鼻塞，一身尽痛。又有发黄身痛，则身肿喜衣，不能转侧，此数证，名曰类伤寒。

太阳脊项强

问曰：脊项强，何以是太阳表证？曰：太阳经，起于目内眦，上正额，自颠顶下行入项，抵肩膊，由背脊，至足小趾。邪气客于背脊，循膂上下，故脊项强，属太阳表证也，《局方》五积散（当归、苍术、厚朴、干姜、白芍、枳壳、半夏、白芷、桔梗、甘草、茯苓、肉桂、人参、川芎）、十神汤（紫苏、干葛、升麻、白芍、川芎、白芷、陈皮、麻黄、香附、甘草），就爱见主之。又问曰：太阳阳明合病，论言项背强几几者若何？曰：几几，短羽之鸟，不能飞腾，动则伸缩其头，而两翅耸动欲飞之貌。病者颈项，一伸一缩，状亦如之，无汗恶风而强，宜十味芎苏饮（川芎、苏叶、干姜、柴胡、广皮、半夏、桔梗、枳壳、茯苓、甘草），有汗恶风而强，宜茶调散（羌活、白芷、川芎、防风、荆芥、细辛、薄荷、甘草、菊花、僵蚕）加桂枝。又问曰：项强属太阳，故当发表，又言结胸项强者，当急下之，何故？曰：结胸项强，非真项强也，盖为医误下，致表邪入结于胸，胸与项相去不远，邪结于上焦而滞于项，致气不能交通，其首能仰不能俯，俯则胸中痛甚，危在须臾，故结胸项强，宜酌清热等汤，加枳实、瓜蒌，倍柴胡，以开导之。又问曰：别之奈何？曰外有表证，其首能仰能俯，而胸不痛者，太阳项强也，已经下过，其首不能俯仰，而胸痛者，结胸项强也。

太阳四肢拘急

问曰：四肢拘急，何以是太阳表证？曰：寒侵皮毛则拘急。《内经》曰：寒多则筋挛骨痛，故四肢拘急，属太阳表证无疑，宜二柴胡饮（柴胡、广皮、细辛、厚朴、半夏、甘草）、十味芎苏饮（川芎、苏叶、干葛、柴胡、广皮、半夏、桔梗、枳壳、茯苓、甘草）加减主之。又问曰：阴经亦有拘急者何？曰：直中阴经，因纯寒则拘急，若传经阴证者属热，热则经舒，又焉得拘急？又问曰：二者拘急，何以别之？曰：有身热头痛而拘急，直中证也，又有汗吐下后，四肢拘急者，此津液内竭，血不荣筋也，宜再造散（人参、黄芪、附子、白芍、桂枝、甘草、川芎、羌活、防风）、大温中饮（熟地、冬白术、当归、人参、炙草、麻黄、柴胡、肉桂、炮姜）加减主之。或酌用补中益气汤（黄芪、人参、甘草、白术、陈皮、当归、升麻、柴胡）亦良。

太阳无汗

问曰：无汗，何以是太阳表证？曰：寒邪伤人，先自太阳经受之，由皮毛侵入肌肉，以致腠理固密，津液自渗，故知发热无汗者，太阳表证也，宜羌活汤（羌活、防风、甘草、苍术、白芷、川芎、生地、黄芩、细辛）、十神汤（紫苏、干葛、升麻、白芍、川芎、白芷、陈皮、麻黄、香附、甘草）加减主之。又有太阳证，无汗而脉弱，所谓无阳难作汗者，血少也，宜再造散（人参、黄芪、附子、白芍、桂枝、甘草、川芎、羌活、防风）、大温中饮（熟地、冬白术、当归、人参、炙草、麻黄、柴胡、肉桂、炮姜）加减主之。大抵发汗，头面半身以上虽出，下半身无汗，及汗不及委中穴者，表尚未解，以寒邪原从足经起，必须汗出至足，乃为邪退正复之候。又有宜解宜和之证，而不得汗者，解和之力到，汗自出而愈矣。如伤寒不得汗，宜用姜擦周身法，及掩胸法（葱白头、生姜、生萝葡）。

太阳目舌和

问曰：目舌和，何以是太阳表证？曰：目者，五脏精华之所系；舌者，所以司内。因寒热而变见者也，若脏腑有热，则目必赤黄，舌必干焦黑色，今目舌如常，知邪未入脏腑，为表病里和，只宜香苏散（苏叶、香附、陈皮、甘草）、二柴胡饮（柴胡、广皮、细辛、厚朴、半夏、甘草）、姜葱桃茶饮（生姜、核桃、葱白、茶叶）加减主之。

太阳口不渴二便如常

问曰：口不渴，二便如常，何以是太阳表证？曰：皮毛肌肉为表，筋骨脏腑为里，邪在表，则里和平，故口不渴，二便如常。若热邪传里，烧灼脏腑，必口渴便秘，或下利肠垢，而小便短赤，拂其常也。故曰口不渴，二便如常者，表病里和也，仍宜香苏散、二柴胡饮等剂，加减主之治。

阳明脉浮洪尺寸俱长

问曰：脉或浮或洪，尺寸俱长，何以是阳明肌肉证？曰长者，泛溢也，言脉过于本位也，阳明多气多血之经，邪一传之，熏蒸肌肉，则气血泛溢，令尺寸俱长。故一见脉长，知邪在阳明肌肉，治当解表，不可发正表也，宜柴葛解肌汤（柴胡、葛根、甘草、黄芩、芍药、羌活、白芷、桔梗）、升麻葛根汤（升麻、葛根、白芍、甘草）加减主之。又问曰：邪舍阳明肌肉，有投承气汤者何故？曰：阳明用承气汤，乃腑也，非阳明经也，阳明腑病当下者，其脉长而洪，必便闭，谵语，方敢投承气汤。阳明经病当汗者，其脉长而浮，为表病里和，又安敢用承气汤。故在经不可下，在腑不可汗，今定五略，经病只宜解，轻则用归葛汤（当归、干葛）、葛根葱白汤（葛根、知母、川芎、白芍），重则用双解散（防风、荆芥、连翘、干葛、薄荷、川芎、当归、白芍、白术、山栀、黄芩、石膏、桔梗、甘草、滑石）、竹叶石膏汤（石膏、竹叶、薄荷、木通、桔梗、甘草）加减主之。腑病惟宜清，又当酌清略为主治，奈时医，经腑未能分别，但见伤寒，便云凡在阳经者不可下，又云阳明当急下之，临证时，攻里不可，发表又不可，遂至手足无措，不知仲景用攻者，攻阳明之腑，不攻阳明经，用表者，表阳明之经，不表阳明之腑，经腑不可混治，当于脉长而浮，长而洪中辨之。

阳明目痛鼻干

问曰：目痛鼻干，何以是阳明肌肉证？曰：目鼻者，足阳明胃所布之经络也。盖胃主肌肉，邪之侵入，必由皮毛，入于肌肉，有目痛鼻干见症，则知邪在阳明肌肉，所谓脉经起于鼻，上至额颅，络于目，风寒上干，邪气拂郁，故目痛而鼻干也，宜柴胡升麻汤（柴胡、前胡、荆芥、黄芩、升麻、葛根、桑皮、赤芍、石膏、豆豉）、玉女煎（生石膏、熟地、麦冬、知母、牛膝）、解表汤（干葛、升麻、川芎、黄芩、甘草）、冲和灵宝汤（干葛、柴胡、羌活、防风、川芎、生地、细辛、黄芩、白芷、石膏、甘草、薄荷）加减主之。若属他经，则各行其道路，何目痛鼻干之有乎！

阳明不得眠

问曰：不得眠何以是太阳肌肉证？曰：阳之邪，上干于目，致眼内精神，为热邪逼灼，故瘖而不能寐，乃知不得眠，属阳明经证也。胃不和，故睡不安，宜柴葛解肌汤（柴胡、干葛、甘草、黄芩、芍药、羌活、白芷、桔梗）、升麻葛根汤（升麻、葛根、白芍、炙草）加减主之。又有热邪入腑，使人心烦意乱，神思昏聩，亦不得眠，宜清胃散（升麻、生地、川连、当归、丹皮、连芥、甘草）、竹叶石膏汤（石膏、竹叶、薄荷、木通、桔梗、甘草）加减主之。又问曰：别之奈何？曰：腑热不眠，必外见头痛、眶痛等症，仍宜酌解略等汤主治，不得剧投寒凉也。其有不眠而兼满闷呕泻，是外感寒邪，内伤饮食，又宜六和汤（砂仁、藿香、厚朴、杏仁、半夏、扁豆、木瓜、人参、白术、赤苓、甘草）、藿香正气散（柴胡、干葛、甘草、黄芩、芍药、羌活、白芷、桔梗）加减主之。外诸杂症不眠，节庵专主阴虚，然亦有阳虚而不眠者，如心属火，阳虚则火衰而心神不宁，故不眠，或脾胃之阳弱，则子能令母虚，而心气不足，故亦现不眠之症，《活人》云：汗为心之液，汗多，则神昏而不眠，此亦阳虚证也，阳虚则内寒，盖不眠属阴虚而热者固多，属阳虚而寒者亦间有。

阳明唇焦漱水不欲咽

问曰：唇焦，漱水不欲咽，何以是阳明肌肉证？曰：唇者，肌肉之本。今唇焦，思漱水，故知邪在肌肉。又问曰：然则不欲咽者何？曰：唇焦，思水润，此热在肌肉，而脏腑无热，故不欲咽，乃表病里和也，宜柴葛解肌汤（柴胡、葛根、甘草、黄芩、芍药、羌活、白芷、桔梗）加减主之。又问曰：有表病既除，已属里证，亦或漱口不欲咽者何？曰：既无表证，里必有热，热则能消水，漱当咽下，宜升阳散火汤（升麻、葛根、羌独活、白芍、人参、防风、炙草、生草、柴胡）加减主之。若漱而不咽下，是内有瘀血也，虽外无表证，必小腹硬满，小便自利，大便枯黑色，是为瘀血证。

阳明头痛

问曰：阳明何以亦有头痛症？曰：足阳明胃经，起于鼻额，络于目，循于面，故自头抵额而下见痛者，知为阳明头痛症也，宜酌柴葛解肌汤（柴胡、葛根、甘草、黄芩、芍药、羌活、白芷、桔梗）、升麻葛根汤（升麻、葛根、白芍、炙草）加减主之。

阳明汗出恶热

问曰：汗出，恶热何以是阳明证？曰：人身之卫气，所以护皮肤，实腠理，禁固津液，不使外泄也，倘为邪气所干，则不能捍卫于外，由是热熏肌肉，津液外泄，不因发散，而濈濈汗出，蒸蒸恶热也，宜酌竹叶石膏汤（石膏、竹叶、薄荷、木通、桔梗、甘草）加川桂枝以和谐荣卫，驱除邪气，令邪无可容之地，在汗自止，热自退矣。又问曰：仲景云，阳明病，法多汗，反无汗，其身如虫行皮中状者，此以久虚故，其说若何？曰：法多汗，言阳明热郁肌肉，腠理张开，应多汗，故曰无汗为反。身痒如虫者，责其胃虚，不能透汗于肌表，非谓当用补也，宜酌升阳散火汤（升麻、葛根、羌独活、白芍、人参、防风、炙草、生草、柴胡）加减主之。

少阳脉弦数不浮不沉

问曰：脉弦数，不浮不沉，何以是少阳半表半里证？曰：胆与肝者皆属木，主营百节，流气三部，今为邪所乘，则百节营凝，三部气滞，筋急不舒，故左关弦而并数也，统宜酌小柴胡汤（柴胡、黄芩、半夏、甘草、人参）为主治。浮为在表，沉为在内，今不浮不沉者，曰表，则邪将入腑，曰里，则邪未深入于腑，非表证，亦非里证，故知属半表半里证也，宜柴陈煎（柴胡、半夏、茯苓、甘草、陈皮）、一柴胡饮（柴胡、黄芩、白芍、生地、陈皮、甘草）、三柴胡饮（柴胡、当归、白芍、陈皮、炙草）、正柴胡饮（柴胡、白芍、陈皮、防风、甘草）、柴苓煎（柴胡、茯苓、猪苓、泽泻、黄芩、白术）加减主之。

少阳往来寒热

问曰：何谓往来寒热，何以是少阳半表半里证？曰：寒已而热作，热已而寒起，寒为阴，热为阳，里为阴，表为阳，足少阳胆经，正阴阳交界之所，邪至此经，为半表半里。邪客于表，阴出与阳争，阴胜则寒；邪客于里，阳入与阴争，阳胜则热。阳不足则先寒，阴不足则先热，故往来寒热也。又问曰：疟疾亦有寒热，何以别之？曰：寒热有定时者，为疟，无定时者，为往来寒热，以热在表而浅，邪恶正，故畏寒，寒已复热，此邪未并于表里，故寒热微而无定时也，宜酌小柴胡汤（柴胡、黄芩、半夏、甘草、人参）、逍遥散（柴胡、当归、白芍、白术、茯苓、炙草、薄荷）、清脾饮（柴胡、黄芩、青皮、厚朴、茯苓、白术、半夏、甘草）加减主之。又问曰：阳明，亦有往来寒热者何？曰：若是阳明经病，邪在肌肉中，则身发热，焉得有寒热往来，然必有大满大实，故曰阳明内热，则为寒热往来，宜酌清略治之。又有伤寒病后，发热如疟状，一日二三发，不呕，饮食如旧，清便自调，脉浮缓者，如邪退正复之候，当为吉兆也，外有久病虚病候，忽如往来寒热形，初间一二日一发，渐一日二三发，此气血交衰，凶危之候，不得以往来寒热视之。

少阳耳聋

问曰：耳聋何以是少阳半表半里证。曰：足少阳胆脉，其支者，从耳后，入耳中，出走耳前。《热论篇》曰：伤寒三日，少阳受之，故为耳聋，以寒邪在经，气闭而然也，宜酌小柴胡汤加减主之。又有病至聋极，绝然无闻者，此为气虚之候，不得以少阳耳聋汛视。《素问》曰：精脱者，耳聋。仲景曰：耳聋无闻者，阳气虚也。宜酌救略以救之，故视耳聋之轻重，可以察病之浅深矣。

少阳头角痛目眩

问曰：头角痛，目眩，何以是少阳半表半里证？曰：足少阳胆脉，起于目锐眦，瞳子髎上，上头角，寒邪偶伤，则邪气上干，热冲清道，故头角痛而目眩也。凡见此症，即属半表半里无疑，总宜小柴胡汤，或三柴胡饮（柴胡、当归、白芍、陈皮、炙草）、一柴胡饮（柴胡、黄芩、白芍、生地、陈皮、半夏）加减主之。

少阳呕吐

问曰：呕吐，何以是少阳半表半里证？曰：邪气入里，里气上冲，邪正分争，故呕吐。呕者，声物俱出也，无声有物而顿出也。若有声无物，则为干呕也。呕吐虽出于胃，原是少阳部位，故见呕吐，即半表半里证，宜温胆汤（陈皮、半夏、茯苓、甘草、枳实、竹茹）合小柴胡汤加减主之。诸又有胃热而呕吐者，另是一证，必观其口之渴与不渴以别之。诸证辨曰：若渴而呕，内有热也，一柴胡饮加干葛、花粉、石膏等味以清之。

少阳胸前胀满

问曰：胸前胀满，何以是少阳半表半里证？曰：胸即膻中，上连心肺，下通脏腑，乃清阳之分，正半表半里之区。邪传至此，是将入里而未深入于里也。胸满而腹未满者，是有邪而非有物也。若腹中胀满，则是有物，而非有邪气。故知胸满，为少阳半表半里证，宜清脾饮（柴胡、黄芩、青皮、厚朴、茯苓、白术、半夏、甘草）去白术，加桔梗、枳壳，或柴胡疏肝散（柴胡、陈皮、白芍、川芎、香附、枳壳、炙草）加桔梗、青皮以理其气，外用炒姜揉法（生姜）则正气舒，邪气自散。又问曰：痞气亦胸前胀满，何以别之？曰：痞气为邪在表，被医误下，以致胸前胀满，必问其曾经下过否，若经下过者，即痞气也。

少阳胁痛

问曰：胁痛，何以是少阳半表半里证？曰：足少阳胆经，布于胁下。胁者，肝与胆往来之道路也。故一见胁痛，即属半表半里无疑，当酌小柴胡汤、二陈汤（陈皮、半夏、茯苓、甘草）、疏肝散（柴胡、陈皮、白芍、川芎、香附、枳壳、炙草）、左经汤（半夏、柴胡、干葛、细辛、防风、桂心、炮姜、黄芩、白术、麦冬、茯苓、甘草）随时加减。或痛甚，则肝亦受伤，宜加牡蛎、龙胆草，二经皆平。又问曰：水气亦令胁下痛，何以别之？曰：若见干呕，心下满，头出汗，咳嗽，而泻下痛者，此则水气胁痛，非少阳胁痛也。若半表半里胁痛，外必兼少阳经见症，可于此别之。

少阳头汗

问曰：头汗，何以是少阳半表半里证？曰：诸阳经脉络，上至于头，若诸阴经脉络皆至头项而还。夫头为诸阳之首，今见头汗者，是热郁于阳经，不得畅越，上攻于头，则汗出，故头汗多属半表半里，宜柴芩煎（柴胡、黄芩、栀子、泽泻、木通、枳壳）、小柴胡汤、一柴胡饮（柴胡、黄芩、白芍、生地、陈皮、甘草）加减主之。又问曰：既云诸阳脉上至于头，今头汗出，当是表证，何以是半表半里？曰：若是表证，尚有寒邪闭塞，焉得有汗。今既有汗，是寒邪将化为热也。若曰表证，则头当无汗，若曰里证，则不当汗出于头，故曰半表半里证。又问曰：瘀血、发黄、水气，三证俱有头汗出，何以别之？曰：瘀血头汗出，邪客胸腹，重发于上也，必小便自利；发黄头汗出，热不得越而上出也，必小便不利；水气头汗出，水蓄三焦，不得外行也，必胸为咳嗽；若半表半里头汗出，必见往来寒热诸症，可于此别之。

少阳盗汗

问曰：盗汗，何以是少阳半表半里证？曰：盗汗者，睡中出，而醒则收也。盖腠理被热邪熏灼，乃使人有汗，寒则腠理闭塞而无汗。若曰是里，当汗出不止，今汗睡而出，觉而收，是邪将旺于阴分，而未深入于阴分。胆家有热，邪尚浅也，故属半表半里证，宜小柴胡汤加泽泻、白芍以和其表里。又问曰：杂症盗汗，亦作半表半里治乎？曰：杂症盗汗，乃阴虚之极，血分亏弱，旋成虚劳，理当敛汗；伤寒盗汗，乃有余之邪，为外感之证，仍当和散，然亦有伤寒表后，荣卫虚耗，而出盗汗者，又当以补中益气汤加减，培养正气。

少阳舌滑

问曰：舌滑，何以是少阳半表半里证？曰：邪气在表，则舌和如常，及其传里，则津液干燥，而舌苔生，舌滑云者，乃邪气客于胸中，其舌不苔不湿，尚有津液润泽，但不如常耳，是邪将入腑而未深入于腑也，故知舌滑属半表半里证，宜小柴胡汤、一柴胡饮加减主之。然已见舌滑，病将作渴，当于一柴胡饮加干葛。若烦渴而兼泄泻，宜柴芩汤（柴胡、黄芩、泽泻、木通、枳壳）加减主之。

传经里证脉沉实有力

问曰：脉沉实有力，何以是传经里证？曰：脉乃人身元气所汇，体强者脉和缓，体怯者脉虚弱。脉沉属阴，主病在里；脉实属阳，主病为热。今见脉沉而实，是为内有邪而且热也，定属伤寒传里，化而为热，故脉虽沉而实，又得指下有力，知为传经里证无疑，宜白虎汤（石膏、知母、甘草、粳米）、抽薪饮（黄芩、石斛、木通、栀子、黄柏、枳壳、泽泻、甘草）加减主之。若直中阴证，脉必沉细而无力，有力无力，所关甚大，诊时不可不细心体会。

传经里证恶寒

问曰：恶寒，何以是传经里证？曰：邪热汇入阳明正腑，熏蒸而烦躁，故令恶热，凡揭去衣被扬手掷足者，皆邪热传腑故也。故一见恶热，知属传经里证无疑，宜犀角地黄汤（生地、白芍、丹皮、犀角末、川连、黄芩）、白虎汤（石膏、知母、甘草、粳米）、黄连解毒汤（黄连、黄芩、黄柏、栀子）加减主之。

传经里证潮热

问曰：潮热，何以是传经里证？曰：潮热者，连日至未申时发热，如潮之信，不失其候也。未申属阴分，今热发于未申，是邪居阴分，热蒸入里，熏灼结粪，火炎土燥，故知日晡潮热，乃传经里证也。仲景云：其热不潮，不可与承气汤。承气为潮热主药，今时不敢轻用承气，宜六一顺气汤（柴胡、黄芩、枳实、厚朴、大黄、芒硝、甘草、白芍）、三黄石膏汤（川连、黄芩、黄柏、石膏、豆豉、黑栀）加减主之。若潮热而脉微弱者，又宜白虎汤、润肠汤（当归、桃仁、蒌仁、甘草、生地、熟地、麻仁、升麻）加人参以助元气。

传经内证口渴

问曰：口渴，何以是传经内症？曰：口渴者，内热也。邪热烧耗津液，故思得水以自解也。饮多能消者，热深也，宜凉膈散（连翘、大黄、甘草、黑栀、黄芩、薄荷、芒硝）。饮少不能消者，热未深也，宜抽薪饮（黄芩、石斛、木通、栀子、黄柏、枳壳、泽泻、甘草）。太阴有咽干，少阴有口燥舌干而渴，厥阴有消渴，宜酌各经施治，若先见发热头痛，由阳经传来，俱属热邪为患，总宜酌清略汤剂为主治。

传经里证舌苔

问曰：舌苔，何以是传经里证？曰：舌者，内司肠胃，伤寒传里，则里热灼烧，津液干枯，结于舌上为苔。如锅心滚沸，米饮煎干，结衣一层于锅底，即此意也。盖伤寒自表传里，全以舌苔为验，里热既清，渐进谷气，亦终以舌苔为验，故验舌，乃审查伤寒之大要，其验之之法，舌润而和，为邪在表，舌苦而渴，为邪将入里，舌干燥有脂，则知邪已传里，化而为热。如苔色白者，为邪尚浅，苔色黄者，为热渐深，苔色黑及舌中心黑如小舌形，而芒刺裂指者，皆热极之病也。又验其出舌，出舌长而尖者，为热未甚；出舌圆而平者，为热已甚；若出舌短，不能出齿外，而形方者，热盛之极也。凡见舌苔等症，急用黄连解毒汤（黄连、黄芩、黄柏、栀子）、六一顺气汤（柴胡、黄芩、枳实、厚朴、大黄、芒硝、甘草、白芍）、消斑青黛饮（青黛、川连、犀角、石膏、知母、玄参、黑栀、生地、柴胡、人参、甘草）加减主之。又问曰：《金镜》三十六舌，以纯黑者为水来克火，系大寒证，用理中汤救之，今曰热极，不与古人之论径庭乎？曰：直中者，而舌青黑色者，水来克火也；传经证，而舌紫黑色者，火极似水也。又水来克火者，水化也，必津润而滑，无焦燥之理。火极似水者，火化也，必焦燥有芒刺如锉，而无津润之理。二者色黑虽似，而青紫润燥不同，乌得以寒为热，以热为寒乎！又伤寒，有阳似阴，有阴似阳，有阴极反发厥，阴盛反发躁，症脉俱不可辨者，独有舌苔可辨。果见舌苔紫黑而燥，虽症脉俱阴，知其内伏阳热；果见舌苔青黑而滑，虽病脉俱阳，知其内本虚寒，何疑于表里传中之大辨乎！又问曰：敢问里热已清，验舌进食若何？曰：里热则苔生，热甚则苔变色，热清则苔色清，苔清者，可进食，苔未清者，不可进食。若其苔可刷而去者，亦是热退之候，以胃有实热，苔虽刷之不去也。果见苔清，可饮以粥汤，仍宜酌抽薪饮、钱乙泻黄散（白芷、防风、升麻、枳壳、黄芩、石斛、半夏、甘草）等剂加减调理。

传经里证唇焦

问曰：唇焦，何以是传经里证？曰：唇者，肌肉之本，阳明胃府，主肌肉者也，故里热盛则唇焦燥，而唇皮欲开裂，以白虎汤（方见上）、凉膈散（连翘、大黄、甘草、黑栀、黄芩、薄荷、芒硝）加减主之。又问曰：若阳明在经表证，热蒸肌肉，亦令唇焦，喜漱水，何以别之？曰：唇焦喜漱水，而不欲咽下者，热只在经，而未深入于腑也；若漱水而欲咽下者，知内热炽盛，邪已传腑也，可于此别之。

传经里证咽干痛齿燥黑

问曰：咽干痛，齿燥黑，何以是传经里证？曰：咽为胃之关，齿乃骨之余，今咽干痛，腑热盛也，齿燥黑，热灼骨也。骨与胃，俱属内，故一见咽干痛，齿燥黑者，知系传经里证，宜六一顺气汤（柴胡、黄芩、枳实、厚朴、大黄、芒硝、甘草、白芍）、三黄石膏汤（川连、黄芩、黄柏、石膏、豆豉、黑栀）加减主之。又问曰：内热故然咽痛，寒证亦使人咽痛者何？曰：中寒令人咽痛者，必见下利清谷，四肢厥逆，口不渴，脉来无力，此寒极生假热，反致咽痛，与之水则必不能饮，且不欲饮，宜酌救略以治之。若传经咽痛，必脉数有力，口燥渴，能消水，大便闭，不闭则下利肠垢，小便短赤，宜八珍散（车前子、木通、滑石、瞿麦、黑山栀、萹蓄、大黄、甘草）加射干、元参以清里。诸证辨曰：咽痛当分数证，有阳毒咽痛，则口疮赤烂，发斑发狂，吐血衄血，有传经少阴咽痛，则口燥烦渴，欲思水自救，二便闭，然数证均属内热盛极，统宜三黄石膏汤（方同上）加射干、元参之类以治之。又有寸尺脉紧，当无汗，今反汗出不止而咽痛者，名曰亡阳咽痛，此津液内耗，亦虚极生假热，宜黄连解毒汤（黄连、黄芩、黄柏、栀子）加减主之，加参、苓、归、芍、熟地、射干之属以治之，勿妄用热药，致津液内枯，罹祸不浅也。

传经里证不得眠

问曰：不得眠，何以是传经里证？曰：热邪入腑属阳，阳主动，动则使人心烦神昏，以致不眠。若直中寒盛则属阴，阴主静，静则多眠。故知不得眠，是传经里证。又问曰：有不得眠而投寒药愈甚者何？曰：此必汗吐下后，伤血之证，名曰津液内竭。盖心主血，血虚则神无所依，故心蕴虚烦，脉来浮弱，另宜酌救略加参、苓、归、地、枣仁、茯神以培养之。至传经里证不得眠，必见烦躁，口渴，便秘，脉来有力，宜导赤各半汤（黄连、黄芩、犀角、知母、黑栀、滑石、麦冬、人参、甘草、茯神）、犀角地黄汤（见上）加减主之。又问曰：阳明经证，亦有不得眠，何以别之？曰：阳明经证不得眠，必现有目痛见症。目睛为邪熏灼，故亦不得眠，非同腑证，致有口渴、便闭等患也，经腑之分以此。

传经里证多眠

问曰：多眠，何以又是传经里证？曰：卫气行于阳，则令人自寤；卫气行于阴，则使人喜寐。今邪由三阳，传入少阴，热冲清道，神思昏愦，故但欲寐也，亦宜导赤各半汤（见上）、犀角地黄汤（见上）加减主之。又问曰：传经多眠，与直中多眠，何以别之？曰：传经多眠，必先有头痛、发热见症，始为热冲清道，其眠时，亦呼之即醒；若直中多眠，初时身热，惟肤冷自汗，四肢厥逆，朝里蜷卧，终日不言，呼之不觉，乃为危候，宜酌略以温补之。

传经里证自汗

问曰：自汗，何以是传经里证？曰：寒则腠理闭塞，热则腠理开泄，一定之理也。太阳始受寒邪，未变为热，则腠理致密而无汗，以无汗忽变有汗者，是热已入腑熏蒸，如鼎沸然，故知自汗为传经里证，宜白虎汤（见上）、黄连解毒汤（见上）酌加玄参、白芍、五味兼凉兼养以清之。又问曰：自汗为里证，古有用桂枝汤者何？曰：自汗用桂枝者，太阳伤风证也。若里证自汗，属热，热则阳盛，仲景云：桂枝下咽，阳盛则毙。孰敢用之于自汗？又问曰：别之奈何？曰：淅淅然恶风，头痛，发热，悉俱者，伤风自汗也；烦躁恶热，不恶风寒者，里证自汗也。又问曰：有直中证而自汗如雨如油者，与此何别？曰：直中，则真阳衰竭，鼻冷，发厥而自汗，乃为垂危之候。若传经自汗，必有发热头痛见症，万勿轻听庸医，忘谓自汗，辄属虚寒，而误投桂附，致杀人于非命也，戒之戒之！

传经里证手足心腋下有汗

问曰：手足心腋下有汗，何以是传经里证？曰：人身诸背属阳，诸脯属阴，手足背属阳，手足心属阴，阴为里，邪热入里，熏蒸脏腑，故手足心腋下汗出。若掌心腋下未湿润者，邪尚在表，而未入于里也。今掌心腋下汗出，必大便硬，恶热，为热极之证，宜白虎汤、导赤各半汤、六一顺气汤（柴胡、黄芩、枳实、厚朴、大黄、芒硝、甘草、白芍）加减主之。

传经里证大便闭

问曰：转矢气，何以是传经里证？曰：转矢气者，气往粪门下泄也，曷不观今之人，将欲大便，必先气泄，病者，内有燥粪，结而不通，则气滞而凝胀。至转矢气，是浊气下行，将欲大解，为热入胃腑等证所最喜者，故《易明篇》云：若不转矢气者，不可与承气汤。此言虚寒下利，必不转矢气，今伤寒病久，矢气叠见，则知燥粪欲解难解，宜抽薪饮重加当归、紫菀以润行之。

传经里证小便数

问曰：小便数，何以是传经里证？曰：里热盛则三焦为火所灼，水道不清，故令短赤。然大热所蒸，又使小肠传送保急，故作频解之状。数者，频解而不清长也，色必黄赤，热蒸而色变也。以此责之肠胃三焦，宜八正散（车前、木通、滑石、瞿麦、黑栀、萹蓄、大黄、甘草）、导赤各半汤，酌为加减以清热，则水道复常。仲景曰：阳明病，汗出多而喝，胃中必燥，不可复利小水。言阳明腑病，汗多，小便不利者，皆津液内竭，若误利之，是重虚其虚，而便愈不利，宜钱乙导赤散（生地、木通、甘草梢、淡竹叶）加当归、紫菀、生地以润燥生津，或再加人参以补气。经曰：气化则能出。此之谓也。

传经里证谵语发狂

问曰：谵语发狂，何以是传经里证？曰：阳明腑热，上乘于心，心为热冒，则神魂昏乱，故令谵语发狂。其症必大热大渴，小便涩，大便闭，其语心高，其狂必厉，其至骂詈呼叫，登高逾垣，此有燥粪在胃，宜六一顺气汤（柴胡、黄芩、枳实、厚朴、大黄、芒硝、甘草、白芍）、三黄石膏汤（川连、黄芩、黄柏、石膏、豆豉、黑栀）、凉膈散（连翘、大黄、甘草、黑栀、黄芩、薄荷、芒硝）加减主之。又问曰：谵语发狂，乃实热所使。经言有实亦有虚者何？曰：伤寒元神失守，为邪所乘，神志昏沉，而错乱不正者，此虚邪也。其症身不热，口不渴，便自利，其语呢喃，其狂萎悴，此有因汗亡阳，因下亡阴者；有因焦思抑郁，竭厥心气者；有因劳力内伤，致损脾肾者；有因日用消耗，暗残中气者。宜酌救略以极其根本，不得妄用清凉，此景岳所以有谵语、郑声之别也。

传经里证烦躁

问曰：烦躁，何以是传经里证？曰：烦躁，阳热盛也，内火焚灼，天君不安，故烦躁。烦为内不安，躁为外不安。此与谵语、发狂之证又异，彼为阳盛有余之证，此为阴虚不足之证。缘热盛而力不能支，则不得不烦躁也。又问曰：表证亦有烦躁者何？曰：有头痛，发热恶寒，而烦躁，此为太阳烦躁。若传经里证烦躁，必外无表证，惟见便闭，口渴，舌苔，乃阳热蓄极而烦躁也，宜导赤各半汤、消斑青黛汤（青黛、川连、犀角、石膏、知母、玄参、黑栀、生地、柴胡、人参、甘草）或合左归饮（熟地、山药、枸杞、山萸肉、茯苓、炙草）加减主之。又问曰：直中亦有烦躁者何？曰：直中证，寒极而反烦躁，实非烦躁，欲作饮水之状，若与水则不能饮，面带赤色，乃是阴气枯竭，阳无所归，上浮于面，脉必沉细无力。盖寒不当烦躁，而见烦躁者，乃物极则反，火极似水，名曰阴躁。譬如灯将尽而更明，《易》所谓枯杨生华，根绝于内是也。故阳躁似阴者，虽危尚有生理，阴躁似阳者，多属不治。倘遇此证，急宜温补之。

传经里证胸腹痛满

问曰：胸腹痛满，何以是传经里证？曰：邪传太阴，有腹满、时腹自痛等症，以太阴脾脉，循膝入腹，布于胃，正气被邪气壅遏，故令腹痛也，寒邪在内，则为常痛，此因阳邪干里，故不常痛，而令时腹自痛也，宜钱乙泻黄散（白芷、防风、升麻、枳壳、黄芩、石斛、半夏、甘草）加减主之。邪传厥阴，有气上冲心、心中烦满等症。以厥阴肝经，位居下部，邪传至此，则木火相犯，故邪气上冲心，令心中烦满疼痛也，直抽薪饮、龙胆泻肝汤（龙胆、黄芩、黑栀、泽泻、木通、大黄、当归、生地、柴胡、甘草）酌合左归饮（熟地、山药、枸杞、山萸肉、茯苓、炙草）去熟地，加升麻、枳壳以升降之。又问曰：直中证，亦有胸腹满痛，何以别之？曰：胸腹痛连小腹，四肢发厥，肤冷汗淋，此直中证腹痛也，传中之别以此。

传经里证自利

问曰：自利，何以是传经里证？曰：自利者，不因攻下，而自泻利，俗呼漏底伤寒是也。盖邪传太阴，有自利证，因热邪壅遏，上之浊气不降，下之清气不升，故食不下而自利也。邪传少阴，有自利证，因肾主禁固二便，水受火灼，热克大肠，气不上升，故渴而自利也。邪传厥阴，有下之利不止证，因木邪乘土，脾既受伤，则土败木贼，今复下之，使脾气愈虚，故利不止也。此皆谓之传经自利证，即协热下利，下利肠垢之属也，俱宜钱乙导赤散，合左归饮，去熟地加人参、泽泻、扁豆、谷芽以消补兼施之。切不可轻发汗，若误汗之，使邪气内攻，复泻其津液，胃气转虚，必成胀满，不可不慎。

传经里证目不明

问曰：目不明，何以是传经里证？曰：目为五脏精华之所系。五脏属阴，阴居于里，内热燃炽，里受煎熬，则肾水受涸，瞳仁专属于肾，肾水枯渴，则不能照物，致目不明，故知是传经里证，宜抽薪饮、龙胆泻肝汤加减主之。若云此证属虚，误投热药，必致不救。又问曰：有目睛上视不明者，与此有别乎？曰：上视者，谓之戴眼，非不明也，乃属太阳证。盖太阳为目上纲，与少阴相表里。少阴气亏，则太阳血少，致筋脉燥急，牵引而上。若直视不转，大为离候，宜酌救略以培补之。万勿误认为风热，而误用寒散也，慎之！

传经里证厥逆

问曰：厥逆，何以是传经里证？曰：厥逆者，两手两足厥冷也。若属传经厥逆，其先必头痛发热，起自三阳，由浅入深，渐及三阴，变为四肢厥逆，或时乍温，其症必便结，烦躁，谵语，发渴，不恶寒，及恶热，脉沉有力，手足虽厥，内则邪热郁结，所谓阳极似阴也，宜酌白虎汤（石膏、知母、甘草、粳米）、黄连解毒汤（黄连、黄芩、黄柏、栀子）加减主之。又问曰：直中证，亦见厥逆，别之奈何？曰：直中证，乃独阴无阳，必厥冷畏寒，而过于肘膝，腹痛，吐泻，战栗不渴，脉沉无力，可于此别之。

直中里证脉沉迟而无力

问曰：脉沉迟而无力，何以是直中里证？曰：元气固于周身，畅于四肢，热则脉浮，寒则脉沉，热则脉数，寒则脉迟，一定之理。沉迟者，阴脉也，无力者，虚也，是寒中阴经，阳气虚陷，不能舒达，致使脉沉迟而无力。若内有实热，脉必洪大，安得无力？故一见脉沉迟而无力者，即知为虚为寒，为直中里证无疑，总宜酌救略理中汤（白术、人参、炮姜、炙草）、真武汤（附子、白术、茯苓、白芍、生姜）等剂为主治。大抵脉沉迟者，多由元气不充，不能固用身而畅四肢，切不可再施攻击。

直中里证四肢厥逆冷过肘膝

问曰：四肢厥逆，冷过肘膝，何以是直中里证？曰：四肢属阴，寒邪亦属阴，今中寒邪则阳衰，阳衰则阴独盛，故四肢厥逆，冷过肘膝也。肘膝为人身之四关，寒冷过之，内脏阳气已微，脉必沉迟无力，是以知为直中里证也，宜回阳救急汤（附子、干姜、人参、肉桂、茯苓、白术、北五味、广皮、半夏、炙甘草）、十四味建中汤（黄芪、茯苓、白术、人参、炙草、半夏、归身、白芍、熟地、川芎、麦冬、肉苁蓉、附子、肉桂）加减主之。又问曰：有言阳证亦发厥，何以别之？曰：阳极则反寒，身虽厥，指甲尚温，不似寒厥，冷之极也。但外证必见口燥，大渴，恶热，小便赤，大便闭，或下利肠垢，脉必沉实有力，可于此别之。

直中里证背恶寒

问曰：背恶寒，何以是直中里证？曰：人之一身，诸背为阳，诸腹为阴，今背恶寒者，是阴邪乘于阳分，故知阴盛阳衰，为直中里证，宜六味回阳饮（人参、熟地、附子、炮姜、归身、炙草）、五福饮（人参、归身、炙草、白术、熟地）、理阴煎（熟地、当归、炙草、肉桂、干姜）、右归饮（熟地、山药、枸杞、肉桂、杜仲、附子、炙草、山萸肉）加减主之。又问曰：阳明腑病，背亦恶寒，何也？曰：腑病亦恶寒，必外见口燥、大渴、不眠等症，是皆属阳，阳热内陷入腑，则背空虚，致微恶寒，法宜解之清之，若不渴不燥，自利清谷，真属直中里证，又孰敢用解用清？总之渴则内有热，不渴者内有寒，为阴为阳，思过半矣。

直中里证吐清沫

问曰：吐清沫，何以是直中里证？曰：胃腑有寒热，必见于涎液。《内经》曰：诸呕吐酸，及水浑浊，皆属于热。诸病水液，澄澈清冷，皆属于寒。如天寒水清，天热水浊，即此意也。若属热邪，在胃烧耗，必致口渴，作为酸浊之水，又何得有清沫？故一见吐清沫，知为直中里证无疑，宜温胃饮（人参、炮姜、白术、扁豆、归身、黄皮、炙草）、胃爱散（人参、白术、茯苓、黄芪、丁香、炙草、肉果、炮姜）加减主之。

直中里证唇甲青

问曰：唇甲青，何以是直中里证？曰：指得血而握，唇得血而赤。今寒邪中之，致血凝滞，不能濡润，故唇甲变而为青，况色之赤者为热，青者为寒，一见唇甲青，知为直中里证无疑，宜加味暖肝煎（人参、附子、炮姜、炙草、茯苓、归身、枸杞子、小茴香、肉桂、沉香）、吴萸四逆汤（吴萸、附子、干姜、炙草）加减主之。又问曰：阳厥亦唇甲青，别之奈何？曰：阳厥，热深也，热极反厥也。然唇甲虽青，实非青也，乃深紫带黑色也。唇紫黑，而口必渴，与水则能饮，启唇视之，口舌燥裂，甲指黑，而指尖必尚温。若直中者，唇青而口和，甲青而厥冷。寒热之分，于此可辨。

直中里证蜷卧

问曰：蜷卧，何以是直中里证？曰：热则手足舒畅，岂有蜷卧之理？如冬月独寐，寒极则必蜷卧，天气暖则手足舒伸，必揭被露足，故一见蜷卧，知是直中里证，宜酌回阳救急汤（见上）、右归饮（见上）加减主之。又问曰：经言表证，亦有蜷卧，别之奈何？曰：阳经蜷卧者，表中寒也，必有头痛、发热诸表见证，若直中蜷卧，必身冷发厥，外无一毫表证。可于此别之。

直中里证舌卷囊缩

问曰：舌卷囊缩，何以是直中里证？曰：热主舒，寒主敛，定理也。直中里证，为阴盛阳衰，阳衰则不能壮其上，温其下，故舌卷而囊缩也。况囊缩之理，如冬月肾囊敛缩，睾丸反隐于上，此寒盛也；夏月囊肾宽舒，睾丸且下垂，此热盛也。故寒则囊隐，未有热而隐者，宜加味暖肝煎、吴萸四逆汤加减，及加川椒、炒荔子核主之。又问曰：指掌以舌卷囊缩而用承气汤者何？曰：厥阴者，肝也，肝主周身之筋膜，若传经里证，次第传至厥阴，六经已尽，邪热实盛，致筋急舌卷，如中风状，而囊为之敛搐，以脉络于阴器故也，非若直中之隐而缩也。指掌谓囊缩当下，必口渴烦满之极，方敢投承气汤，若口不渴，兼有一毫厥逆清谷之症，误投清法，必致不救，而况承气汤乎！

直中里证下利清谷

问曰：下利清谷，何以是直中里证？曰：寒邪居内，则水谷不化。经曰：食下则化，腐臭而出，是有火也；食下不化，是有寒也。又曰：天寒则水清，天热则水浊。病机云：诸水液，澄澈清冷，皆属于寒。故一见下利清谷，即知是直中里证无疑，宜回阳救急汤、温胃散、胃爱散（见上）加减，参附汤（人参、附子、丁香）、归气饮（熟地、茯苓、扁豆、炮姜、丁香、广皮、藿香、甘草）加减主之。又问曰：传经里证，亦有下利，别之奈何？曰：传经里证，属热，是下利肠垢，协热下利，俱腐臭而出，非若直中里证，下利清谷也，寒热之迥别如此。

直中里证干呕

问曰：干呕，何以是直中里证？曰：寒郁于中脘，令阳气不得舒达，欲吐不得吐，名曰干呕。若属热邪在内，欲吐即出物，或呕酸呕苦水，岂有干呕之理？故一见干呕，即属直中里证。太阴干呕而腹痛，宜理中汤加广半藿香；少阴干呕而下利，宜加减参附汤加广半生姜；厥阴干呕而涎沫，宜吴萸四逆汤加广半川椒。又问曰：太阳少阳水气，宜令干呕，别之奈何？曰：太阳干呕，头痛发热；少阳干呕，胸满胁痛；水气干呕，暖引胁下痛；惟直中干呕，则外无一毫表证，必见下利清谷，及诸寒证也。然太阳少阴水气干呕，要亦近于寒也，不可纯用寒凉。

直中里证多眠

问曰：多眠，何以是直中里证？曰：阴盛主静，静则使人多眠，或蜷卧而眠，或终日不言而眠，均属直中里证，宜酌六味回阳饮（人参、熟地、附子、炮姜、归身、炙草）、五福饮（人参、归身、炙草、白术、熟地）、右归饮加减主之。又问曰：表证，与传经里证，亦有多眠者何？曰：表证多眠，是感邪深重，必见头痛发热，而鼻息气粗；邪传少阴里证多眠，因热冲清道，神思昏昧，然必呼之即醒，不若直中里证，身冷，鼻冷，声息微怯，呼之不醒也，表里传中之分，于此辨之。

直中里证吐蛔

问曰：吐蛔以是直中里证？曰：蛔得暖则安，得寒则泛。今见吐蛔者，膈上有寒故也，宜加味暖肝煎、吴萸四逆汤（见上）酌加苍术、川椒、乌梅以温之。又问曰：传经里证，亦有吐蛔者何？曰：凡遇吐蛔，必参观别症而后无误。若传经吐蛔者，其症唇焦，舌槁，口渴，手足自温，故知肠胃有实热，然忌用凉药，犯之者死。盖胃中有寒，阳气弱极，蛔逆而上，宜补中益气汤、左归饮加减主之。盖蛔闻酸则静，见辛则安，待蛔定后，再酌证施治。若直中吐蛔，唇甲必青，脉必沉迟无力，大小便必清澈，惟宜温热，暖脏安虫，不得稍缓须臾也。

感冒伤风证

问曰：感冒伤风证，与伤寒有别乎？曰：风者，寒之帅也。风属阳，寒属阴，风送寒来，寒随风入，侵筋凑肤，本为同气。故凡风之深者，便为伤寒；寒之浅者，乃为伤风。如时行之气，夏热反凉，秋凉反热，冬寒反温，春温反寒，非其时而有其气，致一岁之中，老幼病咸相似者，是即时行之病。感冒虚风不正之气，随感而随伤也，其脉必浮而缓，其病必多见于太阳。轻则宜姜葱桃茶饮（生姜、核桃、葱白、茶叶），重则宜九味羌活汤（羌活、防风、甘草、苍术、白芷、川芎、生地、黄芩、细辛）。或兼少阳，宜酌加小柴胡汤，或兼阳明，宜酌加柴葛解肌汤（柴胡、干葛、甘草、黄芩、芍药、羌活、白芷、桔梗）。总不外发解和三略。是在问切者，酌择温散托散汤剂以施治。而凑肤之风邪，无不即愈。若剧投清凉，致表里俱寒，勾连不解，渐次内传，元阳日败，谓非庸医授害而何？

温　病　证

问曰：温病证，与伤寒证何？曰：《内经》有云，冬伤于寒，春必病温。是知温病，亦伤寒类也，只缘四时不同，故其病亦异。如霜降以后，立春以前，当寒不寒，乃更温暖，因而衣被单薄，以致感寒即病者，名曰冬温，此为正伤寒也，须以辛温发之，宜九味羌活汤，去黄芩、生地，加苏叶、干葛。惟动感寒邪，病不即发，伏藏于肌肤，至春，天行温令，人身之寒，亦随天气，变而为温，始发壮热、口渴而不恶寒者，名曰温病。既变为温，不得言寒矣，仲景云：太阳病发热而渴，不恶寒者，为温病。释曰：太阳病者，脉浮头项痛，而腰脊强，伤于寒当恶寒，不恶寒而渴，当转属阳明。盖不恶寒，则病非外来，渴则明是热自内达，其无表证明矣，若误下之，未必不为害，其害犹小，若误汗之，则害不可言。以初病则渴，是内热为本，外寒为标，故只谓之温，而不谓之伤寒，宜柴葛解肌汤、升阳散火汤（升麻、葛根、羌独活、白芍、人参、防风、炙草、生草、柴胡）加减主之。又问曰：有至夏而发者为何病？曰：若至夏犯寒邪而后发，则另为热病，热与温有重轻之分。仲景云：若遇温气，则为温病，温病未已，更遇温热，则为温毒。《伤寒例》云：再遇温气，名曰温疫，即此病也。此等病症，多起于冬不藏精，邪乘虚入，及饥饱劳倦，受苦特甚之人，故大荒之后，必有大疫也。庞安常曰：疫气中人，流行传染，轻重不一，考诸仲景，亦无治法，后人用荆防解毒散，然有效不效，其病大抵属三阳者多，属三阴者少。其脉散在诸经而动，当各随其经治之。脉寸尺俱浮紧者，发于太阳，此必温病将发，太阳又感暴寒，故脉为之紧，脉紧，则必有恶寒、头痛、骨疼之症，宜九味羌活汤（羌活、防风、甘草、苍术、白芷、川芎、生地、黄芩、细辛）合十味芎苏散（川芎、苏叶、干葛、柴胡、陈皮、半夏、桔梗、枳壳、茯苓、甘草）加减。倘无此等症，脉必不紧也，脉若尺寸俱长者，发于阳明，宜柴葛解肌汤合芎苏散加减。脉若尺寸俱弦者，发于少阳，宜小柴胡汤合芎苏散加减。脉若弦数，胸膈满闷，宜小柴胡汤加枳实、橘红。脉若洪数，大热，大渴，狂躁，谵语，呕呃，大便闭结，宜白虎汤、竹叶石膏汤加九制大黄。若暑疫时行，表里俱有实热，宜羌活升麻汤（羌活、升麻、葛根、人参、白芍、川连、石膏、甘草、生地、知母）或消斑青黛饮（青黛、川连、犀角、石膏、知母、玄参、黑栀、生地、柴胡、人参、甘草）、普济消毒饮（川连、黄芩、橘红、元参、生甘草、桔梗、柴胡、薄荷、连翘、牛蒡、板蓝根、轻马勃、升麻、白僵蚕）、双解散（防风、荆芥、连翘、干葛、薄荷、川芎、当归、白芍、白术、山栀、黄芩、石膏、桔梗、甘草、滑石）、圣散子（制苍术、防风、厚朴、猪苓、泽泻、白芷、川芎、赤芍、藿香、柴胡、麻黄、升麻、羌独活、枳壳、吴茱萸、细辛、藁本、茯苓、石菖蒲、草豆蔻、良姜、甘草、大附子）酌择加减。若初起即见阳少阴多，脉来浮洪，宜《局方》五积散（当归、苍术、厚朴、干姜、白芍、枳壳、半夏、白芷、桔梗、甘草、茯苓、肉桂、人参、川芎）合再造丸（人参、黄芪、附子、白芍、桂枝、甘草、川芎、羌活、防风）加减。如温病壮热，脉浮大有力，可治，细小者难治，小而足冷者多死。

按　此解三阳实邪见证之所宜，若遇阴证阴脉，是即病在三阴。在三阴者，必有所因，或因饮食内伤，或因欲事先伤肾命，勿得以身热脉数，辄疑为火，而妄用清凉也，酌救略理阴煎（熟地、当归、炙草、肉桂、干姜）、补元煎（人参、山药、杜仲、熟地、归身、枸杞、山萸肉、炙甘草）等汤，对证主治。

热 病 证

问曰：何谓热病证？曰：冬感寒邪，病不即发，伏藏肌肤，至夏，天道炎热，其伏邪随时气转而为热，忽发壮热，时或头痛，不恶寒而渴者乃热病也，其症与温病同，且间发为热厥，轻则不语，重则昏沉，甚于夜间，至寅少苏，剧则清晨始醒，傍晚复发。脉浮洪者，属太阳；洪而长者，属阳明；弛而数者，属少阳。大抵热病，大热，须脉见洪大有力，或滑数有力，乃为脉病相应，易治，总宜白虎汤、黄连解毒汤、犀角地黄汤加减主之。若脉见促、结、代、伏、沉、小，皆为难。如人虚脉弱，主扶元气兼解邪热，不可峻攻。若见三阳证，治例与温病同。若夹暑，加香薷、扁豆，双解之。若夹内伤生冷，饮食停留，或呕呃心，中脘痞闷，发热憎寒拘急，宜正气散（藿香、紫苏、白芷、大腹皮、茯苓、白术、陈皮、半夏、曲厚朴、桔梗、甘草）加香薷、扁豆、葛根、黄连。若热渴，大便自利，小便不利者，五苓散（白术、桂枝、猪苓、茯苓、泽泻）去桂，加干葛、黄连、香薷、滑石、石膏主之。表热甚者加柴胡，若时行热病发黄，名曰瘟黄，五苓散加茵陈，以泻湿热。治热病，惟宜用辛凉之药，以解肌清里，不可误下误汗也。又问曰：热病，与中暑证何别？曰：头痛发热，身痛，无汗，脉洪数者，热病也。夏天受热后，忽洒然毛耸，四肢无力，体倦有汗，脉虚弱者，中暑证也。

中 暑 证

问曰：中暑证，何以治之？曰：中暑者，因暑而受热也。仲景谓之中暍。洁古云：静而得之为中暑，动而得之为中热。东垣云：避暑厦屋得之为中暑，劳役道途得之为中热。二子之说，俱分阴阳，似有未确，彼静居深厦，而忽见头疼渴热者，是即伤寒病也，何以谓之中暑？惟盛夏烈日之时，或于长途，或于田野，不辟劳苦，触冒炎蒸，以致热毒伤阴，而见头痛烦躁，肌体大热，手足微冷，大渴大汗，面垢，脉浮，气喘，或似无气举动等症，乃为中暑。虽有虚实不同，却无阴阳分属。体弱者，宜白虎汤（石膏、知母、甘草、粳米）加人参、香薷、扁豆、厚朴主之。壮盛者，宜黄连解毒汤（黄连、黄芩、黄柏、栀子）加石膏、香薷、干葛、厚朴主之。如遇道途中暑，昏闷热死之人，急移阴处，拘道上热土，拥其脐上作窝，令人尿沟窝中，暖气透脐即苏，方可用温水调研蒜灌之，万不可遽与冷水，正如冻死人，先须与冷水，若遽令近火即死。阴阳宜和，不宜争，厥旨微哉。

大头瘟证

问曰：何谓大头瘟证？曰：天行风毒，客于三阳之经，上侵头面而为肿，若属太阳，每发于头上，并脑后，及目赤肿，宜荆防败毒散（荆芥穗、防风、柴胡、羌活、独活、前胡、川芎、枳壳、甘草、人参、桔梗、茯苓、薄荷）加藁本。若属阳明，每发于鼻颏，并面部，及目不能开，或内热，日晡潮热，口干舌燥，咽喉肿痛，脉数大，宜柴葛解肌汤（柴胡、干葛、甘草、黄芩、芍药、羌活、白芷、桔梗）、双解散（防风、荆芥、连翘、干葛、薄荷、川芎、当归、白芍、白术、山栀、黄芩、石膏、桔梗、甘草、滑石）、普济消毒饮（川连、黄芩、橘红、元参、生甘草、桔梗、柴胡、薄荷、连翘、牛蒡、板蓝根［无以青黛代］、轻马勃、升麻、白僵蚕斟酌加减。若属少阳，每发于耳之上下前后，并头角红肿，或发热，往来寒热，口苦，咽干，胸胁满闷，宜小柴胡汤（柴胡、黄芩、半夏、甘草、人参、生姜）加牛蒡子、连翘、犀角。若属时毒血热，必烦躁便闭，兼赤斑肿痛，脉实，宜黄连解毒汤（见上）、消斑青黛饮（青黛、川连、犀角、石膏、知母、玄参、黑栀、生地、柴胡、人参、甘草）倍犀角、黑栀仁，此证只宜宣热泻毒，先缓后急，不可峻用降药，以风热温邪，浮在高巅，欲速则过病，所谓上热未除，中寒复生，必致损人于非命。先缓者，宜退热消毒，虚人兼扶元气；胃气弱，食少者，兼助胃气，俟其大便热结，以九制大黄下之，拔其毒根，此先后之法也。

蛤蟆瘟证

问曰：何谓蛤蟆瘟证？曰：咽喉下凸肿连腮，颈项下起浮核，兼有赤斑，状如蛤蟆项，此证亦属风热湿邪，与大头瘟证同，宜荆防败毒散（见上）加黄芩、九制大黄，以清热消毒，则肿自散。或先用侧柏叶捣汁，调火煅蚯蚓粪以敷之，或车前草捣烂敷俱效。

疟 疾 证

问曰：何谓疟疾，其证亦伤寒类乎？曰：疟疾多由外感，故《内经》论疟，无非曰风曰寒，每见伤寒，因得发解，转而成疟，称为吉兆者，则知疟疾原属伤寒之类明矣，其证来时，必先呵欠，怕寒，手足冷，发战栗，大热，口渴，头痛，腰胯骨节酸疼，或先寒后热，或先热后寒，总觉寒热令人难当。古以疟名，即暴虐之义也。岐伯曰：疟之始发也，阳气并于阴，当是之时，阳虚而阴盛，外无气，故先寒栗也；阴气逆极，则复出之阳，阳与阴复并于外，则阴虚而阳实，故复热而渴，并于阳则阳胜，并于阴则阴胜，阴胜则寒，阳胜则热。疟者，寒热之气不常，病极则复。《内经》之论疟者如此。立斋曰：疟证每因先伤于暑，次感于风，客于营卫之间，腠理不密，复遇风寒，闭而不出，舍于肠胃之外，与营卫并行，昼行于阳，夜行于阴，并则病作，离则病止，病于阳则热，并于阴则寒，浅则日作，深则间日，在气则早，在血则晏。前贤本《内经》之论疟如此，是知疟证皆属少阳经病，其于初起当专以散邪为主，若果形气无伤，而脉症别无他故者，宜酌小柴胡汤（见前）、三柴胡饮（柴胡、当归、白芍、陈皮、炙草）、柴胡疏肝煎（柴胡、陈皮、白芍、川芎、香附、枳壳、炙草）、正柴胡饮（柴胡、白芍、陈皮、防风、甘草）加减。若体气本弱，而感邪为疟，宜酌小柴胡，合补中益气汤（黄芪、人参、甘草、白术、陈皮、当归、升麻、柴胡）加威灵仙，或酌加姜桂。若寒少热多，脉数，燥渴，名曰热疟，或内热蓄而表未解，宜酌小柴胡汤，合解余汤（柴胡、前胡、枳壳、桔梗、连翘、黄芩、赤芍、干姜、茯苓、半夏、川芎、薄荷、甘草）加减。或表虽解而火独盛，宜酌小柴胡汤合白虎汤（见前）、黄连解毒汤（见前）加减。若寒多热少，脉迟，背恶寒，呕呃，泄泻，名曰寒疟，宜酌小柴胡汤，合左归饮（熟地、山药、枸杞、山萸肉、茯苓、炙草）、大温中饮（熟地、冬白术、当归、人参、炙草、麻黄、柴胡、肉桂、炮姜）加减。若阴虚血液不充，而邪不能解，病在肝肾之分，宜酌五福饮（人参、归身、炙草、白术、熟地）合逍遥散（柴胡、当归、白芍、白术、茯苓、炙草、薄荷）加减。若中气虚弱，寒邪乘之，正不胜邪，而邪不能解，病在脾肺气分，宜酌理中汤（白术、人参、炮姜、炙草）、温胃散（人参、炮姜、白术、扁豆、归身、广皮、炙甘草）、胃爱散（人参、白术、茯苓、黄芪、丁香、炙草、肉果、炮姜）合逍遥散加减。若发时，寒如冰，热如烙，面赤渴饮，而热退即不渴，宜六味地黄汤（生地、山萸肉、茯苓、山药、丹皮、泽泻）加柴胡、白芍。若元气虚甚，或衰老积弱，有间至二日而一发者，俗名三阴疟，此肾阴不足，精不化气，稍延多日，则不必兼用攻邪，只当以扶正气为主，但使元气不败，则邪气自伏，宜人参养荣汤（人参、黄芪、白芍、归身、麦冬、熟地、茯苓、炙甘草、川芎、五味子、肉桂）、左归饮（见前）、右归饮（熟地、山药、枸杞、肉桂、杜仲、附子、炙草、山萸肉）、五福饮（见前）、补元煎（人参、山药、杜仲、熟地、归身、枸杞、山萸肉、炙甘草）、理阴煎（熟地、当归、炙草、肉桂、干姜）酌择加减，而惟休疟饮（人参、白术、当归、制首乌、炙甘草）为最妙。若疟邪未清，而过食伤脾，以致痞满连绵不已者，宜酌藿香正气散（藿香、紫苏、白芷、大腹皮、茯苓、白术、陈皮、半夏曲、厚朴、桔梗、甘草）、香砂平胃散（厚朴、苍术、陈皮、甘草、砂仁、香附）合小柴胡汤加减。若凡有实滞而作呕者，必多胀满，宜小柴胡汤加砂仁、山楂、厚朴。若凡有火邪，而热、渴、烦躁、秘结者，宜小柴胡汤加川连、知母、石膏。若胃中有伏痰郁结，宜小柴胡汤加草果仁。此疟疾证之大略也。又问曰：有发汗后而疟仍不止，及有止后因劳而复发者何故？曰：汗多而病仍不止者，必系过伤正气，所以余邪不息；其因劳复发者，必系脾肝肾三经，四肢筋骨虚弱，所以遇劳即发，二者仍宜人参养荣汤等剂，重加何首乌、鳖甲调理。又问曰：古云无汗要有汗，有汗要无汗，其说何如？曰：病初无汗，腠理致密，邪不能解，必发散之，故曰无汗要有汗，散邪为主；病久多汗，腠理开泄，阳气不固，必补敛之，故曰有汗要无汗，扶正为主。但疟本外邪，非汗不能解，倘不知善解其邪，而妄用怯剂，多使胃气受伤，邪不能解，必反难愈，此宜以补剂为主，加减取汗，汗后再加补养。若邪在阴分，则下体最难得汗，必补药力到，汗过委中穴方佳。然有感邪深重，不能一二汗即愈者，虽通身如洗，而犹不透。凡遇此者，当察其强弱，仍渐次再汗之，方得邪解。故不可谓汗后必无邪也，须以脉之紧与不紧，及头身之痛与不痛，寒热之甚与不甚为辨耳。又有已得汗，邪气将解，而不守禁忌，或因于劳，或因于欲，或生冷微邪，或胃气未清因而过食，随触随发，旧邪未尽，而新邪又至，以致缠绵不已者，亦必宜仍从汗解，第宜固宜散，总须斟酌虚实为首务。又问曰：古有所谓温疟、瘅疟，陈无择有所谓外因牝疟、内因五脏疟、不内外因鬼祟疟，朱丹溪有所谓食疟、痰疟，其说可得备闻乎？曰：《内经》云温疟得之风中于风寒，至春夏阳气盛，发而为病，此即伤寒之类，故仲景论有温疟一证，与夏伤暑而秋为疟者不同。前于温病问条，会详辨之，所当互参。其瘅疟一证，在《内经》云：肺素有热，气盛于身，发则阳气盛，阳气盛不衰，致消烁肉脱者，命曰瘅疟，此盖阳脏而病阴证。稍寒一暑，就热半日，即热疟证也。无择谓牝疟单寒无热，若果全无发热，而止见寒栗不已，此必直中真寒证，安得谓之疟耶？再如内因五脏疟，在《内经·刺疟论》所言六经五脏之证，不过为邪在何经之辨，原非谓七情所伤，便能致疟，且既云七情所伤，则其虚实大有不同，又岂皆痰饮所致耶？再如不内外鬼祟疟，此第因疟邪乱神，致狂言似鬼者有之，岂鬼祟果能为疟乎！至丹溪食疟、痰疟之说，亦属未确。第有因食伤而疟复发者，有因痰郁而疟淹滞者，总无非外感为之本，岂专因食因痰，有能成疟者乎？近世医家，议论纷扰，揆厥由来，须以《内经》曰风曰寒为主治，则一切疟证，自然迎刃而解。

阴裹阳证

问曰：何以谓之阴裹阳证？曰：其人必先因身体劳伤，而寒邪乘虚，直伤中气，渐郁而生内热，裹证虽热，外证不热，肌肤干蒸而无汗，手足不温，六脉沉迟，渐至齿燥，唇焦，舌槁，脉数，此阴裹阳证也。其证初起，单见身冷畏寒，宜用小柴胡汤，合补中益气汤，加减调之，则寒邪自散，庶不郁为内热。若有齿燥等见症，则内热已甚，宜加黑山栀、淡竹叶以微清之。然必肌肤有热，手足渐温，阳邪始达于外，倘阳受阴陷，裹结不达，则调治綦难，不可不慎。

阴毒阳毒证

问曰：何以谓之阴毒阳毒证？曰：阴毒之证，初受病时，或中寒邪深重，或汗吐下后，真阳受伤，或寒证误投寒凉，如雪上加霜，无不凝冻，其症六脉微沉，腹中绞痛，下利清谷，冷汗自出，面黑，手足指（趾）甲青，厥逆过肘膝，短气不得息，身如被杖，皆纯阴无阳之证，五日可治，六七日不可治，言脏腑皆寒极，而气已绝，宜回阳救急汤、十四味建中汤，倍参附姜桂，加川椒、鹿茸，并用川椒炒盐法，以熨脐腹，必手足渐温，脉息渐应为效。阳毒之证，初受病时，或感热毒深重，当清失清，或热证误服热药，使热毒散漫，如抱薪救火，无不延燎，其症六脉洪大，舌卷焦黑，鼻中如烟煤，身内斑锦，狂言直走，逾垣上屋，弃衣高歌，皆纯阳无阴之证，五日可治，六七日不可治，言脏腑已为热所腐烂，宜白虎汤、黄连解毒汤、消斑青黛饮，倍川连、犀角以清火，凡遇此证，切不可下。又问曰：大热证而言不可下者，何？曰：阳毒乃散漫之热，故只宜清不宜下，大抵阴阳二毒皆阴阳偏胜。阴毒盛，则阳暴绝；阳毒盛，则阴暴绝，非急救急清不能复正气也。

刚痉柔痉证

问曰：何以谓之刚痉柔痉证？曰：身热，时头热，足寒，颈项强急，脊背反张，四肢拘急，甚至面赤，目脉赤，独头动摇，猝口噤者，痉证也。痉之为病，即《内经》所谓痉病者是。仲景曰：太阳病发热，无汗反恶寒者，名刚痉。太阳病，发热汗出，不恶寒者，名柔痉。成注主俱从伤风起，谓刚痉，因伤风重感寒，寒性劲急，故为刚；柔痉因伤风重感湿，湿性濡软，故为柔。刚痉，宜酌十味芎苏散、《局方》五积散，加威灵仙、川萆薢以发之。柔痉宜酌小柴胡汤、五苓散，加当归、苍术、川断以和之。又问曰：痉是太阳病，而挟口环唇者是阳明也，不识太阳病何以兼阳明而致口噤乎？曰：太阳脉起目内眦睛明穴，而阳明交于颏中，过太阳睛明之穴，二经相通，救太阳邪盛，流入阳明，则口噤也，头热面赤目脉赤，虽属风伤于上而然，亦有其人素有郁热，今为风寒湿所遏，其热愈炽，而熏蒸于上，故有头热、面目赤之症，此症兼见，宜前汤剂，酌疏风祛寒渗湿之品，处方治之。

痰　厥　证

问曰：伤寒何以有痰厥者？曰：痰厥者，乃痰饮蓄积脾肺，内侵心窍而不知人事也。其症六脉皆滑，昏沉不语，满口痰涎，声如曳锯，咽喉梗塞者是。伤寒痰厥，与中风不同。中风痰厥，须温药开之，投凉药则剧，伤寒痰厥，须凉药清之，投温药则死，宜消斑青黛饮去人参，加贝母、胆星、牛黄，甚则加竹沥半盏，以行痰滞，若久而不苏，大非所宜。

郁　冒　证

问曰：何谓郁冒证？曰：郁为郁结而气不舒，冒为昏冒而神不清，俗谓之昏迷是也，皆因虚乘寒所致。经云，诸虚乘寒者则为厥，郁冒不仁者，寒气乘虚冲上也。宜补中益气汤倍人参，加川芎、天麻、干姜，甚则加桂附主之。

气　喘　证

问曰：伤寒何以有气喘证？曰：喘出于肺，肺有七叶，内司气之升降，外主皮毛，寒邪外伤，必从皮毛而入，致敛束肺气，不得舒越，故气高而喘，宜十味芎苏散，加桑白皮、杏仁、苏子。仲景曰：喘家无里证，正为伤寒而言。

未及气虚发喘也。又问曰：喘有虚实，别之奈何？曰：实喘有邪气，长而有余；虚喘者，其人别无寒邪咳嗽等症，而忽见气短不续，此精不化气，肾家虚也。

短 气 证

问曰：何以有短气证？曰：短气者，气急而短促，似喘非喘，喘则张口抬肩。短气只是气促不能相续，似喘而不抬肩，似呻吟而无痛也。有责为实者，阳明内热，不大便，潮热自汗，烦躁，谵语，心腹坚满，而短气者，邪在内而为实，宜大柴胡汤或小承气汤加减主之，此短气之实也。有责为虚者，阴证脉沉细，手足冷，面如刀刮，口鼻之气，难以布息，而短气者，宜四逆汤，加人参温之，因汗吐下后，元气虚弱，脉微细，气不能相接，而短气者，宜人参养荣汤、十四味建中汤加减治之，此短气之虚也。

咳 嗽 证

问曰：何以为伤寒咳嗽证？曰：咳者，有声无痰；嗽者，有声有痰。咳嗽出于肺，肺为五脏华盖，形如覆釜，外主皮毛，今寒邪客于皮毛，则肺叶收束，气逆不能开发，而致咳嗽。若恶寒脊强者，太阳经咳嗽也，宜九味羌活汤，加干葛、桔梗。若胁痛往来寒热者，少阳经咳嗽也，宜小柴胡汤加干葛、桔梗。又问曰：里证亦有咳嗽乎？惟直中里证，寒邪上束于肺，故咳嗽，然必下利清谷，四肢厥逆，外无一毫表证，宜回阳救急汤主之。至传经里证，则属热。热主流通，故无咳嗽。大抵伤寒咳嗽，多属外感表证，若内伤阴分，肺燥肾枯，而成咳嗽者，自当壮水滋阴。

动气奔豚证

问曰：何以谓之动气奔豚证？曰：伤寒后有一块在胁下，动如积状者，名曰动气，亦名曰奔豚。吴鹤皋曰：汗后则心液虚，肾者水脏，乘心火之虚而受克之，故脐下悸，欲作奔豚，而上临于心也。仲景曰：诸动气者，不可发汗，亦不可下。成无己曰：动气者，脏气不治，正气虚也。医家每不识此为何故，不知动气之在脐旁，皆本于下焦之阴分，其动之微者，则止于脐旁上下，其动之甚者，则连及左乳之下里虚穴，心胁若春春连续，而浑身振动，此因天一无根，气不蓄脏，而鼓动于下，诚真阴不守，大虚之候也。此证见于虚损者极多，见于伤寒者亦不少，精虚既不可汗，阴虚又不可下。仲景但言其禁而不言其治，独于霍乱条中云：脐上筑者，肾气动也，用理中汤，去术加桂以治之。其意专在脾肾可知，治此之要，惟宜五福饮、补中益气汤、左归饮斟酌加减，以培根本，使其气有所归，自无不获效矣。

亡阳自汗证

问曰：何以谓之亡阳自汗证？曰：证有不应发汗而误发汗致汗出不止，名曰亡阳；有虚汗自出不止，亦名曰亡阳，宜右归饮加参芪归术，以补养之。至有身寒而栗、气虚昏沉等候，速宜煎独参汤饮之，甚者以十四味建中汤、回阳救急汤速为挽回，外用扑身法（麦皮、糯米粉、牡蛎、龙骨），迟则多致不救。

筋惕肉瞤证

问曰：何以谓之筋惕肉瞤证？曰：惕者，筋脉跳动也；瞤者，肉膜蠕行也。因伤寒发汗太过，液枯血少，阳气大虚，筋肉失养，如鱼失水，惕惕然而跳，瞤瞤然而动，此血不充微，则筋缩而肉跳，须温经助阳以补养之，宜十味温胆汤、人参养荣汤加减主治。

肉苛证

问曰：何以谓之肉苛证？曰：伤寒病后，肌肤间有顽痹不仁，痛痒不知处，所谓肉苛证也。此缘发汗过多，荣虚卫实，血气不得通和，而肌肉失养，故虽近衣絮，犹尚苛也，宜酌用九味羌活汤，加桂枝、当归、木香治之，甚则加参、芪、桂、附以温补，使荣卫和畅，则苛处自平。

瘛疭证

问曰：何谓瘛疭证？曰：瘛疭者，一伸一缩，手足相引。古人以此证多属风，盖风主动摇。骆龙吉言：心主脉，肝主筋，心属火，肝属木，火主热，木主风，风火相煽，则瘛疭。若不因汗下后而生者，当平肝木降心火，佐以和血脉之剂，宜小柴胡汤加川连、白芍、龙胆草、生地、川芎、当归、天麻主之。若兼有痰，必加竹沥、天南星。如风邪急搐，须加全蝎、白僵蚕。若伤寒曾经汗下后，日久传变而成此证者，为病势已极，多属难治，缘虚极生风所致，以补中益气汤、理阴煎加减主之。

懊憹证

问曰：何谓懊憹证？曰：心中郁郁然不舒，愦愦然无奈，比之烦闷而加甚者，懊憹也。缘表证误下，正气内虚，阳邪下陷于心胸，致有此证，宜酌加香砂平胃散、补中益气汤加桔梗、黑栀仁，以并降之。

头 摇 证

问曰：何以有头摇证？曰：头摇者，里病也。内有痛则头摇，宜察于痛在何处而治之，大约头摇属风者属多，风主动摇，风脉必弦，宜小柴胡汤、《局方》神术散，加天麻、全蝎、僵蚕以祛风。外有痉证猝口噤，独头摇，已详前问。又有病危，心绝则头摇，形状如烟煤，直视者，必死不治。

头 汗 证

问曰：伤寒何以有头汗证？曰：头汗之证有二：一为邪热上壅，一为阳气内脱。盖诸阳络循于头，三阴际颈而还，头为诸阳之会，凡伤寒遍身得汗者，谓之热越，若身无汗，则热不得越，而上蒸阳分，津液上凑，故但头汗出。治热蒸者，在临证审择，或以二柴胡饮温散，或以抽薪饮凉散，热邪散而汗自止。至若气脱头汗，多因妄下伤阴，或克伐太过，或泄泻频行，致阴竭于下，阳脱于上，关格不通而上见头汗不止，乃大凶之候，宜五福饮，加附、桂、鹿茸、黄芪、五味以培补之，十可一生。

战 栗 汗 证

问曰：何谓战栗汗证？曰：战汗与栗汗不同，邪正之争于外者为战汗，战其欲愈者也，只宜解余汤，以散寒。若邪正交争于内而为栗，栗则正气渐微，邪气益炽，故伤寒六七日，有栗不战，竟成寒逆者，多不可救，倘遇此证，非用十四味建中汤、回阳救急汤，乌能迴狂澜于既倒哉。

口唇颔下颤动证

问曰：何以有口唇颔下颤动证？曰：口唇颔下颤动者，其热在阳明也。足阳明之脉，挟口环唇，热邪炽盛，故口唇连颔下俱颤动，然有虚有实，虚者酌用温胃散，加麦冬、五味先生其脉，次以竹叶石膏汤加减主治。若舌燥烦渴，能饮水者，白虎汤加人参主治，大抵此证不解，昏迷逆冷者，多不可救。

撮 空 证

问曰：何谓撮空证？曰：病者不省人事，或叉手冒心，或舞手掉诀，或举手循衣摸床，俱名曰撮空证，此因肝热乘肺，元气虚弱，不能主持，宜五福饮、右归饮加减主之。小便利者可治，以肺气犹降，膀胱犹能化气，而肾水未枯也。若见小便不利，主为危险凶候，大抵盛热者可疗，身冷者必死。

吐鲜血证

问曰：伤寒何以有吐鲜血证？曰：邪在表，当汗失汗，以致热邪传里，流入脏腑，热毒溃甚，迫血妄行，故成吐鲜血。凡见吐鲜血于伤寒时，即知是传经内证，宜拔萃犀角地黄汤、黄连解毒汤加减主治，甚而不止，以鲜茅根汁，磨陈金墨饮之。

衄　血　证

问曰：何谓衄血证？曰：衄血者，鼻中出血也，人伤于寒，血每凝滞不行。今见衄血者，是寒邪将去，气血渐通，故论曰：太阳病，脉浮紧，身热无汗自衄者，此为表邪欲解，以邪不从汗而从血，俗人谓之红汗。所以衄后当愈，若衄后而属满出者，邪尚未尽也，宜二柴胡饮，微发之。若衄而成流出者，邪气尽解，荣血过流，勿药自愈。若衄出而血不止者，又当止衄为上，以拔萃犀角地黄汤主之。

动阴血证

问曰：何以谓之动阴血证？曰：少阴传经里证，热极而反厥者，此物极则反之也。医家观此，辄不审问别证，以分辨传经直中，而误用人参、鹿茸、炮姜、肉桂、附子，以热役热，使内热愈甚，迫血妄行，下厥上竭，故血或从口鼻出，或从目出者，是为动阴血也，其证甚是危殆，宜拔萃犀角地黄汤，合龙胆泻肝汤、黄连解毒汤加减主之。

阳邪陷下焦尿血证

问曰：何谓阳邪陷下焦尿血证？曰：阳邪者，热病伤寒之毒也。下焦者，阴血所居之位也。今上焦陷下肢阳邪，入下焦损下焦之阴血，阴受阳逼，水道拂逆，故令尿血，宜钱乙导赤散、导赤各半汤加减主之。

蓄血如狂证

问曰：何谓蓄血如狂证？曰：蓄血者，瘀血蓄积在内，缘表证当汗不汗，蒸逼而成，渗为瘀血，久之，外证虽解，小腹转急，大便黑，小便利，其人如狂，乃蓄血如狂证也。论曰：小腹转急者，邪在下焦；大便黑者，瘀积滞；小便利者，血病气不病。上焦主阳，下焦主阴，阳邪居上焦者，名曰重阳，重阳则灼血下注，令瘀血容于下焦，下焦不行，仍于上部清阳之分，而天君勿宁，故其人如狂，宜当归润肠汤，加紫苑、红花、制大黄、枳壳、苏木以行之，使下尽黑物，再酌补中益气汤加犀角、生地、白芍、丹皮以调理。

下利脓血证

问曰：何谓下利脓血证？曰：此证是自三阳经传来，为纯热之证。盖少阴肾水，主禁固二便，肾水为火所灼，不能济火，火热克伐大肠经，故下利且便脓血，先用当归润肠汤一剂，以润行之，次用左归饮合四物汤，加川连、犀角、地榆、槐蕊主之。

协热下利证

问曰：何谓协热下利证？曰：表证未除，医误下之，致外热未退，内复作利，日十余行，形如麦糟，如冻卤，腹中雷鸣，心下痞硬而满，干呕心烦不得安者，协热下利也。协者，协同之协，明属传经里证，邪传入腑，热灼肠胃，心性急速，谷食入而消化不完，故形如麦糟、冻卤；虚阳奔迫，故令腹中雷鸣；中虚不能化气，故令痞硬而满；胃虚客气上逆，故令干呕，心烦不得安。论曰：太阳下之太早，利不止，心下痞，表里不解谓之协热下利，俗谓漏底伤寒，即传经证之下利肠垢也，宜钱乙导赤散合左归饮，去熟地，加泽泻、扁豆、谷芽，以消补兼施之，或稍加人参，以固胃气，但不可错认为下利清谷之寒证，而妄用温热也。外有旁渗一证，因大肠燥粪固结不行，现有粪水从旁渗出，或如豆汗，或如稀酱，此将解未解，仍宜润行，勿疑为大便不固，而轻投桂附也。凡一切下利，切不可轻发汗，若误汗之，使邪气内攻，复泻其津液，胃气转虚，必成胀满，止当先治利，利止内实，正气得复，邪气自解，微汗出而愈矣。

冷结膀胱证

问曰：何谓冷结膀胱证？凡人手足厥冷，脉沉细，不结胸，但小腹胀满，按之痛者，此冷结在膀胱也，宜真武汤、吴萸四逆汤，加减温补，大抵此证，因命门火衰，不能温暖脏腑之故。《内经》曰：命门者，精神之所舍，男子以藏精，女子以系胞。仙经曰：两肾中间一点明，乃先天真火也，宜大温热治之。

遗 尿 证

问曰：何以有遗尿证？曰：遗尿者，小便自出不知也。膀胱潴水，热甚则神昏，而下焦不摄，故遗尿，宜白虎汤加减清之。若阴证下寒，厥冷，脉微，而遗尿，其证为难治，宜吴萸四逆汤，倍干姜、益智，以温其下。阳不回者死。

若伤寒汗下后，热不解，阴虚火动，而遗尿者，用人参养荣汤，加知母、黄柏，或补中益气汤加知母、黄柏、麦冬、五味子之类。若逆冷狂言，反目直视，舌卷囊缩，而遗尿者，此为肾绝。《内经》曰：水源不止，膀胱不藏也。盖肾与膀胱相表里，肾虚则膀胱之气不约。东垣谓溲尿遗矢，为肺金虚。肺虚，仍同阴虚火盛汤剂主治。大抵肺虚、肾虚热甚者，皆为可治。惟肾绝遗尿，则不可治，以下焦气绝不归元也。

腹 痛 证

问曰：伤寒何以有腹痛证？曰：腹满时痛，证属太阴，故已详载前问。兹据陶节庵云：伤寒腹痛有四，若绕脐硬痛，大便结实，烦渴者，皆属燥粪，宜白虎汤、凉膈散加减清之。若因寒热交聚，食积不能化散而痛者，宜六一顺气汤。若少腹硬痛，小水自利，大便黑，身目黄者，属蓄血痛，宜当归润肠汤，加红花、九制大黄以行之，行尽黑物自愈。此三证，皆属实热作痛，必脉来沉实有力，若微弱沉弱，定属寒痛，宜温胃饮、归气饮加减和之。或至四肢厥冷，呕吐泄泻者，又宜八桂汤、回阳救急汤，加吴萸、川椒救之。

结 胸 证

问曰：伤寒何以有结胸证？曰：太阳表邪未解，医误下之，遂成结胸，少阳证亦然，太阳少阳并病亦然。此因误下，致邪气乘虚内陷，结于胸膈，胀满疼痛，古用陷胸汤。张会卿谓表邪未解，因下早而结胸，其邪犹在，若再用大陷胸汤，是即误下而复下矣。以上焦乃清阳至高之分，若过下则伤元气也。按此证龙胆泻肝汤合左归饮，去熟地，加升麻、枳壳，以升降之。又外用掩胸法，以散邪为极妥。外有伤寒本病，不因误下，而寒邪传里，心下硬满，痛连小腹，或燥渴谵妄，大便硬，脉来沉实有力，为本病结胸，宜凉膈散加减以消导之，或外用掩胸法，亦妙。

痞 满 证

问曰：伤寒何以有痞满证？曰：表邪未解，医误下之，致邪乘虚内陷，搏结胸中，未深入腑，此即将入未入，犹兼乎表，是即半表半里之证。但胃中空虚，客气上逆，故硬满而不痛，名曰痞气，非若结胸有胀痛也，宜小柴胡汤去黄芩、甘草、大枣，加枳实、桔梗、栝楼仁主之。

发 呃 证

问曰：伤寒见发呃，其证若何？曰：发呃者，俗谓之呃忒，发声于咽喉则遽止，轧轧然连续数十声，其声短促不长，非若干呕之声，浊恶而长是也。又有少阳证，邪在半表半里，寒热往来，气为邪抑而呃者，宜柴陈煎，寒加丁香，火加黄芩。有太阳证，表邪未解，温补太早，则中焦气逆，最能发呃，宜柴陈煎、清脾饮加减主之。有邪入正腑，三焦关格，阴道不行，上冲发呃，而见干涸燥热，必去火去闭，斯逆气得降，而呃乃已，宜安胃饮、白虎汤加减主之。若里燥粪闭结，胀满坚实，加九制大黄以行之，或用蜜导法。又用汗吐下后，误用寒凉攻伐，致脾胃虚寒，而发呃者，大为危候，宜丁香柿蒂散、加减参附汤、丁附理中汤加减主之。

心 悸 证

问曰：伤寒何以有心悸证？也：心悸者，怔忡也，有水气乘心，则心振动而悸。但先治水，其悸自止。盖水者，心火之所畏也，乘之则心惕惕振动，若惊惶状，此热邪作渴，饮水过多所致也。饮酒病悸，甚于他邪，虽有余邪，必先治悸。缘水停心下，不早治之，侵于肺，则为喘为咳；传于胃，则为哕为噎；溢于皮肤，则为黄肿；溃于肠间，则为下利。《内经》曰，厥而心下悸，宜先宜水，则悸病之浅于厥者可知矣。治悸宜五苓散、五皮散加减主之。又有过汗心悸，汗为心液，汗多则津液内竭，故心悸而欲按，宜五福饮，加枣仁、茯神、柏子仁，倍参、归以养心血。

水 气 证

问曰：伤寒何以有水气证？曰：水气停心，心发悸，必见有表里水气证候。表有水，则身热；里有水，则身凉。表有水，必见干呕，或咳，或噎，或喘，此太阳证，渴饮过多之水气。干呕者，有寒无物，是有形之水已散，无形之水仍在，故无物可吐，而但有声也。或咳、或噎、或喘者，皆水气寒冷射肺也，宜藿香正气散、五皮散，加茅苍术主之。里有水，必见濈濈汗出，心下痞硬，胁痛短气，此少阴证，热邪内伏之水气。汗出者，里实表虚，热灼肌肉也。痞满胁痛者，邪在半表半里，寒热已先传里也。短气者，肺受水侵，敛束不舒也，宜五苓散，去桂加茵陈主之。大抵治水，必用柴泽，一升一降，分清水道，则水无不下矣。

风湿发黄证

问曰：何谓风湿发黄证？曰：风湿者，骨节疼痛，不得屈伸也；发黄者，面色熏黄，身兼微肿也。揆厥由来，有因汗出不透，风湿在表，而发黄者，其症必渴饮，小便不利，发热身痛，脉浮，汗少，宜九味羌活汤，加茵陈以发散之。有因自表传里，风湿化为邪热，郁于阳明，而发黄者，其症亦渴饮，小便不利，恶风畏寒，日晡潮热，脉洪汗多，宜柴葛解肌汤合五苓散，去桂加茵陈以解散之。又问曰：风湿发黄，与瘀血发黄，何以别之？曰：风湿发黄，热蒸肌肉，不得发越，则小便不利，若风湿侵入膀胱，热邪不解，蒸结瘀血，蓄于下焦，小腹硬痛，则小便自利。瘀血发黄，宜当归润肠汤，加红花、蒲黄、五灵脂、茵陈主之。大抵发黄证，脉浮洪有力者，多属风湿化为邪热，故身色恍如熏黄，俱宜五苓散，去桂加茵陈以清里。

发 斑 证

问曰：伤寒何以有发斑证？曰：发斑有数种，或当汗不汗，则热毒蕴于胃中；或未当下而下，则热邪乘虚入胃，胃有郁热，逼灼肌肉，乃发斑疹，轻者细如蚊迹，先红后黄，谓之疹，重者成粒成片，大块云头，歪斜不整，先红后赤，谓之斑。轻者只在四肢，重者乃在胸腹。轻者色淡而隐，重者色紫而显。若见青黑，或大便自利，或短气，或二便不通，则十死八九矣。惟斑色浅红鲜紫，无青黑之晦气，而脉数无汗，表里证尚见者，庶可施治，宜白虎汤、黄连解毒汤、消斑青黛饮加减主之。

霍 乱 证

问曰：何谓霍乱证？曰：霍乱者，腹中搅扰，挥霍撩乱，欲吐不得吐，欲泻不得泻也。其证类伤寒，憎寒壮热，眩晕头痛，身痛，心腹猝痛，皆由温凉不调，阴阳淆混，邪正相争，扰乱脾胃，先宜饮以阴阳淡盐汤，助其徐饮徐吐，则吐中自有发散意，必待滞浊大出，胃气稍定，乃察其寒热虚实以调理，近有刺委中穴出血，或刺十指尖出血，或有刮痧法，以细瓷器浸滚油汤，抽两手腘中，及顺刮背脊，使紫血溃出，则寒随血聚，邪自达外，而心腹获痊，亦即红汗之意也。

寒侵中气证

问曰：寒侵中气证若何？曰：不当吐下，医用瓜蒂、承气吐下，药性寒凉，致损中气，中气既虚且寒，便恶谷气，故食入口即吐，犹不能下咽之谓也。济氏曰：只要开他胃口，使饮食进则安矣。宜藿香正气散、温胃饮、胃爱散加减主之。

劳 感 证

问曰：何谓劳感伤寒证？曰：病有因辛苦劳倦，而患发热头痛，恶寒骨酸，微咳自汗，脉浮大紧数而无力者，为劳感伤寒。然人但知服役劳苦，致患此证，不知人为名利，竭虑殚精，而患伤寒者，皆名劳感。即东垣所谓内伤证也，宜补中益气汤、五福饮、十四味建中汤加减治之，所谓温能治大热是也。如或邪盛无汗，脉见洪数者，又当以小柴胡汤、一柴胡饮略为温散，外用掩胸法以微汗之。

周夜偏剧

问曰：伤寒何以有昼夜偏剧之异？曰：凡病昼静夜剧者，热在血分，宜四物汤，加黄柏、知母、芩、连、山栀、丹皮、柴胡主之。若夜静昼剧者，此热在气分，宜小柴胡汤，加山栀、黄连、知母、地骨皮主之。若昼夜俱剧者，此热在气血之分，宜小柴胡汤合四物汤加连、栀主之。若有表证，脉浮数不安，宜以十味芎苏饮发之。若里实燥渴，大便不通，谵语，昼夜不宁者，宜白虎汤清之。若下后复发汗，昼则烦躁，不得眠，夜则安静，脉沉微，无大热者，人参养荣汤调之。若热入血室，昼则了了，夜则谵语，小柴胡汤加生地主之。

除 中 证

问曰：何谓除中证？曰：伤寒脉迟，厥深下利，明属脏寒，应不能食，若反能食者，名曰除中。宜回阳救急汤，倍人参、白术，重加芍药以实之。缘脾胃已败，不司饮食，乃必死不治之证也，慎之！

百 合 证

问曰：何谓百合证？曰：百合病者，谓无经络，百脉一宗，悉致病也，人常默默然，欲食不能食，欲卧不能卧，欲行不能行，或有时闻食臭，或时如寒无寒，如热无热，口苦，小便赤，诸药不能治，得药即剧吐，如有鬼神状者，身形虽似和，其人脉微数，大抵汗吐下后，或大病后，元气虚弱，变成此证，宜补中益气汤，合小柴胡汤，重加百合、生地主之。

阴阳易证

问曰：何谓阴阳易证？曰：伤寒病新瘥，阴阳未和，因合房事，男子未平后，而妇人与交，得病，名曰阳易；妇人未平复，而男子与之交，得病，名曰阴易。其得病之状，身热冲胸，头重不能举，眼中生花，四肢拘急，小腹绞痛，甚则手足冷，挛拳，男子卵陷入腹，妇人痛引阴中，乳头缩，皆缘阴毒炽盛，引入骨中，浊阴随卫气升降，百节离解，极为难治。虽不即死，然恍恍翕翕，着床不能动摇，起止仰人，多属延挨岁月。宜四物汤、四君子汤，酌证加减。以雄鼠粪十五粒为引，煎服，并取烧裈散二分，热用竹茹汤调，寒用干姜汤调，俱日三服。徐忠可云：用烧裈散者，始以一线之气，引之使入，仍以同气之阴相易引之，谚所谓来处来，去处去，非他药可愈耳。

胎前伤寒证

问曰：胎前伤寒证，何以治之？曰：妊娠伤寒，六经治例皆同，但要安胎为主，凡药中有犯胎者，俱不可用。如十味芎苏饮、藿香正气散、小柴胡汤，有半夏能犯胎，宜去之。若痰多呕逆，在所必用，可用半夏曲，一切动胎之品，必仔细斟酌，其余只照寻常治伤寒例，病去而胎自安，但不可大汗以伤血，大下以伤阴耳。节庵必欲加四物以安胎，恐有表邪者，或服之而表不得散；有里热者，或服之而里不得清，致病势转剧，因胎而损，则陶说似觉未妥也。要贵酌证处方，不可胶柱。又问曰：设遇证候危急，非毒药不能攻，而又当孕，如之奈何？曰：此危急者，病之变也，变则死生存于须臾，治宜权变，不可拘执绳墨，当救其母，弗救其子。必拘执救胎，则母亦不救。故经云：妇人身重，毒之如何？岐伯曰：有故无损，亦无损也，大积大聚，衰其大半，乃止。所云有故，谓母有病也，亦无损者，无损母也，即救其已生，不救其未生也。下无损者，言子亦无损也，何者？曰：毒药止攻邪气，邪去病愈，则子亦安矣，故言亦无损也，衰其大半乃止者，谓发表不宜尽汗，攻里不宜尽下，否则胎气亦损，可见孕妇之难于用药，虽危急攻邪，亦尚有活法。语曰：医者，意也。病人性命，恶于医手，必潜心诵读，细心体会，方能用吾意以施治。岂曰创吾独见，可以任吾意所欲为，以自饰其昏昧哉！

产后伤寒证

问曰：产后伤寒证，何以治之？曰：产后感寒，不可与正伤寒同治。盖产后气血大虚，若恶寒发热，有如疟状，脉来虚弱无力，乃是因虚所致，非伤寒也，固当大补气血。如系外受寒邪，则用姜葱桃茶饮，或香苏散、归葛饮，加川芎，虚则加人参；在半表半里，则用小柴胡汤加川芎、泽泻；在里，宜用补中益气汤，虚倍参芪，此产后伤寒用药之大法也。若大散表，则重虚其阳；大攻里，则重虚其阴，以致气血俱脱，令人夭亡，可不慎欤？

热入血室证

问曰：何谓热入血室证？曰：血室者，即冲任血海也，亦血分也。热入血室者，以邪入血室，而血乱不行也。论曰：妇人中风，七八日，续得寒热，发作有时，经水适断，为热入血分，其血必结，使如疟状，昼则了了，暮则谵语者，无犯胃气，及上二焦，必自愈。盖言热邪乘虚陷入血室，则血乱不调，调之之法，忌犯表里，谓忌汗忌下也，惟以小柴胡汤为主。热则宜凉，加生地、丹皮；陷则宜举，加升麻、黄芪；虚则宜滋，加熟地、归身；瘀则宜行，加归尾、桃仁；邪结则宜分散，加川芎、薄荷，随证施治，并宜花粉、滑石、香附、枳壳，少加红花，热甚，亦可加川连。

久病后伤寒证

问曰：久病后伤寒证，何以治之？曰：日久病后，气血虚弱，亦有恶寒发热，与伤寒相似，慎勿同伤寒治例，盖久病恶寒发热，作止有时，鼻口息均，脉来虚弱无力，非伤寒也，乃气血虚弱，宜补中益气汤。惟恶寒发热，无有间时，鼻息气盛方是外感。凡久病之人，又感寒邪，在表，则用十味芎苏饮，或柴葛解肌汤，发之，解之，不宜用燥热辛散之剂，恐耗其津液。在半表半里，则用小柴胡汤，减半夏和之，以半夏能燥津液，若有呕，则半夏又不可少。邪在里，则用补中益气汤，加川芎，慎勿过用寒凉，致伤胃气，胃气受伤，则饮食皆废，此治久病后伤寒之大法也。

狐惑证

问曰：何谓狐惑证？曰：狐惑之为病，状如伤寒，或因伤寒而变成狐惑。其状默默欲眠，目牵不能闭，卧起不安。盖缘腹内热结，食少，肠胃空虚，三虫行作求食，而蚀人五脏。蚀于咽喉者，为惑；蚀于阴肛者，为狐。不欲食，恶闻食臭，四肢沉重，其面目乍赤乍黑乍白，当数看其上下唇，上唇有疮，虫蚀其脏，下部有疮，虫蚀其肛，杀人甚急，此证多缘结热而成。节庵云：因失于汗下。《活人书》云：因下利。夫失于汗下，则热不解，下利，亦因协热，两说正相符，不相悖，宜黄连解毒汤、拔萃犀角地黄汤酌加苦参、楝树根主治。蚀于肛者，用上二味煎浓汤洗，外以雄黄为末，烧向肛门熏之。

瘥后转痢证

问曰：伤寒何以有转痢证？曰：伤寒及疟疾后，每因过汗过下，致寒湿伤于脾胃而日晡潮热，痢疾陡作者，宜温胃饮，合香砂平胃散加减主治。间有疟痢并作者，宜温胃饮，酌加柴胡。又有温热伤脾，下皮肝肾，寒热日作，寒少热多，渴甚，暴注，或下纯鲜血者，宜柴苓煎合补中益气汤，酌择主之。

瘥后肿证

问曰：瘥后何以有肿证？曰：伤寒瘥后，脾胃气虚，不能制约肾水，归于隧道，水溢下焦，故腰以下肿，宜五皮散，合四君子汤，加牛膝、苡仁、归、芍以补养之，并须节饮食，戒酒色，胃气强，肿自消矣。

瘥后喜唾证

问曰：瘥后何以有喜唾证？曰：伤寒瘥后喜唾，久久不了者，乃胃中虚寒，不纳津液故也，宜温胃饮，加益智仁主之。然亦有胃热而喜唾者，必见口干咽痛，宜白虎汤，加连、栀、桔梗、薄荷以泻热。

瘥后发颐证

问曰：瘥后何以有发颐证？曰：伤寒汗出不彻，邪热结于耳后一寸三分，或耳后俱肿硬者，名曰发颐。此遗热成毒之所致也，虽速消散，缓则恐成痈脓，宜酌荆防败毒散，减人参，加连翘、天花粉、牛蒡、黄芩、苏木主之。

瘥后豌豆疮证

问曰：瘥后何以有豌豆疮证？曰：伤寒后，余邪未尽，变为热毒，致攻发皮肤而为疮，亦宜荆防败毒散，减人参，加黄连、苦参、连翘、归尾、红花煎服，外用芒硝、赤小豆、青黛为末，以鸡子清和猪胆汁调涂，落靥无痕最效。

食 复 证

问曰：食复证若何？曰：伤寒后，多食而复发者，为食复，凡病新瘥，只宜先进白稀粥汤，以渐加浓，诸般肉食等物，皆不可食。如贪口复而强食，则胃弱不能消化，而发热腹胀之患复作，或口渴不眠，或日晡潮热，俗谓之晡发是也。宜柴葛解肌汤，加陈皮、神曲、麦芽、山楂以消导之。又有因饮酒而复者，酒味苦辛，大热有毒，天寒惟酒不冰，其热可知。余热未解，而纵饮，则热亦炽也，必致复病，若脉弦数，宜小柴胡汤，脉洪大，宜白虎汤。

劳 复 证

问曰：劳复证若何？曰：伤寒瘥后，气血未平复，余热未尽消，如水浸墙，水退，土尚未坚，不可动摇，非但负重涉远，虽梳头洗脸，亦为伤力。若殚心竭虑，尤为伤神。盖气血尚虚，但当安卧静守，以养荣卫。设或劳顿，则气血沸腾，邪热复还于经络，而为劳复。劳当补心，尤宜补脾。《难经》曰：虚则补其母，实则泻其子。此虚则补其母，人所共知也。《千金》曰：心劳甚者，补脾气以益之。脾旺，则感之于心矣，此劳则当补其子，人所未知也。母，生我者也；子，继我而助我者也。方治其虚，则补其生我者，与《锦囊》所谓本体得气，遗体受荫同义；方治其劳，则补其助我者，与荀子言未有子富而父贫同义。治虚与劳，所以异也。又新瘥后，精髓枯燥，切不可为房劳，犯之必死。昔魏督邮顾子献，病新瘥，华佗嘱之慎勿劳事，余事尚可，女劳即死，此是女劳复，非阴阳易也。更有因劳而复感风寒者，须酌在何经，宜补中益气汤，兼解兼发以和之。

不 治 证

问曰：何以知为伤寒不治证？曰：各经中有不治之证，即有不治之脉。凡遇垂危证候，便以脉参之。果见脉症俱属不治，切勿下药。如脉浮而洪，身汗如油，喘而不休，水浆不入，形体不仁，乍静乍乱者，此命绝也；脉微而厥，至七八日，肤冷，其人躁无暂安者，此为脏厥：阳气绝也，形如烟煤，直视摇头，此心绝也；唇吻色青，四肢振动，此肝绝也；环口黧黑，冷汗发黄，此脾绝也；溲便遗失，狂言，反目直视，此肾绝也。如少阴病，恶寒，身蜷而利，手足逆冷者死。吐痢躁烦，四逆者死。身蜷脉不至，不烦而躁者死。至五六日，自利，烦躁不得卧寐者死。下痢厥逆，无脉，服药后，脉微续者生，脉暴出者死。此皆少阴病不治证也。如脉阴阳俱虚，热不止者死。脉阴阳俱盛，大汗出，热不止者死。脉证俱虚，而见谵妄者死。下痢，日十余行，脉反沉实者死。协热下利，有痞气连于脐旁，痛引少腹，入阴筋者，此名脏结，必死。发热，下痢厥逆，躁不得卧者死。直视谵语，喘满下痢者死。六七日发热而利，汗出不已者死。发热而痉，腰折，瘛疭，齿噤龂者死。老人婴儿，热而腹满者死。汗出呕，下血者死。舌本烂，热不已者死。口如鱼口，不能闭，而气出多不返者死。牙关紧咬，上下口唇不能开者死。唇青，人中反者死。唇及口肿，人中满，齿忽变黑者死。身冷，遗尿不觉者死。身冷，寻衣缝，摸床撮空者死。发如干麻而直，及眉冲眉倾者死。手足爪甲下肉黑，及爪甲青黑者死。面色忽如马肝，望之如青，近之如黑者死。耳目口鼻，有黑色起，入于口者，必死。汗出不流，舌卷黑者死。凡见症者，一有此项脉症，速宜见机而作，庶免怨谤之虞。

第三章　谦斋医论

第一节　医事导游

如何研究中医学

如何研究中医学，此语余年来受人之询问屡矣，余纵自信于中医境界，窥见十一，正不敢自居于指导之地位。惟力主研究中医，应有一定之途径，决非人自为学，家自为教，所能收优美之结果。乃考察过程中之中医境界，初无学校设立，子弟之习医者，相率择医而从，医者既乏规定之教程，遂上焉者指购《内经知要》《伤寒浅注》《本草从新》等书，下焉者指购《药性赋》《汤头歌诀》等书，而为师之责任已毕。十年来中医院校，渐次创办，而学程方面，迄无标准，各随主办者之意志，为之先后，随形式上比较完备，而实际上仍属散漫无序。最近中医科学化之声浪高唱，趋新之士，尤视中国无生理病理，一切均采西籍充之，弃固有之菁华，而剧谈其新名词，散播非驴非马之种子，酿成不中不西之论调，于是学说愈分歧，而研究中医之途径愈难择。有志者处此时期，自不能不生疑问。此疑问实具相当之价值，即有必要之答复，此为撰述本文之原动力。

青年志意不坚，每易受外界之诱惑，在今日之青年，头脑较新，尤易受浮而不实之邪说所鼓动，此不特研究中医者然，即研究其他学问者，几莫不皆然。要知研究一种学识，须有信仰兴趣，方能进步，若身为中医，而心厌中医，是已于中医失其信仰兴趣，复何学习之有？譬如十二经络，为中医治疗之根据，凡百病候，依此界限求之，不难断证用药，而浮浅之徒，以为无形可见，肆意批驳。又如六气为发病之根本，凡百病候，依此原因求之，不难寻源探流，而嚣张之辈，以其笼统无定，竭力排弃。此在西医不明中医之妙，信口雌黄，固无足责，在中医而亦盲从攻击，宁效鹦鹉弄舌之言神经细菌，则中医之重心早倾斜，将何从得其精义以为用？况一种学说之成立，必有其独到之处，此种学说，并非绝对不能推翻，特须深切研究，洞见症结，方可排斥。征诸宇宙引力之假设及定律，久已牢不可破，而自相对性原理提出，以空间弯曲之假设代宇宙之引力，而其说破，又构成物质元素永久不变之说，在镭元素未发见前，未尝不奉为科律，及发现镭元素放出三种放射线，蜕变而成他元素后，其说遂不能成立。可知即在科学上亦无不变之真理，但今人不能效爱因斯坦辈之研究，而先以破坏为能事，未免为识者所齿冷，而自陷于一无所得之境耳。此读吾文者，应先自觉。

入门途径

余不愿世人之藏头露尾，好高立异，使迷途之青年，益增其怅惘无归，故此文全从切实之经历，作有系统之报告，苟能循余所指，逐渐前进，不但可中医之能事，且有触类旁通之乐境。夫中医书籍綦博，其间非无可法可师之帙，特于基本学科，缺乏明白解释，遂使习者不易入门，不入门则随地生疑难之问题，而觉随处为玄妙之哲理，不知入门亦有捷径，捷径者何？曰：拙编之《实用中医学》是。盖中医无教本，此为一大缺点，吾书之作，乃受李平书丈之使命，时余与丈同任前江苏全省中医联合会月刊编辑，丈恶中医课本之不能通力纂述，爰嘱余独自为之，不尚空洞之理论，只求简明而实用，凡分生理、病理、诊断、治疗、处方、内科、妇科、幼科、外科、五官科、花柳科十二编，虽卷帙不多，大致要已完备，倘能熟玩而会通之，自能入中医之门，而浏览各家之言。

孔氏曰："不知生，焉知死？"吾今曰：不知生，焉知病？病者生理作用失其正规之变态也，中医生理，素无专书，西医有专著，而名词多杆格不入，且重行迹而不主气化，故虽精研西医生理后，回读中医书籍，仍无要领。吾书先述五脏，次述经络，次述形体，次述九窍，一以中医为归，由此而进研病理，分为疾病概论，病原论，六淫七情论，内经病源先哲学说，大抵中医之病理，多属于病因学，其病因又多责之风寒暑湿燥火，及喜怒忧思悲恐惊，与西医之侧重于细菌微生虫者不同。又进而研究诊断学，根据望闻问切，遂条叙列。又进而研究药物学，仿徐子才十剂体例，析宣通补泻轻重滑涩燥湿十类，复缕分气味、功用、泡制、禁忌等数项，使阅者易于领悟。又进而研究治疗学，曰一般治疗，概述各种治法疗方法，曰汤液治疗，细述八法之运用，乃与人以治病之规矩也，明此五者，可进求处方学。处方之有法，犹奕师之有谱，曲工之有节，匠氏之有绳墨。今人不解成方之精意，贸然以数种药物，杜撰新方，杂揉无纪，有如乌合之众，兹编指示外感内伤各病用药之旨，为组织法，又引征百病处方之术，为立案法，至此而基本学科，已经完备，而吾书亦去其半矣。

以上六者修毕，于医学已具基础，乃可进研内科学。内科学一门，最属繁复，每有望洋莫不及叹，今分为六淫病、杂病两大纲，证候方剂，力求简约切要。盖治疗疾病，审证最难，偶一失当，不特于治疗上不能得佳良之效果，且不免药不对证，而危及于患者之生命也。由此再进，为妇科学，妇科之不同于男子，为月经、带下、胎前、产后及前阴乳疾，兹就此不同之点，分析讨论。由此再进，为儿科学，除出生门外，痘疮、麻疹、惊风等汇为杂病，详细指示。由此再进为外科学，分外疡、内痈二大类。为五官科学，分眼、耳、鼻、齿、咽喉五大类。为花柳科学，分内证、外证两大类。中医之常识，至此而尽呈眼底，盖已入中医之门矣。惟既如门后，宜作进一步之研究，以熟览吾书，苟能心领神会，已可开业，但医非其他学问可比，一念混蒙，死生反掌。此时不能饱学深思，他日何以达权应变，与其多一庸工，毋宁少一学者，而此进一步之研究，亦较为困难，以全从根本上用功，毫无假借，惟其毫无假借，故今人多畏而越过，甚且作诽谤之语，自欺欺人，万不可听。

进一步之研究

中医学说，看似厖杂，亦有线索可寻。以余研究所得，不外导源于《内经》，《内经》为中医最古之书，其间凡生理、病理、诊断、杂病、处方、治疗等学，无不包涵，不论其时真是伪，要在医学上具有伟大之贡献，故普通科学，俱如拾级者之由下而上，独研究中医学，须由上而下，譬之高踞峰巅，而冈峦之起伏，自然历历在目。今人不知源流，斥《内经》为陈腐，笑读《内经》者为迂陋，余终见其不能入中医之堂奥而已。惟《内经》一书，卷帙浩繁，文字古奥，仓促读之，殊难领悟，则有薛生白《医经原旨》，尚觉可采，原旨脱胎于张氏《类经》，分门别类，详略得宜，视素灵类纂《内经知要》等，稍胜一筹，至古书流传，转相借抄，不免鲁鱼脱简，或后世望文生训，曲为笺注，不免丧失真义，则余有读《内经记》，逐条校正，可资参考，而《内经类证》一书，将《内经》所列病证，用科学方法，加以整理，尤切于实用。

读《内经》不可不知者，则其论述，往往与天地相参，盖古代医学，往往托诸自然哲学之手，自然哲学所研究之对象为天地，即宇宙学，由宇宙学而推想及人类之生活。故以人身为小宇宙，如云逆春气则少阳不生，肝气内变；逆夏气则太阳不长，心气内洞；逆秋气则太阴不收，肺气焦满；逆冬气则少阴不藏，肾气独沉。又云："天有四时五行，以生长收藏，以生寒暑燥湿风，人有五脏化五气，以生喜怒悲忧恐。"又云："天气通于喉，地气通于嗌，风气通于肝，雷气通于心，谷气通于脾，雨气通于肾，六经为川，肠胃为海，九窍为水注之气。"等等，不胜枚举，而欲表现此天地之现象，不得不用阴阳二字为代表，故曰："阴阳者，天地之道，万物之纲纪，变化之父母，生杀之本始，神明之府也。"至阴阳二义，究竟如何规定，则观其积阳为天，积阴为地，阴静阳躁，阳生阴长，阳杀阴藏，阳化气，阴成形，阳胜则热，阴胜则寒等句，即可明晓。今更切实道破，则不过为一代名词，用代性质作用部位，及其他一切相对之事物，门人吴智安曾作《内经阴阳概要》一文，颇觉切近，其言曰："阳即能力，无形质可凭，而有形质可言，阴即物质，有性质可凭，而非空洞可言。"故凡一切能使物质行动而生变化者皆属阳，其具质量之气体、固体、液体等皆属阴，《内经》及各医书所言之阴阳，大抵不越此限。其次以天地万物，皆由金木水火土五原质相薄而成，故除阴阳之外，其立论多据五行，在《金匮·真言论》及《阴阳应象大论》二篇，尤为显著。至五行之定义，则门人方秉炎有《五行之新贡献》一文，略谓世之谈五行者，其根本差误，认为五行为五种物质之体，而不知言其用，体者质体，用者作用，五行之分配五脏，乃借五行之作用，释五脏之生性，非以五行之质体，强合五脏之组织。故心宜宣明，火乃属之；肾宜润泽，水乃属之；肝宜条达，木乃属之；肺宜肃降，金乃属之；脾宜中和，土乃属之。五脏宣明、润泽、条达、肃降、中和之用，即五行炎上、润下、曲直、从革、稼穑之用也。此语殊属新颖透彻，二文均见《中医世界》第一期阴阳五行讨论号。

《内经》如海，各家如支流，承《内经》之后而为中医第二部古书，则为《难经》。摘取《内经》之文，自设问难以申其未尽之义，其间虽多可议之处，而其发明处，如二难之定关部，四十八难之述八会，四十九难之分析五邪所伤，五十五难之剖断积聚，七十三难之析一经为子母等，均精确可信，有志医学者，不可不浏览一过，以增智识。惜市间极少注本，仅日本玄医氏之《难经注疏》及丁锦之《难经阐注》较为完善，若张世贤之《图注难经》则牵强敷衍太多，不足观也。余曾撰《难经之研究》一文，揭载于中国医学院第一期院刊，分《难经》之名称、作者、真伪、分类、学说、思想、发明、学者八项，逐项讨论，以词长从略。（未完）

张仲景之伟大贡献

继《内》《难》之后，而以切实之经验，贡献于世人者，则为仲景之《伤寒论》《金匮要略》二书，《伤寒》为时病之金科，《金匮》为杂病之玉律。日本医学，窃中土之绪余，以为三岛文明，奕世钻研，颇有青蓝之胜，如吉益氏父子之精当，丹波氏父子之渊雅，其他若尾台榕堂、山田正珍、中西惟忠等，皆风踔厉，卓然成家，要其归俱取法于仲景。故日本之认为东方古医学者，即仲景之学，而日本之汉医，直可称为仲景之医学，盖其书不尚空浮之议论，以凭证用药为主，不啻临床之导师。即在吾国，仲景之书，亦在必读，历代各家诠注之可考者，达一百二十种以上，可谓盛矣。

《伤寒》全书，以太阳、阳明、少阳、太阴、少阴、厥阴六经为提纲，后世多主经络脏腑，殊觉穿凿，今特详述以明真义，考方有执云："六经之经，与经络之经不同，六经犹儒家六经之经，犹言部也。"程应旄云："六经犹言界也，亦犹言常也。"又云："《素问》之六经，是一病共具之六经，仲景之六经，是异病分布之六经，《素问》是因热病而原及六经，仲景是设六经以该尽众病。"柯韵伯云："仲景之六经，是经略之经，而非经络之经。"中西惟忠云："六经之名出于《素问》，本是经络之义，而仲景以假分表里之部位，配其脉证，以为之统名也。"山田正珍云："《伤寒论》六经之目，虽取诸《素问》，非以经络言也，假以表里脉证而已。"故观全篇，无一及经络者，藤本廉云："三阴三阳之目，何为而设焉？凡疾病有六等之差，而地位脉证不相同也。"概观诸说，皆以六经为病位之假称，而不取于经络之义。盖阴阳者天地造化之本，四象叛焉，万物生焉，圣人所以立为天地之道，而医之言阴阳亦既尚矣。庄子言疾为阴阳之患，《医和》论六气为阴淫寒疾，阳淫热疾。晏子解景公病曰："所病者阴，日者阳，一阴不胜二阳，故病将已。"班固之《原医经》云："血脉、经络、骨髓、阴阳、表里，以起百病之本，死生之分，是阴阳者不出寒热表里之义。寒有紧慢，热有微剧，表有浅深，里有闭脱，其间不能无始中终、上中下之区别。于是立三阴三阳之目，以该尽病情病机，犹天之阴阳无不统万物也。学者苟领会斯旨，庶几许窥作者之微意乎？"

述仲景书者，以《医宗金鉴》本较为平正，其他柯韵伯之《伤寒论注》，程云来之《金匮直解》，尤在泾之《伤寒贯珠集》《金匮心典》等，俱有独到之处，可资参考，兼收各家之说以便检查者。则吴考盘之《伤寒论百家注》，尚可采置，至于近人中有不能深求古学，躗取中西之皮毛，强以仲景学说附会于新名词之上，且倡种种不经之邪说，以迷惑青年者，一概屏弃毋阅。盖中医果应研究改进，惟研究云者，当以中医为主体，倘以西医为标准，则无异舍己耘人，亦当处处发挥真义，以期晓畅。倘见古奥而遽尔攻斥，则更无异弃宗灭祖，此辈捣乱有余，建设不足，非特仲景之罪人，亦为中医之败类，与其美其名曰融会中西，毋宁恶其名曰盗名欺世。吾友张山雷曰："天地之大，何事不可为，而乃借此救人疾苦之仁心，逞彼索隐行怪之伎俩，以惑世俗而博微利，充其流弊所极，淆惑后学之心思，变乱古人之成法，行世愈广，势必误人愈多。"洵有感而发也，愿学者各以精锐之目光辟之。

《伤寒论》提纲

吾述至此，门人有以《伤寒论》错综复杂变化，猝难领悟，请作简单之指示者，爰更为续《伤寒论》提纲，此提纲节自《伤寒辨要》，用鸟瞰式之叙述，作全部书之缩影，真入门之导也。

太者，太甚也，阳者热也，热气胜于表者，谓之太阳，盖邪气初犯表而正气不畅，屈而为恶寒，激而为发热，使血脉动惕逆行，是以显脉浮、头痛项强、恶寒等症也。此病大端有二，则其人腠理开疏，邪气不内迫，徒泛漫肌肉，故脉浮缓，汗出，是为中风，中者当也，风者发动之义，对伤寒紧缩之邪，而称其轻者尔。一则其人腠理紧闭，邪气致怫郁，遂迫骨节，故脉浮紧，无汗，骨节烦疼，是为伤寒，伤寒者戕害也，寒者闭塞之义，对中风散漫之邪，而称其重者尔。此即表病之大纲，而桂枝、麻黄之分也。桂枝之轻，自有阴阳之机变，麻黄之重，亦自有阴阳之变化。《伤寒例》曰：脉阴阳俱紧。桂枝汤曰：阳浮而阴弱，不可以不辨。如桂枝加葛根汤、桂枝加厚朴杏仁汤、桂枝去桂加茯苓白术汤，则在桂枝之部位，而因或项背强，或喘，或小便不利，加损之者也。如桂麻各半汤、桂枝二麻黄一汤、桂枝二越婢一汤，则失汗数日，热郁不解，致寒热偏胜如疟，桂枝之力不能及，故借麻黄越婢，以逞其势，惟因其证之剧易，而方有紧慢之别耳。若多汗，或误汗，邪气不解，大烦渴，脉洪大，及胃气不和谵语者，为进于阳明，在于白虎、调胃、承气之所主，是为阳浮之极也。如桂枝加附子汤、桂枝去芍药加附子汤，则过汗致津液缺乏，小便难，四肢微急，或虚气上迫胸满，将陷于阴位者也。若误汗，烦躁、吐逆、厥冷者，在于甘草干姜、四逆之所主，是为阴弱之极也。如麻黄汤亦然，惟邪气郁遏大筋，项背强急者，为葛根汤。是势稍及里，呕逆者，为葛根加半夏汤。若内壅下利，脉促，喘而汗出者，为葛根黄芩黄连汤。邪气迫筋骨，疼痛而喘者，为麻黄汤。若一等剧，表里热极郁加烦躁者，及邪气不迫筋骨，而沉沦于肌肉，不能宣达，但身重者，为大青龙汤。若其势逊一等，挟水饮而不解，咳喘者，为小青龙汤。若表里既解，而饮热迫肺，而汗出喘者，为麻黄杏仁甘草石膏汤。若表不解，而热更入里，与水相得烦渴，或下滞为小便不利，或上逆为水入则吐者，为五苓散，其不渴者，为茯苓甘草汤。若外已解，而胸满胁痛者，及往来寒热，胸胁苦满，默默不欲饮食，心烦，喜呕者，为小柴胡汤；倘热灼膈间，虚烦不得眠，或反覆颠倒，或胸中窒，或心中结痛者，为栀子豉汤；少气者，为甘草豉汤；呕者，为生姜豉汤；腹满，卧起不安者，为栀子厚朴汤；微烦者，为栀子干姜汤。此皆属少阳者也。若表邪入里，不恶寒但恶热者，及蒸蒸发热者，为调胃承气汤；不大便六七日，头痛有热者，为大小承气汤；若里热散漫，口燥渴，心烦，背微恶寒者，为白虎加人参汤；若里热壅郁血中如狂，少腹急结者，为桃核承气汤；若蓄瘀甚，少腹硬满，小便自利者，为抵当汤及丸。以上皆属阳明者也，是为脉浮紧进于阳位之极矣。若表证兼湿邪，两邪相合，身体疼烦，不能自转侧者，为桂枝附子汤；若热少湿多，大便硬，小便自利者，为去桂枝加白术汤；若两邪迫于骨节，烦疼斥痛，不得屈伸者，为甘草附子汤；若既无表证，虚寒，昼日烦躁，不得眠者，为干姜附子汤；主恶寒者，为芍药甘草附子汤；主烦躁者，为茯苓四逆汤；主下利清谷者，为四逆汤。以上皆属三阴者也，是为脉紧陷于阴位之极矣。此太阳伤寒、中风之大纲，而桂枝、麻黄之要领也。

少者，微少也，热气稍去表，而不能专于里，其邪屯在、巡在表里之间，此阳气微少状，因名曰少阳。盖此病，邪气不借物而结，但与正气更互分争，留于胸胁而上熏，故以往来寒热、胸胁苦满、默默不欲饮食、心烦喜呕为本，以口苦、咽干、目眩为标，其脉亦不大、不数而弦紧，皆为邪在于表里之征，是以汗吐下俱在所禁，唯小柴胡汤一方正为的对。论曰："两耳无所闻，目赤胸中满而烦者，不可吐下，吐下则悸而惊。"又曰："少阳不可发汗，发汗则谵语是也。"盖其来路必经太阳，而其归多入于阳明。于是太阳未解，微呕，心下支结者，为柴胡加桂枝汤；胸胁满微结，小便不利，渴而不呕，心烦者，为柴胡桂枝干姜汤；其既及于阳明，而少阳未解，心下急，郁郁微烦者，为大柴胡汤；胸胁满而呕，日晡所发潮热，为柴胡加芒硝汤；胸满烦惊，小便不利，谵语，一身尽重者，为柴胡加龙骨牡蛎汤。其既服柴胡汤已渴者，为属阳明，无大热而烦躁者，为陷阴位，阳明厥阴篇中论柴胡汤者，凿凿可见，此少阳之要领也。

明者，离月之明，取照临四方之义，热气充实，表里内外无所不在，名之曰阳明，故外之身热，恶热，潮热，内之腹满，谵语，燥屎，所谓胃家实是也。盖此病有二端，胃热散漫，未结实，脉洪大，或浮滑，腹满身重，谵语遗尿者，为白虎汤；渴欲饮水，口干舌燥者，为白虎加人参汤；胃气不和，恶热心烦，将为结实者，为调胃承气汤；脉滑而疾，谵语，发潮热，大便硬未至燥屎，或腹大满不通者，为小承气汤；脉已实大迟，燥屎搏结，手足濈然汗出，身重短气，腹满而喘，谵语如见鬼状者，为大承气汤；若不识人，循衣摸床，惕而不安，微喘直视者，为胃实之极，其脉弦者，精气尚存，宜下之，若脉微涩者，为精气畏缩不振之候，难治。此皆太阳少阳之邪，渐陷于胃者，其证属缓下之治。若夫目中不了了，睛不和，或汗多，或腹满痛者，剧热迅传，势近危恶，与少阴大承气汤同属急下之例，此阳明之正治也。其他表证未解，脉迟，汗出多，微恶寒者，为桂枝汤；脉浮，无汗而喘者，为麻黄汤；少阳未解，潮热，大便溏，小便自可，胸胁满，或胁下硬满，不大便而呕，舌上白苔者，为小柴胡汤；上焦郁热，心中懊憹，舌上苔，胃中空虚者，为栀子豉汤；下焦郁热，渴欲饮水，小便不利者，为猪苓汤；热入血室，下血，谵语者，为小柴胡汤；热结膀胱，其人喜妄，屎虽硬，大便反易，其色黑者，及脉数，消谷善饥，不大便者，为抵当汤；瘀热在里，身黄者，为麻黄连翘赤小豆汤；瘀热在表里间，身黄发热者，为栀子柏皮汤；瘀热在里，身黄如橘子色，小便不利，腹微满，渴饮水浆者，为茵陈蒿汤。此阳明之旁证，而皆属热者也。若胃中有寒，食谷欲呕者，为吴茱萸汤，下利清谷者，为四逆汤，亦阳明之属证，而皆属寒者也。若胃中无邪气，汗出小便自利，大便硬者，为津液内竭，宜以蜜煎或土瓜根、猪胆等之汁导之；若但汗多，胃中燥，渴欲饮水，小便数，大便硬，无所苦者，宜少少与水以润之。

太者，太甚也，阴者，寒也，寒邪盛于里者，谓之太阴病，盖其人倘感寒邪，从里化，则胃气屈弱，遂腹满而吐，食不下，自利，腹痛，故理中、四逆温其脏为的治矣。若其始，自太阳误下来，胃气生寒，表邪陷里，为腹满时痛者，为桂枝加芍药汤；其壅塞痛甚，为加芍药大黄汤；若脉浮，兼表证者，为桂枝汤。此太阴证要领也。盖此病，但在胃与阳明，为寒热表里。阳明篇曰："不能食名中寒。"曰欲作固瘕，曰攻其热必哕，曰欲作谷疸，曰饮水则哕，曰食谷欲呕，曰寒热在里，此皆转系太阴者，可见太阴阳明殆同其局，而虚实一转，互相变也。若此证，误认下之，则胃寒益甚，而胸下结硬等变并至，不啻太阴，二阴皆然，可不戒乎？

少者，微少者也，阴气微少，未竭尽者，名曰少阴，以脉微，但欲寐，恶寒，自利为候也，此病始有二端。里证未具，犹发热者，为麻黄附子细辛汤、细辛汤，其一等轻。经二三日，自若者，为麻黄附子甘草汤；若二三日以上，上焦燥热，心中烦，不得卧者，为黄连阿胶汤；为下焦水热相并，下利，咳而呕渴，心烦不得眠者，为猪苓汤；若热壅表里间，咳悸，腹痛，泄利下重者，为四逆散；若里实，口燥咽干，或自利清水，心下必痛，或腹胀，不大便者，为大承气汤。此皆阴寒化热者治法也。若其始无发热，背恶寒，或身体骨节痛，手足寒者，为附子汤；若至四五日，加腹痛、下利等里证者，为真武汤；下利滑脱，便脓血者，为桃花汤；虚寒下利甚者，为白通汤。其重一等。厥逆无脉，呕烦者，为白通加猪胆汁汤；下利反少，脉微涩，呕而汗出，或膈上有寒饮，干呕者，为四逆汤。其重一等。下利清谷，手足厥逆，脉微欲绝，身反不恶寒者，为通脉四逆汤；若吐利手足厥冷，烦躁欲死者，为吴茱萸汤。此表里纯阴，虚寒治法也。其他如咽痛咽疮诸方，则不过少阴治标之药，如瓜蒂散亦以其证相似，仍对示之耳。

厥者，尽也，逆行也，阴气竭尽，寒邪逆行，故名曰厥阴。消渴，气上撞心，心中疼热，饥而不能食，此其候也。此病亦有二端。脉微而厥，甚则肤冷，躁无暂安时者，为脏厥，治法与少阴极地者无异。故大汗出，热不去，内拘急，四肢疼，又下利厥逆，而恶寒者，及呕，而脉弱，小便复利，身有微热者，为四逆汤；下利清谷，里寒外热，汗出而厥者，为通脉四逆汤；干呕，吐涎沫，头痛者，为吴茱萸汤也；若烦躁有时，得食则呕吐蛔者，为蛔厥，乌梅丸主之。盖厥阴者，三阴之极，无有所传，然物极则必变，于是有阴变阳、寒化热之证。如干姜黄连黄芩人参汤之于吐下，则未离虚寒者也；如白头翁汤之于下利，渴欲饮水，则已专于热者也；如小柴胡汤之于呕而发热，则转于少阳者也；如栀子豉汤之于虚烦，则专于上焦者也；如白虎汤之于脉滑而厥，则热盛于里者也；如小承气汤之于下利谵语，则热实于里者也。此皆阴变阳、寒化热者之治法也。其他外寒暴迫，手足厥寒，脉细欲绝者，为当归四逆汤；内有久寒饮者，为当归四逆加吴茱萸、生姜；胸中有寒饮，心中满而烦，饥不能食，脉乍紧者，为瓜蒂散；心下有水饮，悸而厥者，为茯苓甘草汤。此其旁证也。（未完）

六　聪明识力之扩炼

人谓《伤寒论》最难参透，以余观之，殊近欺人，特医者之于伤寒，其致力每在杂病未究之先，其得心转在杂病悉通之后耳，此非亲历者不知，故既读《内》《难》《伤寒》《金匮》之后，宜阅巢氏《病源》及《千金》《外台》《本事》等书，《病源》引申经意，别类分门，比《内》《难》为易知，苟能熟玩，可明经络脏腑之源，达于望闻问切之故，对于向者所得，益觉融会贯通，而明礼者渐渐达用。《伤寒》则侧重方法，犹之临病之舟楫，《千金》《外台》《本事》等，均属有方之作，苟能浸淫其间，参互考订，徐俟其悟，殆另有一境矣。归安莫枚士谓："学医宜先读巢氏《病源》，次读《灵》《素》，次读《伤寒》《金匮》，次读《千金》《外台》《本事》明理论等。"虽基本观念，无甚出入，但不如余定程序之妥，盖莫氏之意，在先读无方之书，次读有方之书，不知《内》《难》《伤寒》《金匮》等，譬之筑室者之栋梁，《病源》《千金》《外台》《本事》等，皆其装饰之物，筑室者必先定其栋梁，而后零星小件，逐次装饰，不难美轮美奂也。

各家之集，沙金相杂，然亦足扩聪明而炼识力，怪僻之徒，每喜作高论以惊人，谓医学至仲景而极，汉后直无方书可读，实非通论，要知仲景之要妙，乃在辨证精细，用药亲切，故谓悟仲景法能治百病则可，谓百病方尽在仲景书则不可。况疾病之发生，因天时、历史、人事等等而随时增变，有古无今有者，有古有今殊者。就原理上言，医学随时进步，无有止境，又安能以仲景书为限？枚士推崇仲景最力，其研究之深，亦非今人所及，尝撰《杂病治法折衷》一文，有云："《伤寒杂病论》为伤寒中之杂病说，非为一切杂病说，徒事此书，不足与治杂病，则《千金》尚焉。孙氏亦推本仲景，而其论证之精详，用药之变化，杂法之明备，数倍于仲景书，非仲景之贤，不及孙氏也，仲景既以寒字目其书，自专于寒科尽其变，其他病因，例不得羼入，若《千金》统论百病，凡风雨寒暑、饮食居处、阴阳喜怒，诸因随病聚，二家命意不同，故其书详略亦异。读者能各得所宗，则伤寒、杂病两擅其长，自墨守者以《金匮》为治一切杂病之宗，而《千金》遂斥为僻书，无惑乎学术隘而治法阙。"其言殊平允可信也，抑有进者。古来学说之争，以伤寒、温热为最，无聊之士，乃专攻诋叶天士、王孟英辈，以为能读仲景书。若余研究所得，敢谓伤寒、温热之别，在诊不在症，在法不在药。气盛身寒，得之伤寒，气虚身热，得之伤暑，诊之别也；伤寒传变，则亦身热，伤暑发狂，则亦气盛，症无别也；伤寒皆先汗后下，温热或先下后汗，法之别也；汗则麻桂，下则硝黄，伤寒以是，温热亦以是，药无别也。从而推之，伤寒虽因于寒，一经化热，舍黄连、石膏，更用何药以凉之？温热虽已为热，倘或过治，舍干姜、附子，更用何药以温之？盖人生之患，纵有万端，本草之数，止此一定，药可通用，方宁不可通用。彼攻诋叶王者流，徒执论中白虎、黄芩方，以证仲景之兼出温热治法，是只之伤寒不宜寒，温热不宜温而止耳。几会梦见伤寒、温热之根本症治耶？余阅各家之书已多，今进直言于青年之前曰："凡是不可存偏见，而于动关生命之医学，尤当虚怀静气，积心研习，古人积数十年之学识经验，始敢著说立说，其书自有可取者在，苟效耳食之徒，闻名而定憎爱，不特侮蔑古人，抑且自阻进步。余教授生徒达百数十人，未见此种人得真学问而归去，深可戒也，深可戒也！"

阅各家书应有之认识

读各家论集以前，吾侪不可不有相当之认识，即其环境是也。刘河间、张子和、李东垣、朱丹溪，人知为金元四大家，然刘主寒凉，张主攻下，李主补土，朱主养阴，各树一帜，不同其法。于是非议之徒，乘隙而起，讵知彼皆环境使然，何以故？河间笃信古方，喜用凉药，所著《原病式》等书，皆主重降心火益肾水之理，遂为寒凉派。子和奉河间法，主重汗吐下，其所著书尤致力于下法，以为治病重在驱邪，邪去则正安，不可畏攻而养病，遂为攻下派。实则河间子和皆生于北，北人饮食厚浊，夏则吞冰，冬则围火，当时非寒凉攻下，不能愈其病也，东垣为洁古之徒，洁古首创古今异轨之说，不用古方，东垣师承其旨，以脾胃为主，谓土为万物之母，著《脾胃论》，发明补中益气及升阳散火之法，遂为补土派。以东垣亦北人，而为富家子，平素所交往之人，多属贵介，嗜欲逸乐，乃贵介之常情，故出补土升阳之法。且其行医时，适值元兵南下，京师戒严之后，则其时之人，必多起居不时，饮食不调，以致胃弱气乏，而其法遂一治一效矣。丹溪因当时操古方以治今病者，其势多不能相合，乃研求刘、张、李三家之学说，推衍其义，创阳常有余、阴常不足之说，主重滋阴降火之法，遂为养阴派。盖丹溪时当承平，且为南人，目睹南人柔弱，好色者多，故习用清滋而大效也。是四派之中，各有发明，善读书者，能尽得其长，不善读者，势必拘守一家。此余所谓不可不认识其环境者是也。又如吾友陈绳夫君子之尊人栗庵先生，生当光绪京师燥气盛行，鉴于《内经》有燥气之文，而遗伤燥之说，以致立术就隐。历数千百载几无人直探其微，幸喻嘉言、沈目南引绪于前，吴鞠通辟途于后，稍稍显著，顾语焉而惑不详，偏焉或不？若欲上合经旨，犹有憾焉，乃著《燥气总论》《燥气验案》《白喉条辨》，极力发挥燥气之证治，予中医界以绝大之贡献，设不知其源委者，将何以语焉。

　　兹再以两晋后医学，概论如次，以示一斑。一两晋至隋，属于文明时期，盖两汉虽盛，而药物诊断等未能明录竹帛。至晋宋齐梁陈魏隋而阐发无遗憾，承先启后，一大关键，其著名医家为王叔和、皇甫谧、葛洪、褚澄、徐之才、陶弘景、全元起、巢元方辈。叔和撰《脉经》《脉诀》等，为后代诊断学之权舆；谧著《甲乙经》；洪好神仙导引之术；澄有《褚氏遗书》；子才分药为宣、通、补、泻、涩、滑、燥、湿、轻、重十剂，为调剂分类之始；弘景精本草之学，著《名医别录》；元起有《内经训解》，为注《内经》之最古者；元方注《诸病源候论》五十卷，即病源是也。二唐之医学，为变迁时期，自佛教输入，而佛之学说，混入医学，古方用药，无一味游移假借之处，至此兼取杂方单方及通治之品，故有一病而立数方，一方而治数病，然用意之奇，用药之巧，亦有不可磨灭处，特胸无成竹者，观此众说纷纭，群方混淆，难免茫然失其所据耳。著名医家有孙思邈、王焘、孟诜、陈藏器、王冰辈。思邈著《千金》，焘著《外台》，历代之方，于焉大备，可谓集唐以前之大成。诜著《补养方》《食疗本草》等，为后世食补养药之始；藏器著《本草拾遗》，中言人肉可疗羸疾，则又为孝子割股之始；冰编注《内经》，自元起后，作《内经》注者，为第二人。三宋之医学，为中兴时期，诸家学说，造诣甚深，遥承两汉，更多发明。惜当时性理之学盛行，性理之说，亦混入医学，迄今犹蒙其影响，亦憾事也。著名医家有钱乙、庞安时、陈言、许叔微、陈自明、严用和辈。乙以

《颅囟方》著名山东，为幼科学之祖；安时服膺扁鹊，著《难经辨》数十万言；（言）著《三因方》，分内因、外因、不内外因，虽滥本仲景，发明处正不可掩；叔微著《本事方》；自明著《妇人大全良方》，妇人之病，至此蔚为大观；用和既古方今病，有柄凿之憾，采古人可用之方，衷所学已试之效，著《济生方》八卷，时方之风，因之而起。四金元医学，为派别时期，《四库全书》提要医家类所谓："儒之门户分于宋，医之门户分于金元。"其最力者，即上述之刘、李、朱、张四家，此外著名者，如张元素、成无己、罗天益、葛干孙、滑寿、吕复、王履辈。元素治病，不用古方；无己祖述《伤寒论》，最有功于世；天益学于李杲，升堂入室，酷类其师；干孙传父业，时完素、元素之学未行于南，致是始盛传；寿感《内经》多错简，爰分藏象经度等为十二类，移置经文自此始；复得古先禁方，于《内》《难》《伤寒》《本草》《脉经》《中藏》等书皆有辨论，于华佗、扁鹊、张机、思邈诸家，皆有评骘；履学于震亨，以《伤寒论》为研究之重心，著有《伤寒立法》《考泝洄集》等。五明之医学，为庞杂时间，既承绪金元，不能出四大家之范围，而复有温补派、信古派、折衷派等兴起，虽各有短长，而各趋极端，格不相入，支流浩繁，学者遂茫然无所归矣。其著名者有戴思恭、薛己、缪希雍、李时珍、赵献可、王肯堂、张介宾、方有执、吴有性诸家。思恭得震亨之传，亦养阴派；己用药偏于温补，为温补派之导源；希雍精本草之学，著《本经疏证》，为信古派之一；时珍亦研本草，著《纲目》五十二卷，集数千年药物之大成，空前钜制也；献可以养火为主，亦属温补派；肯堂《六科准绳》，集古来学说，冶于一炉，为折衷派；介宾持论，以阳气为重，著有《类经》《古方八阵》《新方八阵》等书，亦温补派之健者；有执著《伤寒论条辨》，信古弥笃；有性发挥温疫之证，著《温疫论》，极有功于时，惟其技特长于攻下，又不免为攻下派也。六清之医学，渐入于昏乱时期，明季之余波未平，新旧之排斥又起，宗秦汉者有之，宗唐宋者有之，宗金元者有之，宗明季及近代者亦有之，即不宗历代而独树一帜，亦未尝无之。家自承教，人自为学，不胜多歧亡羊之慨焉，著名者有喻昌、张璐、汪昂、柯琴、张志聪、高世栻、叶桂、薛雪、徐大椿、尤怡、黄元御、陈念祖、吴瑭、王清任、王士雄。唐宗海诸家；昌著《尚论篇》《医门法律》《寓意本草》等，发明《伤寒》《金匮》之功，殊不可没，可谓自成一派；璐本薛己、介宾之说，不出温补；昂长编纂之才，而无著作之力；琴发明伤寒，阐抉经义，虽为仲景功臣，诸家诤友，亦一信古派而已；志聪闭户著书，多发前人所未发，与柯琴相类，亦为信古派；桂专用轻清和平之剂，而治疫以辛寒开闭结，芳香驱浊秽，可谓千古定则，又自成一派者；雪与桂相颉颃，而相为一派；大椿著有《徐氏十六种》，亦属信古派；怡立说一本喻昌，著《伤寒贯珠集》《金匮心典》；元御高自位置，诋诃历代，著有《黄氏八种》，为信古派之尤甚者；念祖与汪昂相伯仲，而同为一派；瑭著《温病条辨》，亦为叶桂派；清任著《医林改错》，以正古人之疵谬，可谓改良之巨擘，又成一派；士雄著《潜斋五种》，亦不出叶桂一派；宗海当西医传来中土，遂以中西之说，融会贯通，著有《汇通五种》，乃调和中西医之领导也。夫古来医学之源流，不外乎此，《内经》有云："知其要者，一言而终，不知其要，流散无学。"穷者细自寻绎，可免望洋兴叹。若欲详为指引，则万言难尽，余病未能。

研究医籍之三要件

吾侪既知扩炼聪明与识力，不可不读各家书，读各家书，不可不有相当之认识，于是对于医籍之研究，更得归纳为三要件：第一为应有之概念，第二为应持之态度，第三为应做之工作。兹引近人治学之常识，以为一隅之举。

古人有古人之环境，古人有古人之知能，在古人所下之一切观察研究论断，自然受其环境、知能所支配限制。我侪生于千百年后，论述千百年前人之学说，似乎不能一笔抹杀，竟认为无丝毫价值之废物，须知后人之成功，皆由前人之失败，后人之精详，皆由前人之残缺，后之视今，亦犹今之视昔。世界大地，本一前后比较竞争之广场，人类智识本一推演进化不断之长流，此江恒源氏《中国先哲人性论》中语，而亦即研究医籍时应有概念，科学所以成立，全恃客观的研究精神。吾侪既以治史为业，宜常持极冷静之头脑，专务忠实介绍古人思想之真相，不以自己丝毫之好恶夹杂其间，批评愈少愈妙，必不得已而用，亦仅采引申说明之态度，庶乎有当，此其一。国故之学，何以直至今日乃渐复活，盖由我侪受外来学术之影响，采彼都治学方法，以理吾固物，于是昔人绝未注意之资料，映吾眼而忽莹，昔人认为不可理之系统，经吾手而勿整，乃至昔人不甚了解之语句，旋吾脑而忽畅，质言之，吾侪所恃之利器，实洋货也，然吾侪慎勿忘格林威尔画我须是吾之格言，即断不容以己意丝毫增减古人之妍丑，尤不容以名实不相副之解释，致读者起幻蔽，此其二。此梁启超氏《先秦政治思想史》中语，而亦即研究医籍时应持之态度。我之理想中，以为要做一部可靠之中国哲学史，必须有几条方法。第一步须搜集史料，第二步须审定史料之真假，第三步须将不可信之史料完全除去不用，第四步须将可靠之史料整理一番，先以本子校勘完好，次以句子解释明白，最后以各家书贯穿领会，使各家学说均成有条理有系统之哲学，做到如是地位，方为述学二字。然后将各家学说拢统研究一番，依时代之先后，看其传授之渊源，交互之影响，变迁之次序，是谓明变。然后研究各家学派之兴废变迁之原故，是谓求因。然后用完全中立之眼光，历史之观念，一一寻求各家学说之效果影响，再用此种种影响效果来批、评各家学说之价值，是谓评判。此胡适之氏《中国哲学史大纲》中语，而亦即研究医籍时应做之工作。由是以观，读书一事，正属大难。今人读书未有根底，更不谙治学之方法，便欲著书以炫人，或对于昔贤，妄肆攻击，或自作聪明，创立邪说，或迎合潮流，谬引西法，终无处不见其荒而已。

真实理论之搜救法

读书贵明理，读书犹贵明理，然欲明此理之是否真确，为初学者极难解决之事，仆今借科学方法以为搜救之径。科学方法凡三，曰比较法，归纳法，演绎法。由特件以推论特件时所用者为比较法，由特件以推论至通则时所用者为归纳法，由通则以推论至特件时所用者为演绎法，下文所述，大致已尽。然在使用之先，不可不明四大要目，第一发生疑问，此怀疑之态度，非自矜奇，亦非好高，乃所以求真；第二搜罗事实，以求解决之法；第三拟定假设，俾便着手试验，是否有何种现象；第四实行证验，用以明确一命题或断案。吾侪信科学为诚实者，科学方法为求真者，凡欲求医学上之真实理论，当推此法为至善，因是仆于各家之集，不复论列，以待读者之自求矣。

演绎法仅能用于既有通则之后，若通则不完全或未能成立时，虽用此法无甚效者，例如《内经》之寒者热之，此可认为通则，因病之寒者，或服热药，或覆被取汗，或用灸法，必温之而能解，为完全而能成立者也。如冬不藏精，春必病温，此则不可认为通则，以不藏精而受病者未必限于冬，冬不藏精之人，未必至春病温，而病春温者，多半非冬不藏精之人，此种学说，未得完全，不能成立，今举其已成立数例。如通则谓寒者热之，特件谓白通汤除厥逆，何以故，因白通汤中之药，性皆辛热；如通则谓阳明为病胃家实，特件谓伤寒吐后胀满者属阳明病，何以故，因胃家实也；又如通则谓脉浮者病在表，可发汗，特件谓少阴病脉微，不可发汗，何以故，脉不浮也。吾人平常所引之《内经》曰《伤寒论》云等，亦为所认为彼通则之一，所以证明言之适当与否，诸如此类。在论理学上分大前提、小前提、断案三段以表明之，如大前提为寒者热之，小前提为白通汤为热药，断案为故白通汤治厥逆。又大前提为阳明为病胃家实，小前提为伤寒吐后腹胀满者属阳明病，断案为故伤寒吐后腹胀满为胃家实。又大前提为脉浮者病在表可发汗，小前提少阴病脉微，不可发汗，断案为脉不浮故也。前二者肯认大前提，为建设的，后者否认大前提，为破坏的，虽有破坏性，而其大前提之价值终不变，苟有动摇，即不能认为通则矣。故所谓演绎法者，为根据事实之已知者，即假定为已知者之通则，推及此事物之变体或属体，是否合于此通则之方法。

归纳法分完全、不完全二种，有就许多现象或事实，求得其公共之点，而总括之为一。例如集五种病而同属伤寒是，有以某地某时为限，搜许多实例，及通计限内所有而求其半均数。例如就上海每日病人而统计之，患伤寒者若干，温病者若干，前者为概括，后者为统计，二者皆不能推论新知识，属于不完全者。完全之归纳法，其道凡五，一曰类同法，以二例以上，而知研究之现象，在某一公共之点，无往不相符合，则此公共之点，可据为通则之一。如胃家实用三承气汤，脾约用麻仁丸，身黄小便不利腹微满用茵陈蒿汤，少阳阳明合病用大柴胡汤，数证皆心下痞满而为胃实之证，方中皆有大黄，则知大黄所以除心下痞满。二曰差异法，有某种现象则用某种方法，反是则不用，在二例中，其现象除某种不同外，余皆相同，则某种方法，为用于某种现象之一通则，如太阳病医反下之，腹满时痛者，桂枝加芍药汤主之，大实痛者，桂枝加大黄汤主之，二证之差，在时痛与大实痛，时痛为里气不和，大实痛为胃实，一加芍药，一加大黄，则知大黄为除胃实之药。三曰类同差异兼用法，有此现象之二例数例，其间惟一公共之状态，而无此现象之二例或数例，除无此状态外，余无公共之点，则知此状态，即其现象之通则，例如数人同患腹满痛大便燥实之阳明病，服大黄者泻去积秽而病除，不服者病如故，则知所以泻去积秽者，大黄之力。四共变法，前述三法，为归纳之初步，再求深进，则必研究现象之程度分量，及其程度分量对于其因果之关系，凡用一种差异法，而因现象之数量，以明其因果关系者，曰共变法。若一种方法变化时，其现象亦随之变化，则此相随之变化之现象，通则即用某种方法，如同以大柴胡汤治同样之少阳阳明合病，其减满之多少，恰与大黄分量之多少成为比例，例知其去积之力，在大黄一味。五剩余法，用某种方法，即起某种现象，设于某种方法中，少去一部分，则其所起之各种现象，亦少一部分之变态。今除去此部分，则知所余之方法，可为推论所余现象之通则，如已知茵陈治湿热，栀子治小便不利，今伤寒七八日，身黄如橘子色，小便不利，腹微满者，茵陈蒿汤主之，则大黄之治腹微满，自可知矣。合五者而观，可得一定义，凡观察事物之形性，而比较其异同，因以求得共通于此类事物之通则者，归纳法是也。

两种事物，不止有一点相似时，如有一理，对于此事物为正确，对于彼事物亦必正确，则比类法之说也。如大承气汤之阳明胃实之方，苟少阴病腹胀心下痛，口燥咽干，不大便，比之胃实相类，大承气汤亦可用也，此法实为归纳法之一，惟归纳法在二种以上特件内，寻出数种相似之点，以创一可包括一切之通则，类比法在两种特件之内，寻出许多相似之点，然后推论曰："此特件所有之某种事实，他特件或亦有之。"

中医治病之提纲

一病之来，似觉头绪纷繁，无从措手，此为习医者，不能够避免之事，焉知病证虽伙，苟能洞悉发病之原因，从而归纳之，自如庖丁解牛，游刃有余矣。盖中医治病，注重病因，外感杂病以六淫为提纲，内伤杂病以七情为提纲，能明二者之变化，即能测百病之状态，亦即能出百病之方药。如断定所病发热或腹痛为伤于寒，则用药不离乎温，发热者温散之，腹痛者温运之，而麻黄汤、理中汤俯仰即是矣，更从而推之，苟断定其月经停闭为冲任受寒，痰饮咳嗽为脾肺受寒，则治亦不外温下温化，而温经汤、桂苓术甘汤，又不难选择任用矣，是知病之变化綦繁，而病之发动实简，治疗之方法綦繁，而方药之根据实简，此避繁就简之妙。世人能行之而不知，能知之而不宣，遂使习医之士，终日孜孜，不能融会，用力多而得益少，读书愈富而心曲愈乱，殊属可慨，吾今尽情宣之。

六淫者，风寒暑湿燥火也，此六者本属天地之正气，万物赖以生长收藏，故亦称六气，惟遇太过淫溢，即能病人，故又名贼邪。考其所以为风、为寒、为暑、为湿、为燥、为火，则不外空气之变化，空气变化，约分三类：一位置变化，二温度变化，三湿度变化。空气流动，名之曰风，流动过剧，气压降低，人身抵抗力不足，或卫气不固，遂成伤风中风之证，此空气变易位置，影响于人身者也。空气温度太低，名之曰寒，人身感之，温度放散，斯时体表之皮肤，必紧缩而发热，体内之肠胃，必停水而难运，遂成伤寒寒中之证。若空气温度太亢，人体散热不及，则身内之水，蒸发尤速，身内之血，膨胀骤增，蒙压脑筋，神昏烦渴，遂成中暑热中等证，此空气变易温度，影响于人身者也。至空气水分太多，即为湿气，是时人身水气，不易放散，其势必转内蒸，神经失其清灵，而头裹目蒙之淫病成，或水分不足，燥化过亢，则津枯液涸之燥病成，此空气变易淫度，影响于人身者也。凡此诸义，皆古人深体物情所得，确具至理，盖密切人身之物，厥惟空气，空气和畅，不失常度，人在气交之中，自然舒泰，若空气剧变，溢出常型，人身调节机能，一时不能应付，即感而为病，彼西医执一病一菌以诊治，乌知中医之玄妙哉。

七情者，喜怒忧思惊悲恐也，七者皆属精神之变动，变动之极，乃生内伤，其结果与气有连带之关系，兹亦分述之。喜之来如草木逢春，使志愉快，本不病人，惟心中怀有特殊希望，于万难必得之恐怖，一旦遂其心意，或得之意外，则不免因而生惊，惊喜交集，遂成日夜不休之笑病。怒为刚暴之气，当其怒时，以尽量发泄为是，若怀怒于中，怒气未消，勉强进食，则不免遗患，因怒时牵动胃气，纵然纳食入胃，胃气尚未平复，断难继续工作、消化食物，遂成停食积聚等病。忧与思各有个别之原因，而每多相因而生，如人怀不可必得之情欲，於于乎忧，不可得而求所以必得，于是乎因忧而生思。怀有求必得之希望，本属于思，转一念又以为不可必得，于是又因思以生忧。转辗循环，纠结不解，气沉且结，融成一片，呼吸因之微，食量因之减，当其深沉之时，直举视觉听觉，一时俱失。惊则气乱，恐则气下，惊由外界暴来之刺激，恐为内部常存之畏怖，然畏怖之因，亦多由外界之刺激，故畏怖之情状，多对于外界之防备，是惊恐二者，亦相连带，惟因惊生病，其来猝，其发暴，因恐生病，其蓄久，其发缓。悲则气消，缓而轻，则食欲减少，渐见精神萎靡，形体消瘦，急而重，则恒至于自杀，以七情发生，虽原因各别，却有过去、现在、未来三境界。怒与惊为对于现在之感触，忧与思为对于将来之想望，究竟结果，殊无一定。惟有悲之一种，对于过去之失败，结果已定，故其极端，往往厌世。至于喜乐惊恐，多能耗散正气，或为怔忡、失志、精伤、痿厥等不足之病。悲怒忧思，多能蕴结邪气，成为癫狂、噎嗝、肿胀、疼痛等有余之疾。特在治疗上无论其有余不足，要皆属情志内伤，称为难治耳。

天时地理人事与疾病

　　六淫七情，为中医治病之提纲，今再推而论之，疾病发生，不越天时、地理、人事三项。天时者即六气之变化，多属流行病，《内经》曰："风气流行，脾土受邪，民病飧泄，食减体重，烦冤，肠鸣，腹支满；炎暑流行，金肺受邪，民病疟，少气咳血，血溢血泄注下，嗌燥耳聋，中热肩背热；雨湿流行，肾水受邪，民病腹痛，清厥意不乐，体重烦冤；燥气流行，肝木受邪，民病两胁下少腹痛，目赤痛眦疡，耳无所闻；寒气流行，邪害心火，民病身热，烦心躁悸，阴厥，上下中寒，谵妄，心痛。"又曰：岁木不及，燥乃大行，民病中清，胠胁痛，少腹痛，肠鸣溏泄。岁火不及，寒乃大行，民病胸中痛，胁支满，郁冒蒙昧，心痛暴喑。岁土不及，风乃大行，民病飧泄霍乱，体重腹痛，筋骨繇复，肌肉瞤酸，善怒。岁金不及，炎火乃行，民病肩背瞀重，鼻涕，血便注下。岁水不及，湿乃大行，民病腹满，身重濡泄，寒疡流水，腰股痛发，足痿清厥，甚则胕肿，皆其属也。地理者，因五方不同，酿病各异，谓之地方病，亦可以《内经》证之，其言曰：一病而治各不同，皆愈者，地势使然也。故东方之域，天地之所始生也，鱼盐之地，滨海傍水，其民食鱼而嗜盐，皆安其处，美其食，鱼者使人热中，盐者胜血，故其民皆黑色疏理，其病皆为痈疡。西方者金玉之域，沙石之处，天地之所收引也，其民陵居而多风，水土刚强，其民不衣而褐荐，华食而脂肥，邪不能伤其形体，其病生于内。北方者天地所闭藏之域也，其地高陵居，风寒冰冽，其民乐野处而乳食，脏寒生满病。南方者天地所长养，阳之所盛处也，其地下水土弱，雾露之所聚也，其民嗜酸而食胕，故其民皆致理而赤色，其病挛痹。中央者其地平以湿，天地所以生万物也众，其民食杂而不劳，故其病多痿厥寒热。人事者，多由饮食起居、七情环境所伤，故《内经》亦曰："凡欲诊病者，必问饮食居处，暴乐暴苦，始乐后苦，皆伤精气，精气竭绝，形体毁沮，暴怒伤阴，暴喜伤阳。"又曰："凡未诊病者，必问尝贵后贱，虽不中邪，病从内生，名曰脱营；尝富后贫，名曰失精；五气留连，病有所并。"多为内伤情志病，其有因兵火连年，疫气横行，人感而病，则俱属于传染病及历史病，吾侪于张华《博物志》、《太平御览》、《襄阳府志》、《后汉书》、唐宋金元诸史中见之，人事中之最可恻怆者也。因此三者之关系，遂于诊断之时，不可不加细察，而于治疗之际，尤应权宜变化，天时人事，类多能言，兹就地方病而推阐其义。夫人禀天地之气以生，故其气体随地而别。西北之人，气深而厚，凡受风寒，难于透彻，宜用疏通重剂；东南之人，气疏而薄，凡遇风寒，易于疏泄，宜用疏通轻剂；又西北地寒，当用温热之药，然或有邪蕴于中，而内凡甚热，则须辛寒；东南地温，当用清凉之品，然或有邪气随散，则易于亡阳，又当辛温。皆须随地制宜，随俗将意，故入其境必问水土风俗而细调之。不但各方各别，即一方之中，风气亦有迥殊，且所出之泉，所产之物，皆能致病，土人往往有极效之方，正宜详细访察，否则恃己之能，执己之见，凡为土人笑矣。至若各方之病不同，治疗之法以歧。宋元诸家，遂创古方不能治今病之议，意谓今人体气薄弱，只宜平和之剂，故偏于温补者，每遵阳能生阴之说，不独芩连知柏，畏其寒凝，即丹芍地冬，亦所忌用，偏于滋补者，又守阴常不足之论，不但附桂姜萸，视若砒鸩，即香砂丁蔻，亦不轻投，将仲景方书，置之高阁，不知仲景著书，当为久远计，非为一时计。况药本攻病，有是病则病受之，无是病则不独峻剂能伤真气，即和平之品，亦堪杀人，此则拘泥太甚，亦未足与言道者也。

细菌与病之成因

西医以疟疾之生，由于胞子虫，白喉之生，由于短杆菌，喉痧称猩红热，责之连锁状球形细菌，肺痨称肺结核，责之结核杆菌，盖认一病之生，莫不有一病之菌，于是细菌之学，占世界医学上重要位置。西医之诊病，更以检查细菌为惟一首务，结果仅能认识细菌，而不能治疗疾病，此西医之缺陷，迄今沉溺其中而莫知振拔者也。要知细菌散布于空气、饮料、土壤之中，无乎不在，因种种媒介，以传染于人身，人之生活，既不能不吸空气，不饮饮料，不接触媒介物，则细菌之传染，终不能免。夫人人染细菌，日日染细菌，而多数人不病，则细菌为绝对之病原，其说何能成立？所以然者，人体有自然疗能，对于外来之刺激及有害物，自具消弭抵抗之能力，大疫流行之际，虽一地方之人，亦或病或不病，彼病者未尝大啖细菌，不病者未尝不染细菌，即系于其人抵抗力之强弱，故欲求绝对之病原，与其归于细菌，无宁归于抵抗力之减弱。

抵抗力之所以减弱，根于六淫，六淫者，气候不正之谓，吾已于第十节中述之，气候不正则人病，病则生理起变化而抗毒力弱，平日所染之细菌，得以发育繁殖。传染病初起，不能检得细菌，以其病由六淫而起，细菌尚未繁殖也，故细菌之繁殖，必于寒温燥湿有适当之条件而后可。六淫之病不愈，其条件适宜于某种细菌，该种细菌即因而繁殖以显该病固有之症状，中医遂定疾病之原因为内因、外因、不内外因三大系，而细菌不与焉，此诚颠扑不破之理，从此考彼肠热杆菌之繁殖，适宜于外因，遂以伤寒为肠窒扶斯而归于肠，不知肠窒扶斯症已为伤寒之第二步阳明病，苟能注意太阳之时，乌有焦头烂额之日。又考肺结核菌之繁殖，适宜于内因，遂以肺痨而为肺结核而归于肺，不知肺结核证多属内伤七情而起，不顾其根本之发生，虽日以美食将养，空气消息，奚能收效？西医迷信细菌之说，自以为诊断学、病理学极进步，不知其治疗法极退步也。更有以征之，若果因细菌而病，则必因灭菌而病愈，不然则须大补，使身体之抵毒力强盛而病愈，试问伤寒初期，可用补药否，麻黄、桂枝诸方，有杀菌药否，然用麻桂诸方而不误，其病立愈。霍乱初起，因寒中肠胃，用理中汤亦立愈，彼则以注射盐水为能事，不特病时困苦稽延，抑且病后多发热溲癃等症，他若遇传染病，初则未得细菌而不能施治，继则虽得细菌而无治法，况检得细菌之时，病已危殆而死生相半，此皆屈膝细菌二字之下之误，吾不愿中医效之也。

余掌教中医专校时，恒苦心宣讲，以启迷蒙，忆朱生良钺曾有六气与细菌之论文，其言颇可取，兹节附于后，盖今人习中医不能透彻，辄见西医学说，以为新奇可靠，于是论生理则多谈神经，而询其治神经之药则茫然，于病理则多谈细菌，而叩以治细菌之法又茫然，不觉痛心疾首而重言之也。朱生之言曰："六气与细菌，自始至终，均有密切之关系，合之则病发，分之则病减，读欧洲医家沛登考否氏三因鼎立之说，可以知之，三因者何？一细菌潜入人体，二气候不适于人，而适于病菌之发育，三人体自身之抵抗力薄弱，不能抗御疾病，此三者之状况，如缺其一，即不能成病。昔美国医师费尔乏司氏欲试验沛氏之学说，曾于身体强健之时，饮霍乱菌一小杯而无恙，可见气候与抵抗力，均与健康有绝大之关系，今西医强谓与气候无关，不但不合于中说，抑且有背乎西理云云，可为崇拜细菌，而甘为细菌之信徒者，痛下针砭，虽然，余为此言，非欲根本推翻细菌学，苟细菌诊断之有助于医学者，仍宜学习，盖余亦曾为细菌学书中之一度蠹鱼者也，惟在明眼人取舍之耳。"

治疗之捷诀

余既述中医治病之提纲，并述天时地理人事与疾病暨细菌与病之成因二文，苟能领会其窍者，对于治疗之法，已能左右逢源矣。盖治疗不越二途，一为原因疗法，一为对症疗法。原因疗法者，以诊断探悉其病之所起，从根本上剗除之。对症疗法者，就目前之所苦，施以相当之解除。譬如头痛一症，有肝阳风热等因，于是有用羚羊之息风，羌荆之祛表，桑菊之清上，而市上所售之凡拉蒙辈，仅予暂时神经之麻醉，头痛粉辈，仅予暂时血热之发泄，暂时者不能断其根，药过则依然，惟在痛苦难受之际，亦不可无此以制止。若中医之特长，大抵不在此而在彼，遂于原因治法，更不能不重申以明之。

凡人之所苦谓之病，所以致此病者谓之因，同一身热，其因有风有寒，有痰有食，有阴虚火升，有郁怒忧思，劳怯虫蛀，知其因则不得专以寒凉治热病，盖热同而所以致热者不同，药亦迥异，病之因不同，而治各别者尽然，是病一而治法多端矣。况病又非止一症，必有兼见之症，如身热而腹痛，则腹痛又为一症，而腹痛之因，又复不同，有与身热相合者，有与身热各别者。如感寒而身热，其腹亦因寒而痛，此相合者也；如身热为寒，其腹痛又为伤食，则各别者也，又必审其食为何食，则以何药消之。故治疗之法，必切中二者之病因而后定方，则一药二病俱安，若不问其本病之何因，及兼病之何因，徒曰某病以某方治之，其偶中者投之或愈，再治他人，不但不愈，反而以增病，且并前此之愈，亦不自明，似此终身治病，而终身不悟，将历证愈多，而迷惑愈滋，皆在不明病因所致。因是益叹《内经》之治病必求其本，及先其所因而伏其所主二语之可贵，然千载下能诵其言而彻底悟解以为我所用者，有几辈耶？

程钟龄曰："人身之病，不离乎内伤外感。风寒暑湿燥火，外感也。喜怒忧思悲恐惊与阴虚伤食，内伤也。总计之，共一十九字，而千变万化之病，于以出焉。"莫枚士曰："百病之因有八，一邪气，二水湿，三鬼神，四虫兽，五器物，六饮食，七药石，八人事，前五者在身外，后三者在身内，而八纲之中，各有数目，总计其目，二十有余。"此二家对于治疗方法，颇能提要钩玄，探赜索隐，然依愚见观之，尚有增损，酌定为痰、食、气、血、虚、风、寒、暑、湿、燥、火、虫十二纲，尝著《治疗新律》一书，以发挥其妙用，夫百病之证候各殊，百病之成因有限，百病之方剂萃繁，百病之治法可数，驱千头万绪之证候方剂而归于一，此中医不传之秘，亦中医颠扑不破之本，于是吾书之作，或有叙述疏忽，而所立之法，自行无推翻之可能，学者神明此义，胜于寻常临证多矣。

方剂之组织与使用

方剂者，治疗之工具也，利用宇宙间物质之变化，使气血等各官能之状态恢复而除疾病者，谓之药，药物之品质，与人殊体，入于肠胃，不能如人所欲，必察其性，辨其味，支配之，调剂之，使尽致其效者，谓之方。方剂之组织，操纵于医家之手，其有按病用药，药虽切中，而不合原理，谓之有药无方。或守一方以治病，方虽良善，而药有一二不合，谓之有方无药。譬之作书，用笔已工，而配合颠倒，或字形俱备，而点划不成，皆不得谓为能成书也。其类属，以诸药煎成清汁而服为汤，研和作成圆粒为丸，研末茶水调下为散，药汁熬成稠膏为膏，此外有饮者，汤之属，煎者，散之属，丹者，丸之属，合而成七，其配合之法，主病为君，佐君为臣，应臣为佐使，而有大小奇偶之别。《内经》曰：“君一臣二，奇之制也；君二臣四，偶之制也；君二臣三，奇之制也；君二臣六，偶之制也。”又曰：“近而奇偶，制小其服也，远而奇偶，制大其服也，大则数少，小则数多，多则九之，少则二之。”尝考其所以然，用一物为君，复用同气之二物以辅之，是药性专一，故曰奇，用二物不同气者为君，复用同气者各二物以辅之，是两气并行，故曰偶，君二而臣有多寡，则力有偏重，故亦曰奇，臣力平均，则亦曰偶。推之品数加多，均依此例，大剂则取其药少力专，小剂则因其药力多薄，此奇偶大小之义，不可易者也。旧解皆指数之单骈，以神其妙用，实际毫无所补，今人又盲而从之，可为喷饭。

方剂之使用，必明君臣佐使，以方各有君药，用其君而进退其余，可云从某方剂加减，如用其余而去其君，即不得称某方，仲景理中汤一名治中汤，取人参能调中，是人参乃君药，桃花汤取赤脂石一名桃花石，是赤石脂乃君药，若去人参石脂，用其术姜等而仍称理中桃花，则失其义矣。此不独经方如是，后世丹溪治六郁之越鞠丸，方以川芎山栀为君，缘川芎即《左传》鞠藭，山栀本草一名越桃，故各摘取一字以名之，以见能治郁之全在乎此，若不用芎栀，用余四味，何能再称越鞠，此徐灵胎所以诮叶天士用局方逍遥散而去柴胡也。总之古人制方，微妙精详，审察病情，辨别经络，参考药性，斟酌轻重，于其所治之病，不爽毫发，但生民之疾，不可胜穷，每病立方，曷有尽极，则成方增损，势不能免。故古人亦有加减之法，如《伤寒论》中，治太阳病用桂枝汤；若见项背强者，则用桂枝加葛根汤；喘者，则用桂枝加厚朴杏子汤；下后脉促胸满者，桂枝去白芍汤；更恶寒者，去芍加附子汤。惟此犹以药为加减，若桂枝麻黄各半汤，则以两方为加减矣；桂枝加桂汤，则又以量之轻重为加减矣，特一二味加减，虽不易本方之名，而必明著其加减之药，若桂枝汤倍用芍药而加饴糖，则不名桂枝加饴糖汤，而为建中汤，麻黄汤去桂枝而加石膏，则不名去桂加石膏汤，而为麻杏石甘汤，其药虽同，其义已别，立名亦异，古方之严如此。今人多自诩诵法仲景，用一味柴胡，即曰小柴胡汤，用一味葛根，即曰葛根汤，非特未曾窥见仲景之藩篱，直未梦见方剂之组织与使用也。

七方与十剂

七方十剂者，选药之标准，配药之大法也。何谓十剂？一曰宣剂，可以去壅，生姜、橘皮之属是；二曰通剂，可以去滞，通草、防己之属是；三曰补剂，可以去弱，人参、熟地之类是；四曰泄剂，可以去闭，葶苈、大黄之属是；五曰轻剂，可以去实，麻黄、葛根之属是；六曰重剂，可以去怯，磁石、铁粉之属是；七曰涩剂，可以去脱，牡蛎、龙骨之属是；八曰滑剂，可以去著，葵子、榆皮之属是；九曰燥剂，可以去湿，桑皮、赤豆之属是；十曰湿剂，可以去枯，紫白、石英之属是。此北齐徐子才之说，类能道之，吾今详言七方。一曰大方，其义有二，为药少性猛，使效专纯，一为分量多而顿服，适宜于治下焦，疗重病；二曰小方，其义有二，一为药多性平，使效兼顾，一为分量轻而频服，适宜于治上焦，疗轻病；三曰缓方，其义有五，一为品味众多，互相盈制，使无单独直达之力，一为无毒治病，性纯功缓，使徐徐而去，不伤正气，一为气味俱薄，长于补上治下，一为甘以缓之，使峻急之药，减其猛烈，一为丸药缓图，使药迟缓，能达下部，适宜于久病弱证；四曰急方，其义有四，一为急病急攻，使其迅速见效，一为汤液荡涤，使下咽易散而行速，一为毒味烈性，使上涌下泄，以夺病势，一为气味俱厚，使直趋于下而力仍不衰，适宜于急病重病；五曰奇方，其义有二，一为独用一物，一为药之趋向专一，适宜于新病；六曰偶方，其义有二，一为两成方合用，一为药之趋向并进，适宜于痼疾；七曰复方，其义有三，一为二以上数方配合，如桂枝二越婢一汤，一为本方之外，复加他味，如凉膈散，一为分量齐等而无参差，如胃风汤，适宜于一切复杂之病。

方义既明，而余尚有补充者，则煎法服法之不可不知也，夫烹饪禽鱼羊豕，失其调度，尚能损人，况药以治病，可不细究，其法载于古方末者，种种各殊。如麻黄汤，先煮麻黄去沫，然后加余药同煎；茯苓桂枝甘草大枣汤，以甘澜水先煎茯苓；小建中汤，先煎无味去渣，再加饴糖；大柴胡汤，煎减半去渣，再煮柴胡；龙骨牡蛎汤，后纳大黄。此煎法也。发散之剂，欲驱风寒出之于外，必热服而暖覆其体，令药气行于营卫，热气周遍，挟风寒而从汗解，若半温饮之，或当风坐立，焉能得力。通力之剂，欲其化积滞而达之于下，必空腹顿服，使药性鼓动，推其垢浊，若与饮食杂投，则新旧混杂，积聚愈痼此服法也。故《伤寒论》等书，煎服之法，详悉叙列，皆有至理，苟能深思其义，必然有得于心，匠人能予人以规矩，不能予人以巧，固有非笔墨所能尽述者矣。

病证之鉴别

用药不难，识证为难，所谓识证难者，非辨别各不相同之病证为难，而在辨别疑似相类病证之为难也。譬如脉浮，头项强痛，恶寒，为太阳病中风、伤寒所同具，将何以别其为中风或伤寒，则必征之于有汗脉浮缓，无汗脉浮紧。又头痛一病，太阳、阳明、少阳俱有之，将何以别其为太阳或阳明或少阳，则必征之于在后、在前、在两侧。所以然者，病非一端而致，欲求用药之熨帖，必明致病之主因，发病之地位，故桂枝汤、麻黄汤同治太阳病，若以桂枝治伤寒，麻黄治中风则谬，桂枝、葛根、柴胡同治三阳头痛，若以桂枝治阳明，葛根治少阳，柴胡治太阳则谬。盖病同而证不同，药效同而性味不同，不可不辨也。《研经言》云："有所苦，统称病，及其变化无定所者曰流，亦曰游，有定所而移者曰转，由此转彼而此已罢者曰并，依次者曰传，彼病而此不能罢者曰合，相为表里之经俱病，亦依次传者曰两感，至邪以入里，而有所着曰结，结而有定行，余症悉罢者曰积，积而可移者曰聚，偏僻在侧曰癖，亦曰扁，假物而成曰癥瘕，癥言其可征验，瘕言其为虚假，结而无定形，久而不愈，愈而复发曰注，亦作疰，亦曰系气，新病甫愈，有因复发者曰复，亦作痎，误于医曰坏病，染于人曰易病，病而至于气竭曰极，极有六，言究竟也，气去曰死，言渐散也，观此，病之起有涯，而其变无涯。"学者苟不细辨毫芒，随证选药，将何以收十全之效，益可明已。余因尝取疑似之症，并列比观，名曰《类症新辨》，以飨从游诸子，使知其一即知其二，知其真即知其伪，实临床之一大助也。

因病有真伪，于是治有正反，故辨别是非之外，尤当注意其真伪。吾今就寒热虚实言之。真寒则脉沉而细，或弱而迟，为厥逆，为呕吐，为腹痛，为飧泄下利，为小便清频，即有发热，必欲得衣，此浮热在外而沉寒在内也。真热则脉数有力，滑大而实，为烦躁喘满，为声音壮厉，或大便秘结，或小溲赤涩，或发热掀衣，或胀痛热渴。假寒者外虽寒而内则热，脉数有加，或沉而鼓击，或身寒恶衣，或便热秘结，或烦渴引饮，或肠垢臭秽，此则恶寒非寒，明是热证，所谓热极反兼寒化，阳盛隔阴也。假热者外虽热而内则寒，脉微而弱，或数而虚，浮大无根，或弦芤断续，身虽炽热而神则静，语言谵妄而声则微，或虚狂起倒而禁之则止，或蚊迹假斑而浅红细碎，或喜冷饮而所用不多，或舌苔虽赤而衣被不撤，或小水多利，或大便不结，此则恶热非热，明是寒证，所谓寒极反兼热化，阴盛隔阳也，以言虚实，至虚有盛候，则有假实矣，大实有羸状，则有虚假矣，虚者精气虚也，为色惨形瘦，为神衰气怯，或自汗不收，或二便失禁

临床应胆识并重

善哉孙真人之言曰："志欲圆而行欲方，心欲细而胆欲大。"洵吾侪终身之良箴也，盖志圆而行不方，则近于黠，行方而志不圆，则近于迂，心细而胆不大，则近于懦，胆大而心不细，则近于浮，黠迂懦浮四者，皆医生之大忌也，而四者之弊，可归纳为鲁莽因循两点。鲁莽者负其锐气，以期借一，因循者，自谓小心，以待转机，前者失之猛，后者失之弱，太过不及，均非中庸之道。每见月事过期，鲁莽者则用抵当汤下瘀血汤以攻之，致气耗血枯，酿成劳怯，而不知其为气血两亏，非寒凝血泣之候。阴虚咳嗽者，漫施冬地胶芍辈，娇脏不清，痰热不解，本属虚羸之躯，更生膜胀之患，原为可治之证，竟入劳损之门，此皆鲁莽者之过也。因循者遇四饮沉疴，亟宜十枣汤、皂荚丸辈，据其巢穴而攻之者，反服二陈汤之类，托正虚邪实以文其过，致正气日衰，卒至不支，更见阳明实证，仲景原有急下存阴之训，即宜承气汤扫荡，乃每用银翘、郁李、蒌仁等品，坐观其变，逮至水竭火旺，无可挽救。夫欲起百钧之石，必具百钧之力，否则杯水车薪，安克有济，此则因循者之误也。是故鲁莽者敢用药，多犯虚虚之戒，因循者不敢用药，多犯实实之戒，鲁莽者以敢用药而杀人，因循者以不敢用药而杀人，其途虽二，其归则一，而皆无学识以运用于中，则又同也。

坐是，吾故曰："临床应胆识并重，胆者胆量也，识者学识也，胆量必辅以学识，而后不鲁莽，学识必辅以胆量，而后不因循。"尝之今春海上，时证流行，病者类见形寒身热、头痛项强、咳嗽肢酸等症，治者率以春属温邪，用桑菊饮、银翘散，从温病着手，淹绵床褥，无有一愈，余用麻黄汤、桂枝汤加减，从伤寒着手，矢无虚发，或有见用麻桂而愈，亦以麻桂试之，汗出而热不得解，余以桑菊银翘投之又立愈。从游者，请释其理，笑曰："无他，胆与识耳。"去冬迄春，严冷不彻，大雪纷飞，寒燥之气，弥漫地上，居沪之人，又多煤炉取

暖，故其发病，外寒内燥，初起不以麻桂发表，势必郁而化热，及已化热，非桑菊银翘，不能清上，病变无端，惟识以辨之，胆以应之耳。举此例彼，学者当于胆识二义，可以大明，而尤有进者，胆量恒随学识而产生，更随经验而增加。故胆量之来，出诸自然，可以不论，平居惟有修学以待用，临床惟有出学以应用，于是以前所读之死书，今日悉为活人之妙术，盖天下决无不学无术之医，能救人立身者也，愿与诸同志共勉焉。

医家终身之良伴

欲求经验丰富，莫如从游师门，以名师学历既多，其平日之讨论，方剂之加减，无不由经验出之，从游者以师门之经验为经验，更参以己身阅历之经验，结果之优良，自必胜于独学，然春风绛帐，能有几何？则不能不结终身之良伴，以资攻错切磋，医案尚已。案者，考也，见前《汉书·贾谊传》案之当今之务注，又据也，见《荀子·不苟》篇非案乱而治之之谓也注，正字通则凡宫府与除成例与狱讼论定者皆曰案，是医案者，医记平日所治之验否，以资他日考据，均属经验也，见其书，无异觌面，读其书，无异临诊。遍观历代名医之书，无异游十百名师之门，况各科所述，均属绳墨，而医案之作，处处从权达变，活泼泼地，益足以助兴会通，窃谓医家无穷之宝藏，舍此莫属。

考之医案之作，当滥觞于春秋时，《左传》记医缓之治晋侯，《国语》记医和之治平公，厥后汉司马迁撰《史记》，传扁鹊仓公而词益富，可引也，其传仓公，陈理精奥，说者谓非太公所能，殆仓公自录，上之史氏者，太史公修饰而为之传，则又为自著作医案之祖矣。而余谓医案当以清代为大观，因有清代名医医案、医话精华二书之刊，选辑四十余家，其苦心积虑之成绩，皆属临诊处方之指南，深愿各手一编，不时展玩，兹录医案自序于后，以明大概。序云："人之论医者，动称《内》《难》《伤寒》，夫《内》《难》论病书也，《伤寒》诊病书也，推阐述疾病之原理，以明证象及传变，所谓病理学者是，故《内》《难》不详方药，何谓诊病？研几疾病之驱除，以定法则及程序，所谓治疗学者是，故《伤寒》绝鲜理论，合病理、治疗于一，而融会贯通，卓然成一家言，为后世法者，厥惟医案，此医案之所由辑也。医者应具时代精神，适合世界趋势，中医萌芽于神农黄帝，历春秋战国两汉名师哲匠，而渐臻发达，下此六朝隋唐，其光又微，宋代竞尚玄虚，金元继之，好言五行，说者因讥唐后无医书。及至有清，大椿元御肆力复古，天士鞠通侧重温热，玉田出力辟蚕丛，独开新境，咸同间西学输入，医风又一变，承往古，启来今，于是大彰，此先有清代之辑。医非学养深者，不足以鸣世，书非选抉严者，不足以为法，清代医家之盛，远胜于前，然宣阐古蕴，发明心得，正复可数，而所传医案，大半门人编纂，驳杂不纯，若是者乌足光前哲而裨后学，此又所以名医是尚，而菁华是撷也。近贤章太炎氏曰：'中医之成绩，医案最著。'梁任公氏曰：'治学重任在真凭实据，夫医案皆根据病理，而治疗之成绩，乃中医价值之真凭实据也。'此书之辑，倘足箝西医攻讦之口，为中医临诊之助乎。"

第二节　医学与科学

国医与科学

　　梁任公氏在科学社演讲，有云："我不敢谓中国几千年来医学无发明，而且深信确有名医，但无法以传诸别人，遂使今日之医学，仍和扁鹊仓公时代一样，或者还不如。"

　　按　梁氏此言，其要点在痛中医之不能运用科学精神以整理故有学术，可谓切中积弊。然而今日中医科学化之声浪，高唱入云，试问中医是否有一日千里之进步？以余所知，反得两种怪现象：一种强引西医学说及名词解释《伤寒》《金匮》等，其意盖因西医为科学医，根据西医之学说及名词，即为科学化。一种主张中医学习物理化学，其意盖因物理化学为科学，能知物理化学始能科学化。在倡之者自诩为改进中医之先知先觉，志意薄弱者竟受其惑而亦步亦趋，于是中医科学化之结果，乃产生一非驴非马之怪物。是盖不知真正科学化之意义也。

　　夫何谓科学？有系统之真知识，即是科学。何谓科学精神？可以教人求得有系统之真知识之方法，即是科学精神。何以言之？知识为一般人所同具，科学之所赐于我侪者，即为"真"之一字。一般人对于自身所认之事物，最易信以为真，然用科学精神研究，愈研究愈觉求真之难。譬如言发热为太阳病，应先考察太阳病是否一定发热，发热一症，除太阳经外其他阳明、少阳有无同样之发热。又如太阳病为外感证，当知如何为外感之见症，太阳病是否备具外感之见症。由此为例，我侪觉任何事项，能得真知灼见，实非易易。要钻在此一病之中间研究，要绕在此一病之周围研究，要高踞此一病之上面研究，种种分析研究之结果，方知此一病之大略。从许多相类似而容易混淆之各症中，发现各症之特征，再换一方向，与许多同具此特征之病症，归成一类，许多类归成一部，诸多部归成一组，如是综合研究之结果，算是从许多各自分离之病症中发现其相同之普遍性。经过此项工作，方许言此病之性质如何，此为科学第一件主要精神。

第二，知识不但求一事一物，应知此事物与彼事物之关系，否则零头断片，有何用处？能知事物与事物之关系，而因此推彼，得从所已知求出所未知，即为有系统之知识。系统有二：一竖一横。横者指事物之普遍性，如前所言。竖之系统指事物之因果律，有此事物方有彼事物，必须有此事物，然后能有彼事物。倘此事物有如何之变化，方许彼事物有如何之变化，此之谓因果。能明因果，乃增加新知识之不二法门。然因果亦非易言，一须有证据，二须有理由。因果律纵不能均有必然性，但最少终应有极强之盖然性，若仅属于偶然者，即非因果律。如言寒郁肌表则发热，此历千万回经验而不爽，且有理由可说，当属必然性。若言泄泻均属受冷，则泄泻之因，非尽受冷，不能谓之必然。故科学家以许多有证据之事实为基础，逐层以看出其因果关系，发明含有必然性或有极强盖然性之原则，如以绳结网，愈结愈广，渐渐涵盖此一组知识之全部，遂成一门科学，此为科学第二件主要精神。

第三，凡学问有一要件：须能传与其人。人类文化所以能成立，全由一人之知识，传之多人，一代之知识，传之次代。我以极大功夫得一新知识，以之传诸他人，他人以较小功夫承受我之一部或全部，同时以另外功夫，再行发明新知识，如此教学相长，递相传授，文化内容，自然日渐扩大。中国凡百学问，俱含可以意会不可言传之神秘性，尤以医学为甚，实最足为知识扩大之障碍也。故科学家所有知识，均由艰苦经验得来，其所言，必举出证据，并将如何收集、如何审定，明白宣布；其所主张，必陈明理由，并将思想经过之路线，顺次详叙，是以使人阅之，不但能承受其研究所得之结果，且能承受其如何能研究得此结果之方法，更可用彼方法以批评其错误。方法普及于社会，人人得而研究，自然人人得而发明。此为科学第三件主要精神。

科学之精神，既能明了，吾乃敢言中医未尝不合科学，特在无人能加以精密之整理耳，且敢言欲求中医之科学化，不在引西医学说名词或习物理化学后始为科学化也，更敢大胆言，中医学说之笼统、武断、虚伪、因袭、散失，均由不明科学之性质，有以酿成之。故中医科学化之目的，在用科学以造成完全之中国医学，使有真知识，有系统，可以教人，并非促其西医化。今中医对于此最大之目标，尚不能认清，无怪科学化之结果，非特不能改进中医，反以促其不伦不类而日陷于沦亡也。呜呼伤矣！

现代国医之趋势

中国固有之文明，直接关系国计民生之切者，厥惟医学。就事实论，自立永久勿替之地位，然无必亡之理，而有或亡之机。试观现代之趋势，不能使吾无言。吾文之作，认为在现代趋势中，国医之本身，是进步，是退化，是稳固，是动摇，实一最重要之问题。短视者，以为进步即能稳固，退化即为动摇，但就今日之国医言，进步或亦动摇，退化或亦稳固，故苟真正改进国医，须先抱定如何使进步而不动摇，稳固而不退化。第一，能吸收西方文明以为我用，而不以西方文明掩蔽国医之真精神。第二，使世界各国俱国医化，而吾国仍继续前进，不为中止，否则非国医变为国外化，即国医反为国外医。前者在一般以为进步，实为无形之自动推翻，后者在一般以为发展，实为无形之被动消灭，至堪惊心惕励者也。

凡事重实际，实际有效果者，不特无消灭之可能，且必有光大之一日。故国内少数西医之攻讦，为派别不同计，情所难免；国内少数青年之附和，为趋时媚新所迷惑，亦情所难免，但就第三者之动作以觇之。江亢虎所著《中国文化对于西方的影响》一书，有云："美政府有几种药品，科学家不能洞悉其性质与能力，而中国药书上，记载极明，试验俱属实在，因特别注意，年派专员，从事研究。"黄胜白所著《注意中国药》一书，亦有云："德国医学家，几无一不注意中国药物，谓中国药品中，极多有价值之药料，其极小部分，已久为欧洲医家所引用。"是西方各国，对于中国医学，正如采矿得苗，势必肆力罗掘，不致矿尽山空不止。

近邻日本，本以汉医为宗，于国医有深刻之研究，维新以后，始改西法，近又感汉医之妙理，汉药之奇效，政府复有用汉医之议。南洋各处，皆有专电。香港《循环日报》，记载尤详。此二三年前事，不谓今明治大学竟增汉医科。北平电：日医界以二万金运华，购中医书籍。其锐进之气，实堪惊叹。不特如是，最近东京讯：日本贵众两院委员会中，有东洋医道会理事长南拜山与帝国大学名誉教授白井光太郎及头山满内田良平等五百余人，提出帝国大学皇汉医学讲座新设请愿书，已经两委员会完全通过。盖日人特性，步步不肯落人后，深知近年欧美，不乏研究汉医之辈，且承认其效果，而尤钦倒于《本草纲目》。如麻黄用为发汗剂，已证明其效能。当第三次太平洋学会开会时，据美人之调查，亦可强壮心脏，又西洋认喘息用阿独来那林注射，仅一时暂止，而麻黄治疗喘息，竟永久不发。又知獭肝丸治肺病，龙骨治痉挛，铅丹去蛔虫除痰等，不遑枚举。此时不加努力，势必落于西洋之后，总理谓中国于固有之文明，应发挥光大学西方之文明，应迎头赶去。焉知吾数千年文明之国医，在本国竟不能发挥光大，而三岛之民，竟能学迎头赶去也。

夫一国之文明，不能自动改进，坐视外人之研究，势必陷于绝境。进言之，长此以往，西方医学界，将以中国医学为研究之中心，而日本医学界，将以中国医学执东方文明之牛耳。更深刻言之，中国医学将不亡于世界，而独亡于中国。吾所谓进步亦能动摇，退化亦能稳固者此也，然则吾国医将国外化乎！亦将倩国外保管乎！可以悟矣。

上月出席首都中央国医馆，车中无聊，走笔草此。作者绝不敢抱门户之见，特念一国学术，苟有特长之处，自应共同改进，万不能永远生活外人文明之下，而受其支配。更须知今日外人之文明之能为吾用，亦未尝不从苦心积虑，几经改进中来也！

中医文化运动——纪念钱季寅君作

归震川曰：人生三十年为一世，天道变于上，人事变于下。于戏！不意吾友钱君季寅，竟以一世而化为异物也。君服务于商界，与中医存亡，无切肤之痛，而竟鉴于中医之摇落，毅然创立中医书局，努力中医文化运动，则使吾不能无言以追悼其平生也。

钱君努力中医文化运动之主旨，吾侪可于其影印古本医学丛书序文中见之，兹特节录如后。

人之言曰：中医具四千年之历史，得亿万人之信仰。虽西医能操纵中卫会，而不能焚毁我历史，抑制人信仰，即不能消灭我中国医学。此言诚是。然所谓历史及信仰尚非中国医学之真精神，盖在于能治病而已。以医之责任，贵能治病，不能治病，何贵有医？故彼西医之攻抵，无微不至，究其归只能以陈腐空洞不合科学诸名词妄加诸吾侪，而不敢以不能治病告于世人。又因中医之能治病为事实问题，而不能蒙蔽，乃谓中医不足信，而中药确有特效，中医当取缔，而中药亟应提倡。然试问彼科学化之西医，何以不能用药治病？而不合科学之中医，何以反能用药治病？则又瞠目不能对。于是知中医立于不败之地，而为西医所认为深池高垒者，即在能治病，而中医之真精神，亦即在能治病。

然中医何以能治病，此理亟须明了。则吾友蒋文芳先生之言，可以解释之。其言曰：学术以理论实验相辅而成，有理论而无实验，则其理论无所附丽，等诸空谈；有实验而无理论，则其实验不易发挥，虽美不彰。理论其文也，实验其质也，文质虽能相生，顾崇实者，宁质而不文。我国医药之发明，先由治效上之实验，而后丽以理论之解释，第理论之发生，每以时代为背景，以现代之眼光观之，容或未能尽合于科学。而其治法之完备，治效之卓著，实可历万古而不磨者也。是则西医以科学冲锋，而治病之能，不及中医之万一，所谓文而无质者也。中医以实验为前提，而引申其精义玄理，所谓质而文者也。故中医之真精神，在能治病，而能治病之大关键在经验，能保经验，即能保真精神，即能保中国医学不亡。

中国医学可不亡，而中医界中，难免有秘其经验，不欲示人，更恃其经验，不思上进，使中国医学，于无形中如划地之自守，以与二十世纪竞争之潮流相抗，则殊有暗灭潜消之虑。又况际此危急时间，不能通力合作，互相团结，抱门户之见，肆意自杀，卒至中医建设事业，无有愿为，中医公共机关，无肯愿问，则中医之亡，固有非经验二字，可以挽回。痛哉吾友秦伯未先生之言曰：中医本其经验，辅以学理，运其灵机，在任何时任何地任何人，不能摧残而破坏。特中医多自满自足，自暴自弃，不肯从事发明，而英美德日，反努力採取中医学术，以为研究医学之中心，则他日成绩，势必令人心惊舌咋。徇其趋势，中国医学将不亡于世界，而独亡于中国，此时深可痛哭流涕而令人不能无兴奋者也。其目光之尖锐，思想之深刻，良足促全中医界之醒悟。

由此以观，中医欲在无必亡之理中，求其发挥光大，在有自亡之机中，求其改革振作，全恃吾全中医界之奋斗。而奋斗之目标，当以实事求是为主体。所谓实事求是者，即根据颠扑不破之经验，尽量贡献，更就颠扑不破之经验，尽量发挥。中医在治疗上更收伟大之成绩，则中医之本身得巩固，而西医之攻抵，益将无所施其技。吾友方公溥先生曾谓中医如神龙，西医如黔驴，今日黔驴之技已见，可以无事戒惧，惟求中医能发展其神龙之本能是耳。此言殊堪玩味。故西医之所谓新旧，吾侪可以不问，西医之所谓科学非科学，吾侪亦可以不问，苟能认定医之责任在治病，切实于治病上着想，方为真正发扬中医之大事业。

因此作者认为中医文化运动，实为救中医之唯一主义。一方面以中医之真精神，贡献于全中医界，一方面以中医之真精神，介绍于全国人士，使中医得有更精美之学识，使社会明了中医之特长，如是而谓中医不能振兴，吾不信也。

钱君本此主旨，始终不懈。自民国十八年春，以迄今日，适为四载，得医界之同情，及社会之信誉，执海上中医书业之总枢，初非幸致也。夫中医夙以保守自尚，一得之长，秘不公开，妄论宣传，坐使国粹无昌明之望，反现衰退灭亡之象，实为最足痛心之事。年来虽有大声疾呼，亦以空言无补实际。钱君独以只手挽狂澜，此吾之所以引为永堪纪念者也。故推钱君之心，以言钱君之事业，乃为中医而牺牲，非为名利而努力。吾之惜君，亦不为商界惜，实为中医界惜。于戏！钱君逝矣，我为中医前途计，不得不维持本局，并不得不力加整饬。嗣后关于文化之宣传，书籍之搜求，当派员专司其事，函购之方法，当极力促其迅速，同仁之新著，当尽量使其刊布，以信用为担保，以全力促进其整个之发展，使中医事业，得有繁荣。钱君精神，可以不死，惟海内同仁，鉴而教之。

谈谈新中医

吾侪揭新中医之旗帜有年矣，踵吾侪而起者，芜湖有《中医新报》，宁波有《中医新刊》，而今广州又有新中医学会之组织，何吾同志之多耶！不禁望海涯云树，而仰天长笑也。虽然，新中医岂易言易行哉！以吾所知，一为急进派，视中医一切学术，几无完善可法，指谬吹疵，竭力以西说为宗，意为改造中医，舍此莫由。一为折衷派，视中医一切学术，无处不与西说相合，旁征繁引，竭力以中西治为一炉，亦意为改造中医，舍此莫由。吾今以旁观者视之，则前者失之偏，后者失之拘。夫必欲以中医学说为无可法而摒弃之，则何不直习西医。出主入奴之见，势不至为西医隶仆不止。若必欲以中西汇通，方谓之新，则中西医根本立足点先多异歧，势必牵强附会，非驴非马，其流弊盖所谓旧不彻底，而新亦不彻底，皆非创造新中医应取之态度及步骤也。

新中医应取之态度，其心目中当以中医为主体，时时从中医本身上谋改进及创造；其步骤，当就中医固有学术，先加以切实研究，慎密之考虑，孰为有用，孰为空言，孰为至理，孰为邪说，然后存其所当存，汰其所当汰，于其所存者，附加以校正或补充，便理论上事实上，两相安洽则精华自现，光彩自浮。名之曰新中医，应当之而无愧，若斤斤剿袭西医，自诩为新，直西医化之中医耳，岂中医之新耶？

然而吾亦喜研西说者，今为此言，须知非绝对禁中医之取西说也。正如先总理所谓发扬吾固有之文化，且吸世界文化而光大之。又谓我们固有的东西，如果是好的，当要保存，不好的，才可以放弃。盖深愿于采取西说之前，先于中医学说加以考量，则本固枝荣，方能显出独立之精神，否则拔苗助长，自召其亡。此倘亦可为智者道，虽与俗人言者乎。

医界前途之危险

今日医界，门户习见，可谓深矣，前途危险，亦云至矣，国医西医，既相争长，而国医中，复有经方派时方派之争，两医中，更有德日派英美派之争，在吾抱内忧外患之痛，在彼宁免远交近敌之虑，设全国以四万万人计，以四百人需一医士计，非一百万医士不可，今不敷其额，而罔思精进，相视如仇，欲求学术之昌明，并保人民之健康，其可得也。

夫事不外于情，医不外乎理，故以最普遍之痢疾论，西医有饥饿疗法，意谓人患痢疾时，肠中黏膜，必有红肿之处，其处生出之脓液，即白痢，若血管破烂，有血液流出，即红痢，不可再以事物刺激其黏膜，则与国医朱丹溪所谓灭其粥食，绝其肉味之说相合也。有排害疗法，以泻物排除其肠中之有害物质，大抵用 Calomel 及 Oleum　Ricini 等品，则张子和、李东垣之制木香槟榔丸、枳实导滞丸又相合也。更有防腐疗法者，取收敛药以止其下痢，亦以防肠管之腐败。普通用 Tannalbinum 及 Bismutum　Subintricum 与 Pulvls　Goveri 之混合剂，则与张仲景之桃花汤、朱丹溪之固肠丸，更无不相合也。执此以观，中外一理，驰未背道，可以汇通，奚用抵斥，善哉印光法师曰：药无贵贱，愈病者良，法无优劣，合机则妙。真深悟玄理，而无芥蒂存胸者矣。

矧夫国医之谙西医学理者，百不得一，西医之精国医学理者，更千中无人，互相攻击，莫不隔靴搔痒。若同德医药学载黄君胜白一文，一则曰神经错乱，再则曰时明时昧，三则曰宜入疯人院，浮嚣之音，纵锐利尖刻，试问与学理果何涉耶？果有价值否耶？墨子云：必知疾之所自起焉，能攻之，不利疾之所自起，则弗能攻。今既双方不知其隐疾，漫然对垒，是无异村妇之骂街，而能不为墨子笑者几希。

余治医学，粗得常识，不敢秉春秋之笔，妄言黑白，惟深愿今后各本至诚，研几精义，先择其可通者而调剂之，继将不可通者，评判其得失，庶有沟通之望，而开医界新纪元之一日，否则意气用事，说兵纸上，前途危险。吾不忍言。

怎样去改进中国医学

1.应当依着思想和知识，把眼界开大，一切的我执偏见撒脱去却。

2.应当努力在客观的式样里，把以前种种，下切实之观察和想念。

这两点，是鄙人近年来对于改进中国医学的主张，虽然不敢自信是改进中国医学的唯一方式，但是无论如何，我们要做改进中医的工作，总须像罗素所说："燃动纯正知的追究心，和对于真理的热望，把主观机能的变态撒脱。"如果体得这种精神，自然会生出伟大而悠久的价值，中医的不进步，也可说中国学术界的不进步、都坐着陈陈相因，没有真知灼见，和切实的研讨，实为最可痛心的一件事。

其次，我们中医界，终不能把个人的欲望的色眼镜，先架在鼻上，换一句说，便是把吃饭两字做前提，我记得夏丏尊演讲中国的实用主义，他说："中国的实用主义，滔滔然几于无孔不入，养子是为防老，娶妻是为生子，读书是为做官，行慈善是为了名声……除用做什么是为什么来做公式外，可以说道不尽，但是中国有了这种主义，一切都不进化。"又记得列薰宇演讲用，他说："为科学而学科学，为艺术而学艺术，是别无目的的，羼进了别的目的，尤其是用，终不能得到真正的科学艺术。"我们看了二位论调，觉得我们中医实在太惭愧，谁抱着为中医而学中医的精神。

医界春秋社诸君，抱着很热烈的改进中医的欲望，观其出版物，对于医界中的评论，和学理上的研究，均很切实。与其他含有腐化气味者，不可相提并论，可恨鄙人为着诊务写件等关系，不能常常作文字上的扶助，兹趁其二周纪念刷新之时，随便写几句，供一般同志的讨论。

中医的真理

"中医的真理，是不是全在几部中医的古书里？"这个发问，是我一个姓张的学生向我要求答复的。我当时便心爱他富有革命性的精神，或者天天在我们中医学术革命的呼声里，不知不觉发出一个很伟大而有力量的问题。可惜我对于这个发问，不能拿中医的学说来使他明了。因为中医的学说太混杂，孰为真理，孰为伪理，在他满抱着不满意于中医的时期里，绝不能使他有信仰心和判别力。但是我敢回一句："中医的真理，绝不是全在几部中医的古书里。"我现在且把科学的进化来解释罢。在日本科学家大町文卫所著《最近自然科学十讲》一书的自序里说："科学界中，从未有如真理一语惑人之甚者，因其名词优美，最易强人以信，更有认为真理有万古不灭，有一无二之性质，实不可不谓为齿莽论事者之谬见。"他所以发议论，是认定学术是前进的，不是中止的，而且更认一般的所谓真理，无非当时的一种假设。因此他又举出几个例子："手持苹果，放手则落，解释此现象所由起之原因者为牛顿，宇宙引力之假设及定律，即由此创成。此种理论，距今十年前尚认为绝对之真理，最近由爱因斯坦提出相对性原理，及发现镭元素放出三种放射线，蜕变而成他元素后，此说遂亦不能成立。"观此，我们可以明白真理是随时变迁的，没有止境的，任何一种学术，在不断的研究中，必定有几种真理创造出来，同时对于以前已认为真理的，发现动摇的现象，西洋科学的进步，使我们听了惊骇，无他，能够不断地研究和创造罢了。反观中医的学术怎样呢？自一般所谓名医以及无名医，谁肯尽心去研究？即使研究，也不过把几部古书上的意思，记在心头就算了，真伪正误，再也不肯分别清楚。我现在拣最普遍而大概均拜读过的一部张世贤的《图注难经》来谈谈，在二十五难说："心主与三焦为表里，俱有名而无形。"他在注里也说："二者俱有其名而无其实。"三十一难说："三焦者水谷之道路，气之所终始。"他在注里便也说："三焦者禀肾间动气以资始，借胃中谷气以资生，水谷自上焦而入，下焦而出。"吾们大概都知道这两难完全相反，而他一股脑儿收集起来，依样画葫芦地去注释。这类书籍的价值，可以不用标出，而吾们中医的研究，也可见一斑。在这种研究中，要走到光明的路上去，恐怕真是难于上青天罢。末了，我还禁不住要写一段大町文卫的议论在下面："试观最近自然科学的发达，天文学物理学化学生物学等，各方面莫不有新研究与新学说提出，推翻历来旧说。"吾中医们见了，正不知作何感想，同时且使吾想到新中医社宣言上有"反对中医学术革命，便是压迫中医进步者"一语，有许多情愿中医淘汰的，说吾未免骂人太甚，现在吾还要请他想想，究竟如何咧。唉！在几部中医的古书里，埋没了多少真理，造就了多少庸医！吾对于张生的发问，实引起了无穷的悲戚。

女 医 志

近今女界，多有习医者，戏就史册所载，而记忆所及者摭为女医志，俾知女子习医，往昔已有，并资诊余谈助，云。

汉　义姁

《酷吏列传》 义纵者，河东人也，为少年时，当与张次公俱攻剽为看盗，纵有姊以医幸王太后，王太后问有子兄弟为官者乎？姊曰：有弟，无行，不可。太后乃告上，拜义姁弟纵为中郎将，补上党群中令。

汉　淳于衍

《汉书·许皇后传》 霍光夫人显欲贵其小女，道无从，明年许皇后当娠病，女医淳于衍者，霍氏所爱，尝入宫侍皇后疾，衍夫赏为掖庭户卫，谓衍可过辞霍夫人，行为我求安池鉴。衍如言报显，显因生心，辟左右，字谓衍少夫幸报我以事，我亦欲报少夫可乎。衍曰：夫人所言，何等不可者。显曰：将军素爱小女成君，欲奇贵之，愿以累少夫。衍曰：何谓邪？显曰：妇人免乳大故，十死一生，今皇后当免身，可因投毒药去也，成后即得为皇后矣，如蒙力事成，当贵与少夫共之。衍曰：药难治，当先尝，安可？显曰：在少夫为之耳，将军领天下，谁敢言者，缓急相护，但恐少夫无意耳。衍良久曰：愿尽力。即捣附子齑入长定宫，皇后免身后，衍取附子并合大医大丸以饮皇后。有顷曰：我头岑岑也，药中得无有毒？对曰：无有。遂加烦懑，崩。衍出见过显，相劳问。

唐　蔡寻真　李胜空

《浔阳跖醢》 蔡寻真者，侍郎蔡某女也。李胜空者，宰相李林甫女也。幼并超异，生富贵而不染。贞元中，同入庐山，蔡居咏真洞天，九叠屏南。李居九叠屏北凌云峰下，并以丹药符箓，救人疾苦。三元八节，会于咏真洞以相师资。

南唐　杨保宗

《真仙通鉴》　杨保宗不知何许人，及笄，许聘矣，忽有悟，去为道士，入庐山崇善观，却粒炼形。南唐元宗闻之，诏赴阙，引入禁中，见诸嫔御，赐紫衣金钱，诸嫔御竞施服玩珍珠彩绣逾数千万，诏新其宇，尚书郎韩熙载撰记，赐额曰真风观，又诏臣下作诗送之。保宗慕职寻真李胜空之为人，亦能以丹药符箓救人疾苦，暇则至屏风叠南北瞻礼二祠。

清　冯衢女

《丹徒县志》　冯衢字樽宜，有奇技，凡痈疽发背，视近疮左右上下，以针挑去一物，如米粒，色绿，其患自消，毒重者数日亦愈。其次女得其传，女适鲍之锸，常有妇女就之医，惜早亡失传。

清　朱玉

《嘉兴府志》　朱玉字懿安，吴江人，读书通经史，归生员戴彬为继室，事姑尽孝。家贫，以针黹佐薪水，持家具有条约，彬远馆于外，授二子尧垣光曾句读，督课甚严，玉能诗古文，与采芝山人汪亮相倡和，著有《悦心斋集》，晚精于医，夫妇鸿案相庄五十年，人以梁孟比之。

谈铁质之补血

执中医而问之曰：何者能补血？必以熟地、首乌对。执西医而问之曰：何者能补血？必以铁质对。其词虽歧，而实则熟地、首乌等含铁质最丰富，二而一者也。是则中西医治疗之方法不同，原理绝不许背道而驰。

铁质在人体各组织中，无不有之，而以血色素中含量最多。故铁剂之应用，即为促进血色素形成之材料，以营体内需要铁质之代谢作用也，据西方最近之研究。

可倍尔氏曰：萎黄病乃因消化器官起加答儿之故，或机能障碍而起之病症，肠壁受铁剂之轻度刺激，使其血行及营养良佳，因之能奏功效。

篷爱氏曰：患萎黄病时，蛋白质起异常分解作用，发生多量硫化氢，因之将食物中之应吸收有机成分，被其妨碍，与粪便一同排泄，致体内铁分缺乏而引起贫血。此时投以铁剂，使与硫化氢结合，以防止其分解有机铁之作用。

拿而定氏曰：普通之铁剂，即被吸收，亦不能成血色素之原料，而其所以奏效者，或因刺激性乃有促进血输新生之效。

更考其铁剂用于补血之注意各点。

铁剂有扩张血管之作用，每能使体温上升，及脉搏增加等现象，故于热性病或心脏及循环器有病症者应忌用。

服铁剂间有感于通便不畅者，如于食中或食后服之，可减却。

服铁剂忌用含有鞣酸之饮料，因能与铁质化合而生黑色沉淀。

从各方面观察，可知中医所称之补血药，与西医用铁质，意义实无二至，即调经之当归、川芎，亦无非利用刺激性以促进血液之新生。祛瘀生新之丹参、红花，亦无非利用刺激性以使血行及营养良佳。凡用熟地者，大便易溏，饵膏滋者，浓茶在忌（茶与咖啡等均含有鞣酸），尤觉符节相合。此中医惊人之发明，殊甚注意，或以为不合科学者，直梦呓耳。

体温之研究

卢觉愚曰：生物之异于死物者，在有生活力。生物力附丽于物质，以生存于世界，生活力停止，便是死亡。人身为细胞之集合体，细胞原具有生活力，以运用其营养繁殖动作等之机能，然必赖适当之体温，方能显其功能。观一切机器动作，均由热力催动，可知人体种种动作，如心之循环，肺之呼吸，肠胃之吸收排泄，官能之新陈代谢，皆与体温有直接关系。苟体温有变化，则全体皆受影响矣。然体温果由何而来耶？一为空气中之氧气，一为日常之食物。氧气由鼻入肺，复为血中红血轮[①]吸收，与铁质融合，发生燃烧作用。食物由口入胃，腐化之后，由吸管通入血管，其碳水化合物、脂肪等，为供给氧气燃烧之材料，而成体温后方之给养。

《内经》有言：天食人以五气，地食人以五味。说者谓人禀天地之气而生，故吸气食味而长，不知与体温之发生极重要。于此知古人格致之精。虽西医日以科学化相标榜，而其所发明者，我国数千年前早早发现，特无人能为之发挥闻名耳。

体温之重要，既如上述，故于体温之调节，不可不注意。平人体温，为华氏九十八度半，饥饱动静，微有出入。故就生理上以研究体温之调节，当注意于冬夏时令之气候，及食量之增减，与汗液之排泄；在病理上以研究体温之调

---

① 红血轮：指红细胞。

节，当注意于昼夜及表里。所谓昼夜及表里者，如朝凉而暮热，昼凉而夜热，及肢凉而内热，背凉而腹热，时间及全体之温度，不能平均支配也，疾病之因，即根据于此而发生矣。当体温低降，宜促进其血液之循环，如四肢清冷之用桂枝是；当其增高，宜用汗法以散除，如伤寒之用麻黄是。盖体温之蒸发散去，以皮肤为大部分，有不触于目者，谓之潜发汗；有多量成滴，凝结于皮肤之上者，谓之显发汗。此种自然或人事之蒸发散去，名曰体温之放散。主要原因，在于调节。而另一方面，则因皮下有无数汗腺，经体温蒸发，得将老废物质排泄体外，而遂其新陈代谢之作用也。

体温于气候之变化，汗液之排泄，食量之增减，均有关系。故外感内伤病之发生，无在不于体温有关，而以外感为尤显，何以故？以外感多由于气候之变化也，气候之变化最著者，尤为寒热两项，如酷暑大热之为中暑证、中热证，奇寒苛冷之为伤寒证、中寒证。盖冷热空气，刺激皮肤，阻碍体温之调节，因而障碍循环，因而产生种种病理之作用。是则外感为病，以体温为起点明矣。西医虽迷信病菌，然于感冒之成因，亦责之衣着单薄，居处寒冷，汗腺闭塞，血液不能因汗腺作用，以排除不洁物。然欲遂其目的，故奔集于表，发生寒热。发汗之剂，乃治标之急务云云，尤足为体温与外感密切之一证。而病菌之说，不能离外邪而单独成立，亦可无事喋喋矣。更考西医病理学，其因气候而酿病者，归纳为温度之刺激，空气之感应，析之为温度作用、气压作用、反射作用、风土作用等，与中医之归纳为风寒暑湿燥火，表明其高温作用、低温作用、高气压作用、低气压作用等，立意实极接近。盖学说有不同，而所以致病之道，均认为体温之失其调节，无不同也。中医虽不言体温，而所谓表寒、表热、表虚、表实，以至实热、虚寒等名，均暗指体温而言，又无不同也。

中医之基本学说

在本题中吾思解决下列各问题。

（一）何以一病而用药各不同

（二）何以几种病而用药又一致

（三）派别与争论之导源及其价值

（四）研究中医有无一定之程式

（五）读书后究竟如何使用

兹先述中医之派别于争论，近时最烈者，厥为伤寒与温热。读《伤寒论》者，辄眼高于颠，不可一世，目温热为魔道，痛毁至体无完肤；读《温病条辨》《温热经纬》者，又欣然自得，以为道尽在是，而讥伤寒派别之拘泥固执。于是意见日左，意气日盛，始如鸿沟，继如对垒，而争端日趋于恶化，实则《伤寒论》《温病条辨》《温热经纬》，类能读之，且类能明其大义，在诸生尤能洞晓深义，实非不可思义佛经梵典比也。吾谓读伤寒与温热者，正如本院宗旨：发扬古学，融会新知。然医之学问，不在古与新，而在能实用，尤在能运用。患伤寒者，吾用麻黄桂枝而愈，此固伤寒书之长；患温热者，吾用桑菊银翘而愈，亦未始非温热之长。换言之，伤寒温热诸书中，有是说：证之不符，有是方，用之不效。即是诸书之短，倘医生不能在此等处用功，但就伤寒温热字面上争执，或竟捧张仲景可升天堂，陷吴鞠通可入地狱，虽再历数千百年，中医仍无进步。

况《伤寒论》有数方可治温热病，温热书中亦有数方可治伤寒病，何以故？以伤寒温病均有变化，如伤寒传经，可以变为热，即有清凉之剂，而合于温病之治，同时温病之方，即可用于伤寒。故杨栗山云：温病与伤寒虽曰不同，而或清或攻，后一节治法，原无大异，惟初病散表。前一节治法，则有天渊之别，可谓透彻之至。然杨氏知其然而不知其所以然，只能解决伤寒温病不能解决中医一切之治法，此为吾讲本题之动机，或于诸生自修，不无小补。

凡习中医而求其深造者，必令先读《内经》《难经》《伤寒》《金匮》。不错，中医学说，顺流而下，有深入浅，然此种种，只能名为基本书籍，而不能名为基本学说，我所称基本学说者，当明了此种学说时，可以解决一切问题，如科学之可以归纳演绎而教人者也。大抵中医之学说，素属混合，而不主张隔别，素属一片神行，而不主张支离破碎，言生理然，言病理亦然，以至言治疗方剂亦然。故于生理重精神、气血、津液，于病理重风、寒、暑、湿、燥、火、痰、虫、食、虚，于治疗方剂重温、凉、补、泻、宣、通，而以五脏六腑为大前提。诸生试思凡百疾病，千变万化，能逃出数字之范围者乎？西医不知此妙，但以检得细菌为主，焉能混合。

从此而推广之，如认为热证，热在于肺，则虽有咳嗽、消渴、肺痿等等，而治不离乎凉，其用药可以一致。其有一病而用药不同者，除误认之外，其法必不变。盖中药极富，选择之时，绝无完全巧合。譬如发汗，或用麻桂，或用荆防，或用羌独，其药不同，其理则同，不能谓之不同也。

更推广之，可以打破一切范围，吾以新近验案略述一二：王妇怀孕九月，患怔忡症，心悸则胸闷而肢麻，而肢冷，而昏不知人事，如海格路红十字会，验血，验大便，听心脏，照爱克斯，而不知病名，无药可用。余为处熟地、党参、阿胶、麦冬、桂枝、枣仁、龙齿、茯神、炙草大剂，一剂知，二剂已。此认定心脏衰弱而用药，若必求合诸古人，则炙甘草汤之遗法也。又周妇患风疹，每日一发或数发，发则头面四肢俱有，痒不可言，七年不间断，余为用生乌、丹皮、赤芍、羌活、红花、防风等三剂而减。此认定血热蓄风而用药，若必求合于理论，则仍清热祛风之法也。其他额汗之用生脉散而愈，湿温寒热气急用厚朴沉香而霍然，皆认证用药，不知仲景鞠通者也，故不知病名，亦能用药，譬之学书，必欲字字与碑帖相同，有无意味。故读伤寒而泥于伤寒，读温热而泥于温热，此之谓大愚，此之谓大拙。余常戏谓，读书时要有古人，临诊时要不得古人，实含哲学意味。夫疾病之发生，不外天时、地理、人事，吾所述者，一言蔽之，尚属求因，苟得其因，必有办法，而求因首重辨证。辨证看似极难，亦有一简易之法，容后谈之。

辨 证

做医生不难，难在能辨证。譬如虚实，如何谓之虚，如何谓之实，此等处最宜看得透认得定，方可用药，矢不虚发。今人见腰痛即曰肾亏，见吐血即曰肺痨，一若腰痛吐血无实证者，真令吾大惑不解。

《内经》正反治疗之发挥

《内经》中有正治反治方法。所谓正治者，用与病气相反之药治之，使病因而扑灭，虽病气与药相反，而实合治疗之原则，即逆者正治是也。徐子子十剂蓝本云，十剂者：一，补可扶弱。如先天不足宜补肾，后天不足宜补脾，气弱宜补肺，血弱宜补肝，神弱宜补心等是。二，重可镇怯。如怯则气浮，重以镇之是。三，轻可去寒。如风寒邪中于人身，痛疮疥痤发于肢体，宜轻扬使从外解是。四，宣可去壅。如头目鼻病，牙禁喉塞，实痰在肠，水火交结，气逆壅满，法当宣达，或嚏或吐以令布散是。五，通可行滞。如火气菀滞，宜用通剂利其小便是。六，泄可去闭。如邪盛则闭塞，必以泄剂从大便夺之是。七，滑可去着。如痰黏、尿浊淋、大肠痢等症，宜滑泽以涤之是。八，涩可固脱。以开肺、洞泻、尿遗、精滑、大汗、亡阳等症，宜收济以饮之是。九，湿可润燥。如风热怫郁，则血液枯竭而为燥病，上燥则结，均宜济润是。十，燥可去湿。外感之湿，汗而去之，湿泛为痰而降之，湿停不尿，利而行之是。十剂为药之大体，群之可无遗失，惟缺寒热一端耳。寒热者证治之大端也。寒能治热证，如伤寒温疟虚劳，何一不有当以寒药治之？甘寒之剂，白虎汤之类，苦寒之剂，龙胆泻肝汤之类，大抵肺胃肌热宜银翘、石膏，心腹热宜芩连，肝肾热宜黄柏、知母、胆草。热可制寒当用辛温之品，附子汤、附子细辛汤治太阳少阴之寒，四逆、理中汤治脾肾之寒，吴萸汤治乌梅丸治肝寒，青龙汤治肺寒，薤白治心胸之寒，回阳救急汤统治里寒，桂枝汤治表寒之类。所谓反治者，乃用与病气相同之性味治之，而收效与正治法仍相同。去病有反治，以证有真假，真者可用正治，而假者不得不用反治，以伪诱伪也。譬之真寒则脉沉而细，或弱而迟，为厥逆，为呕吐，为腹痛，为飧泄下利，为小便清频，即有发热必欲得衣，此浮热在外，而沉寒在内也。真热则脉数有力，滑大而实为烦躁，喘满为声音壮厉，或大便秘结，或小水赤涩，或发热掀衣，或胀痛热渴，皆可正治。假寒者外虽寒而内则热，脉数有加，或沉而鼓击，或身寒恶衣，或便热秘结，或烦渴引饮，或肠垢臭秽，此则恶寒非寒，明是热证，所谓热极反兼寒化，阳盛格阴也。假热者外虽热而内则寒，脉微而弱，或数而虚浮大无根，或弦芤断续，身虽炽热而神则静，语言谵妄而声则微，或虚狂起倒，而禁之则止，或蚊迹假斑而浅红细碎，或喜冷饮，而所用不多，或舌苔虽赤，而衣被不撤，或小水多利，或大便不结，此则恶热非热，明是寒证，所谓寒极反兼热化，阴盛格阳也，皆当反治。至如虚火之治，至虚有盛候，则有假实矣，大实有羸状，则有假虚矣。虚者精气虚也，如色惨形瘦，如神衰气怯，或自汗不收，或二便失禁，或梦遗精滑，或呕吐隔塞，或病久攻多，或气短似喘，或劳伤过度，虽外证似实，而脉弱无神者，皆虚证之当补也。实者邪气实也，或外闭于经络，或内结于脏腑，或气壅而不行，或血流而凝滞，虽外证似虚而脉来盛实者，皆实证当攻也。然则虚实之间最多疑，似有不可不辨其真耳。若真气既虚，则邪气虽盛，亦不可攻，盖恐邪未去而真先脱。故治虚邪者，当先顾真气，真气存则不致于害，盖未有真气复而邪气不退者，亦未有真气竭而命不倾者，如必不得已亦当酌量缓急，权衡多少，寓战于守斯可美。总之，假虚之证不多见，假实之证最多，假寒之证不难治，而假热之证治多误，真假能辨，逆从正反，自可明矣。

厥逆证之治疗分析

《内经》所谓厥逆皆论厥逆之病症也，厥之为义，逆也，凡一切失常悖逆之候，《内经》皆谓之厥。近今都以厥字作厥冷解，遂于《内经》文字，每每格不相入，此不明训诂之弊也，今以后世所论厥证述之，有寒热、气血、食痰、尸蛔、煎薄、痿痹、风、痛、痞、郁、骨痛、肾、色、暴、疟。诸厥之分，寒厥初病即肢冷，腹痛脉微，附子理中汤。或表热里寒，下利清谷，厥逆，干呕咽痛，脉沉细而微，四逆汤。独指尖冷，名清厥，理中汤。热厥，初病身热，烦臻脉滑，数日后忽肢冷，乍温，乃热深发厥，火郁汤。便秘，大柴胡汤。烦渴臻妄，失下而手足冷，乃阳极似阴，热极似寒，不可疑作阴证，轻用热药，热微厥亦微，四逆汤，热深厥亦深，承气汤。如阴衰于下，足下热而厥者，六味汤。凡伤寒之厥，辨邪气，寒厥宜温，热厥可散可攻。若由阴阳之衰，则元气为重，寒厥宜补阳，热厥宜补阴。气厥，证有二，气虚气实，皆能致厥。气虚而厥者，必形色消索，身微冷，脉微者为气脱，参、芪、归、术、地黄、枸杞之属，甚者，回阳饮独参汤。气实而厥者，形色郁勃，脉沉弦而滑，胸膈喘满为气逆，先理其气，四七汤、排气饮，再随证调之。血厥证有二，血脱血逆，皆能致厥。吐衄暴崩，及产后，血大脱，则气随之，故猝扑，宜先掐人中，或烧醋炭以收其气，急煎人参汤灌之，但气不尽脱，必渐醒。血逆者，暴怒伤阳，血逆于上，先理其气，则血自行，通瘀煎、化肝煎，俟血行气舒，随证调之。食厥由醉饱过度，偶感风寒恼怒，食气填中，脾阳不运，忽扑不省，误作中风气治，则死，煎姜盐汤探吐，食出则愈。如感风寒，藿香正气散。伤气滞，八味顺气散。纵饮痰升猝扑者，名酒厥，二陈汤加青皮、葛根、砂仁。痰厥由痰热阻蔽心包，肢冷猝扑，先探吐其痰，瓜蒂散，痰开再治本病，火痰宜清降，寒痰宜温散，湿痰宜燥利，因脾虚者健脾，因肾虚者补肾。尸厥即中恶之候，因犯不正之气，忽手足厥冷，牙紧口噤，昏不知人，或由登塚吊死，飞尸鬼击，语妄面青，苏合香汤灌之，后醒服调气平胃散。仲景云：尸厥脉动无气，气闭不通者，还魂丹。蛔厥，多因胃寒，蛔虫攻胃，心腹痛，不可忍，或吐涎沫，发有休止，不宜用寒药，理中汤，加炒川椒、槟榔水煎，下乌梅丸，或安蛔散、芜荑散。蛔虫得苦则安，得酸则止，得辛则伏，吐蛔亦有阳证，口疮，咽定吐蛔，当以冷剂取效者，不可专以胃冷概论也。煎厥者，烦劳则阳气暴张，劳火亢炎而精绝，迁延至夏，内外皆热，孤阳厥逆，如煎如熬，宜清心益胃，或咸寒降逆，人参固本丸，加淡菜、阿胶方诸水。薄厥者，肝本藏血，怒则大起于肝，迫血上行而厥，蒲黄酒降之。痿厥亦热厥证，厥从肝起，致四末不用，因水亏则阳风，灼筋终热沸腾，须血肉咸润之品，煎膏服，以填其隙，鳖甲、龟板、阿胶、淡菜、生地、猪羊脊髓。瘅厥，脚气顽麻，初发必身痛，肢筋重，当归拈痛散。其自踝以下痛极者，五兽三匮丸滋肾丸。风厥，手足搐搦。身体强直，名痉厥，小续命汤。痫厥，肝风发痉，肢掣液涸，固本丸，加阿胶、鸡子黄、龙骨。痦厥，乃类中风，症暴痦不语，经所谓内夺而厥，则为痦痱，地黄饮子加减。郁厥，亦血厥证，平居无疾，忽默默无知，目闭口噤，恶闻人声，移时方寤，由热升风动，郁冒而厥，妇人多有之，羚羊角散，虚则填补奇经，杞子、当归、鹿角霜、茯苓、肉苁蓉。骨厥，骨枯爪痛，六味丸。痛厥，由胃肠久衰，肝木来乘，浊气攻胃，吴萸、半夏、茯苓、姜汁、广皮之属。肾厥，火由背脊上升，肢逆吐沫，椒附汤，其有肾厥气逆至颠，头脑大痛，玉真丸。色厥，乃纵欲竭情，精脱于下，气脱于上，独参汤。暴厥，脉至如喘，气闭肢冷，若鼻及心腹微温，目中神采不变，口无涎，卵不缩，皆可救，备急丸。疟厥，由疟邪陷阴，发厥不省，当和正以托邪，人参、半夏、知母、草果、乌梅、生姜之属。凡诸厥，脉大浮洪有力易醒，脉细沉浮数急不运贯凶。厥扑大指陷拳外轻，面青环口青唇白，鼻轻孔黑人中吊危也。

秦伯未近案——关于月经病六则

◆ 其一

黄右　停经两月忽至，瘀块累累，小溲淋数，阴中刺痛，少腹有筋掣引，脉弦数。曾经西医洗涤无效。此属子宫膀胱不洁，非洗涤膣腔腔，能使清净，宜汤以荡之。

川军炭钱半	海金沙二钱	梗木通钱半
紫丹参钱半	净石韦钱半	生草梢八分
土牛膝钱半	车前子三钱	

◆ 其二

姜右　经行不调，中挟瘀块，先期腹痛腰疼，四肢当觉清冷，脉形沉弱，舌质淡白。冲任虚寒，肾命衰弱，治以温补下焦，调经在是，求嗣亦在是。

炒当归二钱	艾绒炭钱半	香附炭钱半
川桂枝六分	紫石英三钱	炒川仲三钱
炮姜炭钱半	菟丝饼钱半	

◆ 其三

顾右　经事二旬一行，色紫挟滓，腰腹酸坠，劳动乏力，脉形细软。肝脾之气不舒，冲任之脉不充。宜温补以实其下，理气以畅其中，作血热治，误矣。

炒当归钱半	炒白术二钱	制香附钱半
炮姜炭八分	艾绒炭钱半	延胡索钱半
大白芍钱半（酒炒）	白蒺藜三钱	黑归脾丸三钱

◆ 其四

朱右　此肝火内郁，干血痨之渐也。肝为藏血之脏，相火内寄，火抑不宣，则发寒热；挟痰滞络，则生瘰疬；营血暗耗，则为经闭；热上犯肺，则为咳血；肝位于右，故但能左侧卧；阴虚火扰，故盗汗口鼻燥。肝家之病，以此为重，而兼见便多纳少，尤为脾胃薄弱，可虚之候。目前治法，勿亟亟于滋阴，亦勿亟亟于通经，当着意于清泄肝胆郁火，倘过于寒腻，则滞中而易中腹满，过于辛热，则助火而势必咳。

柴胡钱半	霜桑叶钱半	南烛子三钱

炒条芩钱半	夏枯花钱半	白蒺藜三钱
生石决五钱	熟女贞三钱	青橘叶钱半
炒白芍钱半		

◆ 其五

何右　肝血不足，肝气亦虚，血虚则相火内动而经事妄行；气虚则疏泄不禁，而小便自遗；怒气犯胃，则呕噫清水；郁火逆上，则心中嘈杂：症象纷繁，病情一贯。特疏肝偏于燥，补肝偏于壅，清肝偏于滞，选方用药，不易得当。延今三载，蒂固根深，难求近功耳。

生地炭三钱	白蒺藜三钱	条芩炭钱半
炒白芍钱半	青橘叶钱半	焦山栀钱半
左金丸三分	川楝子钱半	

◆ 其六

奚右　经闭为病，以血枯及思虑为多。李东垣曰：妇人经闭，由脾胃久虚，形体羸弱，气血俱衰。陈良甫曰：妇人月水不通，或因醉饱入房，或因劳役过度，或因吐血失血，伤损肝脾。朱丹溪曰：经不通，或因堕胎及多产伤血，或因久患潮热消血，或因久发盗汗耗血。可以佐证。而考之《内经》二阳之病发心脾，女子为不月。《脉经》肾脉微涩为不月，亦以血枯为经闭之候。故经闭之候，但滋其化源，其血自至，万不可浪施攻克，药伤中气。今因婚事抑郁，饮食少思，月经停闭，医用通经不效，将及半载，发热咳嗽，肝火升浮，脉细数无力，正辛温通下太过，血虚之候也，惟血虚当补，补亦良难，归脾助火，六味腻脾，仅滋养营阴，较为合度。

白归身钱半	炒白芍钱半	炒苑子三钱
炒阿胶钱半	南烛叶钱半	稽豆衣钱半
熟女贞三钱	旱莲草钱半	

新旧生理学论

世人论中西医之短长，率谓中医之生理，远不及西医之精密，中医之内科，则高架西医而上之。夫不明生理，何以能治病，既能治病，何以不明生理，此肤浅之说，可以不辩自喻。我今以一语破其症结，则中西医之叙述，主旨各不相谋，一重片断，一重整个。重片断则视人体为机械式，局部分析，固属明确，而言其作用，实失系统，盖从解剖大体观察，一脏自有一脏之作用，不知从系统上进一步研究，则各脏之作用，实有互相牵制、维扶之妙。故中医之生理，视西医之缕析条分，似有逊色，而大气盘旋，癸皇周匝，则有过之无不及也。

何以证之？《内经》以脏腑为十二官，曰君主，曰相傅，曰将军，曰谏议，曰作强，曰臣使，曰中正，曰仓廪，曰受盛，曰传道，曰州都，曰决渎，即表明上下相使，彼此相济，共司其事，不容失职，亦不容乱职也。又以脏腑相为表里，曰心合小肠，肺合大肠，肝合胆，脾合胃，肾合膀胱，即表明有脏以为体，有腑以为用，脏之气行于腑，腑之气行于脏，不能分离，亦不能分治也。

又有疑中医以阴阳解释生理之为缥缈，不知天地禀阴阳而化生五运六气，人身禀阴阳而生成五脏六腑，阴阳实天地之本，人身之根也。浅言人之阴阳，则外为阳，内为阴。言人身之阴阳，则背为阳，腹为阴。言人身脏腑中阴阳，则脏者为阳，腑者为阳，故背为阳，阳中之阳心，阳中之阴肺，腹为阴，阴中之阴肾，阴中之阳肝，阴中之至阴脾。广而言之，凡内外可以阴阳言，左右亦可以阴阳言，脏腑可以阴阳言，气血亦可以阴阳言，背腹可以阴阳言，头足亦可以阴阳言。阴阳二字，盖代表一切立于对待地位之事物者也。因五脏之分阴阳，于是治疗方面，可得一标准，大抵心为阳脏，故心脏本病偏于热，治宜苦寒。肺为阳中之阴脏，故肺脏本病，亦偏于热，治宜凉润，而有时宜辛。肾为阴脏，故肾脏本病偏于寒，治宜温化。肝为阴中之阳脏，故肝脏本病，亦偏于寒，治宜温降，而有时宜凉。脾为阴中之至阴，则其本病，绝对偏于寒，而治宜甘温。惟遇外感六气，则仍以治外为主；然因其本性之不同，外邪久中，亦往往随之而化，是又不可不辨。是则阴阳实足区别万物之性，故徒知五脏之形，而不知五脏之性，不足与语生理，徒知阴阳之名，而不知阴阳之用，更不足与语医。试更旁征《伤寒论》，仲景以三阴三阳为提纲亦然。外感先伤于太阳，全身之卫阳，行使外卫之职，起而抵抗，则发热恶寒，继而阳明，但热而不寒，少阳寒热往来。是三阳在外，热病居多，故以发热恶寒属于阳。阳经不解，传入三阴，则太阴腹满自利，少阴蜷卧欲寐，厥阴气上厥逆。是三阴在内，寒证居多，故以无热恶寒属于阴。然则所谓三阳三阴经为发病者，亦不过表其性而已，故能知五脏十二经之性，推阐变化，思过半矣。

中医生理之精，不仅如是，其于外界气化之感应，亦有一总归纳。盖天地者，万物之上下也，万物吸天之气，食地之味，以生以长，人亦何独不然，故《内经》之论，每与天地相参。如云在天为风，在地为木，在体为筋，在脏为肝，在色为苍，在声为呼，在变动为握，在窍为目，在味为酸。在天为热，在地为火，在体为脉，在脏为心，在色为赤，在声为笑，在变动为忧，在窍为舌，在味为苦。在天为湿，在地为土，在体为肉，在脏为脾，在色为黄，在声为歌，在变动为哕，在窍为口，在味为甘。在天为燥，在地为金，在体为皮毛，在脏为肺，在色为白，在声为哭，在变动为咳，在窍为鼻，在味为辛。在天为寒，在地为水，在体为骨，在脏为肾，在色为黑，在声为呻，在变动为慄，在窍为耳，在味为咸。又如云天气通于肺，地气通于嗌，风气通于肝，雷气通于心，谷气通于脾，雨气通于肾者，以譬气之入也，有摄收机能；"六经为川，肠胃为海，九窍为水注之气"者，以譬气之出也，有排泄作用。盖借天地以证人，非泥天地，以断生理也。然则人禀五行而成五脏，凡禀五行之气而生者，皆可以类相属，所谓推其类可尽天地之物，知所属可明形气所归，而病之原委，药之宜忌，从可识矣。

总之，研究生理之初步，不可不逐步细考，以明各脏之作用；及其终，不可不混合细考，以明全体之关系。如何患耳目疾者，西医施局部治疗，日夜洗涤，每不能愈，中医用内服之剂，反能速痊，所以然者，人身本一气所搏结，细至毛鬓，无不息息相通，斩其根则叶自萎矣。曾忆海上某要人坐飞机堕伤，初则伤科，继则骨科，继而曾咳嗽，又延肺病博士，继而曾失眠，又延神经病博士，继而饮食不旺，又延肠胃病博士，一日之间，轮流诊治，视人体与机械一般无二，在表面上，分科殊细，诊断殊精，实则呆憨之处置，令人失笑！此盖不知气化之故，即不知全体关系之故，执此以治病，执此以研究生理，中医虽旧，在所不取。

血压增高之中医新疗法

血压增高，由于血管收缩，最易引起中风。就余经验，得治疗一方，预防方一。

治疗方：羚羊角一钱，大青叶三钱，生白芍四钱，川牛膝五钱，石决明一两，宽水煎。

按 羚羊咸寒，息风清热，为镇痉要药；大青苦寒，涤热解毒，为清血要药；佐以白芍之酸收，牛膝之下行，石决之潜镇，着意肝脏治疗，使火气能平，血液能清，则血压自降也。

预防方：生西瓜子仁，去尖，日食百粒。

按 西瓜子仁性质甘寒，主治腹内结聚，为肠胃皮内塞要药。盖取其化痰涤垢、下气清营，减少血压上升之机会也。

琥珀琐谈

读九三老人《走方郎中的奇迹》一文，举我所知，录供商榷，老人全文可分为三点：一，琥珀的真伪；二，琥珀的产生；三，琥珀何以能治心病。

今按琥珀属矿物，品类极多，雷敩谓红如血色，以布拭热，吸得芥子者为真。日本进口之琥珀，皆透明作深红色，国人称为血珀，亦名金珀，此为上品；其色稍淡者，名银珀，次之；淡黄者名蠟珀，又次之；带黑者为下品。（老人谓国中所见，大都墨晶色，即属此种）见《日用药品考》，所以名琥珀者，李时珍谓："虎死则精魄入地化为石，此物状似之，故谓之虎魄，俗文从玉，以其类玉也。"姑仍其说。

其产生，由于松柏科植物之树脂，埋没地中，经久而化为石，故常在地下第三第四两地层，散布于砂、粘土、石灰质等小石块间。其得自海滨者，当仍自地层来也，多产于东洋之海岸各地，及俄、德、波兰、瑞典、丹麦等国之沙中，或海水中。《汉书·西域传》所载，琥珀从外国来，父老相传，琥珀松香变成，实非无据之谈。盖实为变石之树胶，而非木脂之一种，或有专指为松枫之脂。不知木脂入地，千年皆化，但不及松枫富脂而多经年岁耳。

琥珀能治心病，散见医籍，并非走方郎中所得之秘。但所谓心病者，以心痛、神不安、癫痫诸症为限，所以然者，其成分为树脂、挥发油、琥珀酸、斯可企涅及硫黄等，所含窜透挥发之油盐，有开达脑神经之效也，外用治局部麻痹及慢性关节风湿痛，俱极著效。惟走方郎中用以外治心悸，无从引征耳。

又琥珀油为杀鼠药，最有功效，其有效成分，即在琥珀酸。法以琥珀酸合牛胆，并鼠喜食之荞麦粉，和成丸子，鼠食之，立即遍身毛戴，烦渴欲死，得水则饮，愈饮愈渴，渐渐动作迟钝，自食后三时半至二十七时内，无不倒毙。见东京《兽医新报》，为吾国医籍所未见者也。

论阴虚与阳虚

阴虚阳虚，类能辨之，其病阴虚而死者有之，病阳虚而死者亦有之，而余独谓阴虚至死，其阳必虚，阳虚至死，其阴必虚。换言之，阴虚不至阳虚不死，阳虚不至阴虚亦不死，阴阳互根，其死必同归于尽，不得以阴虚阳虚划如鸿沟也。

故肾泄之病，本为阳虚，迨见舌光红绛，口渴潮热，即为难治，以其阴亦虚也。肺痨之病，本属阴虚，迨见食呆难化，大便溏薄，即为难治，以其阳亦虚也。世人但知用药棘手，不易为力，而不知其阴阳之根并离，离则败也。

试再引之，人知大汗不止，则亡阳而死。所谓亡阳者，卫气不固，玄府洞开也，斯时惟汗出不止而已，汗为阴液，汗不止则阴亦随竭，斯则致死之时矣。故亡阳之证，必汗漏畏风，阳之虚也，必小便难，四肢微急，难以屈伸，阴之虚也，张机用芍药甘草附子汤，欲回其阳，兼护其阴也。

然则治阴虚者，不可不顾其阳，治阳虚者，不可不顾其阴。每见治血者，投以大剂滋凉而不疑，治湿证者，投以大剂刚燥而不疑，及其脾阳衰微，脾阴枯涸，委诸天命，此纵能识病，未能治病者也。

同道中有韪余言者乎？将更近一层矣。

胃病诊治谈

婴儿堕地，以生以长，赖乎食物之营养。食物之能营养，端在脾胃运化精微，灌输体肌。故脾胃为生化之源，后天之本。东垣云：元气之充足，皆由脾胃之气无伤，而后能滋养元气。故治病首重之，良有此也。兹就平日诊治胃病所得，约略言之，不外内外二因。属外感者，如其人中气素寒，偶感时令之寒，心下闷痛，恶寒厥冷，二便清利，口吐冷沫，脉见浮紧，此寒邪入胃，凝结痰饮食积，治宜五积散，兼散外寒，后用温胃汤，以温内寒。若内有积热，外遇湿热，两热蒸酿，心下忽绞痛，手足虽冷，头额汗多，身虽恶寒，口燥舌干，大便虽泄，尿色黄赤，脉见浮数，治宜神术平胃散，以清外热，后用清中汤，以清里热。其属内伤者，或伤于饮食，填塞太仓，升降之令，凝结壅滞，而觉胸前闷痛，脉见沉实者，治宜三棱丸。如脾胃素弱，不能消受水谷，停积中脘，症见痛极应背，背心一片如冰，恶心呕吐，其脉沉滑者，胃有痰饮也，治宜二陈汤导痰汤。若七情六欲之火，时动于中，膏粱炙煿之热，日积于内，日久成燥，脘痛时作时止，口渴唇干，痛则多汗，脉数大者，积热也，治宜栀连清胃汤。胃阳不足，冷饮内伤，阴寒凝结，手足逆冷，口吐涎沫，得寒饮则甚，脉迟缓者，治宜豆蔻丸。血分素热，又喜辛辣之物，以伤其阴血，则停积于中，而成死血之痛，其症日轻夜重，或慨慨作声，得寒则痛，得热则缓，脉见涩结，治宜红花桃仁汤。饮食不谨，湿热内生，呕吐清水，面上白癜，唇红能食，时或吐蛔，脉见乍大乍小，此有虫积也，治宜万应丸。忧思日积，气不宣行，则气滞而成痛，遇气即发，或攻注作痛，或凝结作胀，治宜苏子降气汤。至于虚者，得食或手按之也痛减，余每用四君子汤，稍加和胃之品，投之屡效。惜不明此理者，以为痛无补法，徒事消积理气，以致阴分愈伤，其病转剧，此不求症结之过也。

第三节　医药论文

类证释惑

用药不难，识证为难。所谓识证难者，非辨别各不相同之病证为难，而辨别疑似相类之病证为难也。譬如脉浮，头项强痛，恶寒，为太阳病中风、伤寒所同具，将何以别其为中风或伤寒？则必征之于有汗脉浮缓，无汗脉浮紧。又头痛一病，太阳、阳明、少阳俱有之，将何以别其为太阳，或阳明，或少阳？则必征之于在后、在前、在两侧，所以然者，病非一端而致，欲求用药之熨帖，必用致病之主因，发病之地位，故桂枝汤、麻黄汤同治太阳病。若以桂枝汤治伤寒，麻黄汤治中风则谬。桂枝、葛根、柴胡同治三阳头痛，若以桂枝治阳明，葛根治少阳，柴胡治太阳则谬。盖病同而证不同，药效同而性味不同，不可不辨也。

凡有所苦，统称曰病。及其变化无定所者曰流，亦曰游；有定所而移者曰转；由此转彼而此已罢者并病；依次者曰传经；彼病而此不罢者曰合病；相为表里治经俱病；亦以次传者曰两感；至邪已久入里而有所着曰结；结而有定形，余症悉罢者曰积；积而可移曰聚；偏僻在侧曰癖，亦曰僻；假物而成曰癥瘕，癥言其可征验，瘕言其为虚假；结而无定形，形久不愈，愈而复发曰注，亦作疰，亦曰系气；新病甫愈，有因复发者曰复；误于医曰坏病；染于人曰易病；病而至于气竭曰极，极有六，言究竟也，气去曰死，言渐散也，观此，病之起有涯，而其变无涯，学者苟不细辨其征，随证选药，将何以收十全之效，亦可明矣。余因专取疑似治症，并列此观，知其一即知其二，知其真即知其伪，倘亦临床之一大助乎！

一、中厥类证辨

甲　猝中暴厥辨

猝中者，忽然昏倒，如被射然，故曰中。有风中、寒中、暑中、湿中、恶中等，皆因外来之邪得之。暴厥者，忽然昏倒如颠蹶然，故曰厥，有气厥、血厥、食厥、痰厥、蛔厥等，皆因里气之逆得之。

乙　诸中辨

风中之状，猝然昏倒不知人，而面赤身热，恶风自汗，甚者牙关紧急，痰涎潮壅，脉浮盛，甚则沉伏。

寒中之状，猝然昏倒不知人，口噤，身强直，厥逆，恶寒无汗，脉浮迟，或沉微。

暑中之状，猝然昏倒不知人，面垢，冷汗出，手足微冷，或吐或泻，或喘满，脉虚大，或弦迟。

湿中之状，猝然昏倒不知人，关节重痛，浮肿喘满，腹胀烦闷，脉沉缓，或沉细。

恶中之状，猝然昏倒不知人，手足逆冷，肌肤粟起，头面青黑，精神不守，口噤或错语妄言，脉浮大而疾。

火中之状，猝然昏倒不知人，口噤涎潮，内外皆热，不恶风，自汗，脉洪大而滑疾。

丙　诸厥辨

气厥之状，忽然颠蹶不知人，身冷无痰涎，轻者扶起即苏，脉微数，或沉迟。

血厥之状，忽然身不动，口不能言，恶闻人声，脉如故。

食厥之状，忽然醉饱后厥逆，口不能言，肢不能举，脉紧盛。

痰厥之状，忽然颠蹶不知人，痰涎壅上，响如曳锯，声在咽中，脉浮滑或沉。

蛔厥之状，忽然厥逆，心腹绞痛，吐涎唇红，面青有白斑。

丁　瘖痱辨

风中脏者，心神昏昧而不能言，但嘻嘻作声。

风痰者，舌本强硬而不能言。

风热者，舌纵大满口而不能言。

寒中三阴者，舌短缩而不能言。

内虚者，语言謇涩而不明。

劳嗽者，真气极而语声不出。

亡血者，三阴脉虚而不能作声。

咳嗽者，痰壅肺孔而不能出声。

舌瘖者，喉中有声而舌不能转掉言语。

候瘖者，喉不出声而舌能转掉。

戊　半身不遂辨

半身不遂者，或左或右，半体顽麻，肢节蜷曲而不直，在左为瘫，在右为痪。

手足不遂者，手足痿罢而不随，或软弱无力。

麻木不仁者，肌肉顽痹，搔之不知痛痒。

己　偏枯辨

风偏枯者，手足拳挛，动摇而痛。

火偏枯者，筋急不能伸，肌肉枯燥。

湿偏枯者，手足拳曲，肉胕痿约。

庚　歪僻辨

寒中者，口目牵引而蠕动，筋脉弛长。

湿中者，口目牵引而不急，筋脉弛长。

寒中者，口目牵引而紧急厥逆，筋脉短缩。

二、外感类证辨

甲　伤寒辨

太阳伤寒，其状头项强，腰脊痛，无汗恶寒，脉浮紧。

两感伤寒，其状头项强痛，见太阳证，口燥舌干，又见少阴证。

夹食伤寒，其状头项强痛，腹满噫臭吞酸，脉大。

劳力伤寒，其状汗出无力，腰膝酸痛困怠，脉浮濡。

三阴伤寒，其状腹满痛，吐自利，恶寒厥逆。

乙　伤风辨

太阳中风之状，头项强，腰脊疼，寒热，自汗恶风，脉浮缓。

伤风之状，头痛身热，咳嗽，鼻塞声重，涕唾稠黏，脉浮数。

丙　温病辨

风温之状，身灼热，自汗鼻鼾，身重多眠，语言难出。

湿温之状，发热恶寒，胸闷，妄言自汗，胫冷肢倦。

冬温之状，头痛身热，咽干，心烦，咳嗽，痰唾稠黏。

大头瘟之状，头面焮重而赤痛，憎寒壮热。

丁　暑热燥辨

伤热之状，头痛身大热，恶热汗泄，口渴齿燥，脉洪痛，或实大。

伤暑之状，头痛发热，而垢自汗，背微恶寒，身体不痛，脉虻细或弦迟。

伤燥之状，便尿涩少，津液枯涸，筋脉干劲，皮肤皴揭，脉细涩。

戊　疫病辨

寒疫之状，身形拘急而痛，恶寒无汗，互相传染。

瘟疫之状，头痛身热，咽干心烦，涕唾稠黏，互相传染。

湿疫之状，头重痛项强，一身尽同，憎寒壮热，胸腹满张，互相传染。

三、疟疾类证辨

甲　疟疾寒热辨

疟疾之状，往来有定时，热退则清。

寒热之状，无有定时，热退不清。

乙　诸疟辨

牝虐，但寒不热，无汗，寒慄头痛。

瘅虐，但热不寒，烦热自汗。

风虐，先热后寒，恶风自汗，头疼。

湿虐，先寒后热，身重呕逆。

痰虐，寒热往来，膈满不思食。

食虐，寒热往来，饥不欲食，食即中满欲呕。

瘴虐，寒热狂躁，或瘖不能言。

疫虐，寒热传染，长幼并作，比户皆同。

劳虐，寒热不甚，倦怠少气，微劳即作。

温虐，先热后寒，头痛烦恶。

虐母，胁有形块，饮食阻滞，寒热时发。

四、内伤类证辨

甲　外伤内伤辨

外伤有余之证，寒热并作，语声重浊，前轻后重，高厉有力，腹中和，口知谷味，手背热，手心不甚热。

内伤不足之证，寒热间作，气短困倦，语言不续，前重后轻，腹中不和，不知谷味，手心热，手背不甚热。

乙　虚损劳伤辨

虚者，气血不足也，气虚则阳虚表虚，血虚则阴虚里虚。

损者，五脏有亏也。肺损伤则皮毛落，面色白夭；心损则惊悸健忘，色不荣；脾胃损则饮食少进，不能克化；肝损则目暗爪枯，筋不荣；肾损则漏精遗浊，腰膝痿弱。

劳伤者，五脏因劳而伤也。形劳则伤肺，甚则气极，皮毛焦，津液枯乏，气喘息；神劳则伤心，甚则脉极，咳而心痛，咽肿而喉中介介如梗；愁劳则脾伤，甚则肉极，四肢困倦不思食，肌肉削瘦；罢劳则伤肝，甚则劳极，肢挛指甲疼，转筋；房劳则肾伤，甚则骨极，面黑腰脊痛，气衰毛发枯，阴寒精自出，视听不聪明。

丙　内伤脾胃肝肾辨

内伤脾胃者，发热恶寒，热发肌表，扪之烙手，口鼻中气不足以息，语言气短，腹中不和，口不知味，心下痞满闷，二便不调，脉大而数。

内伤肝肾者，骨热蒸蒸，或潮热，心怯气短，夜多盗汗，气不降，痰涎上逆，昼少精神，眼花耳鸣，脉浮大而虚。

丁　饥饱劳役伤中辨

饥饱内伤者，头痛气喘少气，寒热困倦，手按心下痛。

劳役内伤者，头痛气喘少气，寒热困倦，手按心下不痛。

戊　伤食食伤辨

伤食者，食滞中脘，不能消化，呕逆咽酸，噫臭而恶食。

食伤者，饥饱失时，损伤中气，气倦畏食，口不知味。

己　伤酒伤饮辨

伤饮酒浆者，头痛身热，口渴而呕逆，尿色赤。

伤饮茶水者，腹满冷痛，小便不利。

类证新辨

一、寒热类证辨

甲　恶寒辨

伤寒，恶寒而无汗。

郁火，反恶寒而有汗。

乙　背恶寒辨

太阳伤暑，背恶寒，身热口渴有汗。

痰饮病，背恶寒，冷如冰而无汗。

丙　实热虚热辨

实热，壮热渴饮，烦躁昏狂，舌苔黄，或焦黑有芒刺，脉洪盛有力。

虚热，发热烦渴，手足心热，喉间如烟火上冲，脉洪数无伦，按之微弱。

丁　潮热辨

阴虚潮热，午后潮，夜半止，其热下体甚。

血虚潮热，入夜身微热，早起如常，其热胸胁甚。

肠有缩食潮热，入暮作，平旦止，其热大腹甚。

戊　诸寒热辨

伤寒少阳证，寒热往来，胸胁满而耳聋。

外伤露风，寒热交作。

风热内入血室，寒热发作有时，谵语。

饮食伤脾胃，寒热并作，腹满恶食。

经络有痰饮，寒热间作，往来无定期。

虚劳，寒热夜发，困怠少气。

疟疾，寒热作止有定时。

二、郁痞类证辨

甲　郁痞辨

郁者，胸中滞而不通，由脏气不平，六腑传化失常而然。

痞者，心下结而不通，由脾湿上乘胸中，与热相合而然。

乙　诸郁辨

气郁，胸胁痛，或喘咳少痰沫，或肺胀咽塞咳呕，或心下攻走，痛如针刺，或心中痞闷噫气。

血郁，上为衄血，下为结阴下血。

痰郁，痰厥，或喘息喉有痰声，或为梅核气咯咽不得，或吞酸呕哕嗳气。

食郁，噫酸噫臭，或腹满恶食，或腹疼咳呕。

湿郁，周身走痛，或关节重痛，遇天阴则作。

热郁，目瞀，小便赤，或狂越躁扰，或噤慄如丧神守，或喉闭重舌木舌。

丙　痞痹胸痛辨

心下痞，胸中满而不痛。

胸痹，胸中满而痛。

胸痛，胸中痛而不满。

三、积聚类证辨

甲　积聚辨

积者，停积不散，按之坚而不移。

聚者，忽聚忽散，推之移动不定。

乙　五积辨

肝之积曰肥气，在左胁下，如覆杯，有头足。

肺之积曰息贲，在右胁下，大如覆杯，气逆背痛。

心之积曰伏梁，起脐上，大如臂，上至心之下。

脾之积曰痞气，在胃脘，如覆盆，痞塞，饥减饱见。

肾之积曰奔豚，若豚奔状，自少腹上至心，少腹急，腰痛。

丙　诸积兼证辨

食积，腹满酢心。

酒积，目黄口干。

痰积，涕唾稠黏。

涎积，咽如曳锯。

水积，足胫肿满。

气积，噫气痞塞。

血积，少腹结块。

癖积，两胠刺痛。

丁　癥瘕痃癖辨

食癥，腹内坚实，按之应手。

血瘕，在少腹，在左胁下，假物成形，无常处。

气痃，在脐左右肌肉间，条长坚紧急痛。

痰癖，侧在两胁隐僻处，不可见。

戊　息贲息积辨

息贲，右胁下，大如覆杯，气逆背痛，已成积也。

息积，右胁下满，气逆息难，未成形也。

四、咳嗽类证辨

甲　咳嗽辨

咳者，无痰而有声，肺气伤而不清也。

嗽者，无声而有痰，脾湿动而不化也。

咳嗽者，有声有痰，因伤肺气，复动脾湿也。

乙　外邪咳嗽辨

风邪咳嗽，痰唾稠黏，喉中痒，鼻塞声重。

寒邪咳嗽，声嘶畏冷，喉中紧，鼻流清涕。

暑热咳嗽，唾沫，口中渴，喘急烦躁。

湿浊咳嗽，胸满，身痛重，小便不利，痰出即平。

燥气咳嗽，口中燥，咽干，痰涩艰少。

丙   内伤咳嗽辨

气虚咳嗽，声不扬，唾涎沫，遇乍寒乍热皆作。

阴虚咳嗽，痰咸烦冤，自觉气从上下，动引百骸，午重夜甚。

劳瘵咳嗽，咽哑干痛，出痰或浓或稀，或时挟血。

伏火咳嗽，连续不止，头面烘热，痰唾多。

食积咳嗽，面色青黄，五更转甚，吐痰如胶。

瘀血咳嗽，胸中窒碍，喉间腥味，或带黑血。

丁   脏腑咳嗽辨

肺咳，咳而喘息有音，甚则吐血。

心咳，咳则心痛，喉中介介如梗状，甚则咽肿喉痹。

肝咳，咳则两胁下痛，甚则不可以转，转则两胠下满。

脾咳，咳则右胠下痛，阴阴引肩背，甚则不可以动，动则咳剧。

肾咳，咳则腰背相引而痛，甚则咳涎。

胃咳，咳而呕，呕甚则长虫出。

胆咳，咳嗽胆汁。

大肠咳，咳而遗矢。

小肠咳，咳而矢气，气与咳俱失。

膀胱咳，咳而遗尿。

三焦咳，咳而腹满，不欲饮食。

五、痰饮类证辨

甲   痰饮涎沫辨

稠浊为痰，津液凝聚也。

清稀为饮，水饮留积也。

绵黏为涎，风热津所结也。

清末为沫，气虚液不行也。

乙   诸痰辨

痰因风而生者，病在肝，四肢满闷，便尿闭涩，心多躁怒，变生病为瘫痪，为歪僻，为掉眩呕吐，为风痫搐搦。

痰因热而生者，病在心，烦热心痛，唇口干燥，多喜笑，变生病为头风，为烦躁烂眼，怔忡懊恼，惊悸癫厥，喉闭咽重，重舌木舌。

痰因湿而生者，病在脾，肢体沉重嗜卧，四肢不收，腹胀而食不消也，变生病为胁下注痛，恶心呕吐。

痰因气而生者，病在肺，气上喘促，悲愁不乐，洒淅寒热，变生病为头痛眩晕，身疼走注，咳嗽哮喘。

痰因寒而生者，病在肾，小便急痛，足冷恐怖，变生病为骨痹，四肢不举，气凝刺痛，心头冷痛，背冷一块痛。

痰因惊而生者，病在心胆，时惊骇，心包络痛，变生病为惊痫，为癫狂，为厥。

痰因酒食而生者，病在脾胃，饮酒则吐，腹满不食，口出臭气。

丙　诸饮辨

饮留于上，喘咳短气，不得卧，时呕清水，或酸或苦，头目眩晕，面部浮肿，胸中结满。

饮留于中，喘不得卧，胸满呕吐，肠鸣有声，渴饮泛吐。

饮留于下，脚胕肿，阴囊肿，大如斗。

饮留于外，身肿注痛，咳唾引胁痛，身洪肿，水壅皮肤，聂聂而动，行则濯濯有声，喘咳不定。

饮留于内，腹中满而肿大，四肢亦肿，按之凹。

丁　四饮证辨

痰饮者，背心一点，常如冰冷，胸胁辘辘有声，四肢清。

支饮者，咳逆倚息，短气不得卧，其形如肿。

悬饮者，咳痛引痛。

溢饮者，渴暴多饮，溢于四肢，身体疼重。

六、出血类证辨

甲　五脏血辨

血色粉红者，肺血。

血赤如朱漆光者，心包血。

血色鲜稠浓紫者，肝脾血。

痰唾杂红点红丝者，肾血。

乙 瘀血寒热辨

血色紫黑或瘀者，因热而污。

血色黑黯成块者，因冷而瘀。

丙 吐血辨

因干咳络伤而出血者，为咳血。

因嗽气急喘促，痰杂血丝血点者，为嗽血。

不嗽而喉中咯出小血块或血点者，为咯血。

鲜血随唾而出，或涎中有血，缠如丝，散如点者，为唾血。

血从脘胁呕出，盈碗盈盆者，为呕血。

丁 衄血辨

衄出血少，自脑下，属于太阴。

衄出血多，夹鼻下，属于阳明。

戊 溲血辨

溲血者，尿出血利而不痛。

淋血者，尿出血痛而不利。

己 便血辨

肠风，下血清鲜四溅。

脏毒，下血污浊。

血痔，肠头有疮，因便出血。

远血，先便后血，病在脾不统摄。

近血，先血后便，病在大肠湿热。

庚 诸衄辨

耳衄，血出耳窍，属肝肾。

眼衄，血出目眦，属肝。

齿衄，血出齿缝牙龈，属胃。

舌衄，血出舌上如线，属心包。

肌衄，血出肤孔，属卫气不固。

九窍衄，诸窍齐衄，属中毒或受伤。

七、出汗类证辨

甲　自汗盗汗辨

阳虚则自汗发厥，自汗者，不分寤寐，而皆汗出。

阴虚则盗汗发热，盗汗者，睡熟汗出，醒即汗敛。

乙　有汗无汗辨

风暑病有汗，寒湿病无汗。

表虚有汗，表实无汗。

内热蒸而汗多，内虚燥而汗少。

丙　诸汗辨

头汗者，剂颈而还，下却无汗。

心汗者，手足偏多，余无汗。

八、寤寐类证辨

甲　寐瞑卧安辨

不寤，夜常长寤也，阴虚则神清，痰热则神昏。

不瞑，夜目不闭也，阳邪久入于阴则烦躁，汗后伤营阴则虚烦。

不得卧，身不得卧也，水气卧则喘。

卧不安，反侧不得安卧也，邪热在阳明。

乙　多卧嗜卧辨

多卧，早夜皆卧也，卫气久留于阴。

嗜卧，身怠惰也，阳虚湿盛。

但欲寐，不能寤也，寒邪中于少阴。

九、喘哮类证辨

甲　喘哮辨

喘者，但呼而不能吸，出而不纳也。

哮者，呼吸不能自由，出纳留滞也。

乙　实喘虚喘辨

实喘者，肺中水饮壅积，不能肃降，其病在上。

虚喘者，肾中阴阳亏乏，不能摄纳，其病在下。

丙　短气少气辨

短气，气短而不能接续，作呻吟声。

少气，气少而不足以言以动。

冲气，气自下冲，咽不得息，喘急有声。

十、呕吐类证辨

甲　呕吐哕辨

呕者，有声有物，所出多痰水。

吐者，有物无声，所出多食物。

哕者，有声无物，即干恶。

乙　吐食反胃辨

吐食，食入即吐，胃有实火。

反胃，朝食暮吐，暮食朝吐，胃中虚寒。

噎膈，食难下咽，格阻反出，胃脘狭窄。

丙　嗳气呃逆辨

嗳气，即噫气，胸中气郁而不伸。

呃逆，即呃忒，肺胃受寒而气结。

十一、肿胀类证辨

甲　水肿气肿辨

水肿之状，肿而胕，按之有深凹，怔忡喘息，皮薄色深，四肢胸腹皆肿。

气肿之状，腹肿，按之不成凹，皮厚色苍，胸胁膨胀，四肢瘦削。

乙　诸胀辨

水胀，腹大，四肢渐肿，辘辘有声，怔忡喘息，即肤胀也。

气胀，腹独大，四肢不肿，胸胁满，频太息，即鼓胀也。

血胀，腹内有形，外有青筋，小便自利，即血分也。

谷胀，腹内有形，痞闷吞酸，朝食不能暮食，即食积也。

丙　中满如胀辨

中满者，实满也，腹内满而外肿大。

如胀者，不满也，胸腹自觉常满，外无胀形。

丁　脚肿脚气辨

脚肿，脚胫虚胕而肿，不痛。

脚气，足胫麻顽肿痛。

十二、黄疸类证辨

甲　内外因辨

外因者，邪热入里，不得发越而发黄，其病皆实。

内因者，饮食湿热，积不得解而发黄，其病多虚。

乙　阴阳黄辨

阴黄者，多由寒湿，身冷汗出，脉沉微，其色晦如烟熏，治在脾。

阳黄者，多由瘀热，烦渴头汗，脉滑数，其色明如橘子，治在胃。

丙　五疸辨

黄疸，身热而黄，面目黄，食已即饥，安静嗜卧。

酒疸，面黄赤斑，小便黄，腹如水状，足下热，欲呕。

谷疸，身黄，头眩烦热，心中懊忱，食已如饥。

女劳疸，一身尽黄，额上黑，大便黑，小腹满急，手足心热。

黄汗，汗出染衣，色如柏汁，身热足冷，四肢肿。

十三、痉病类证辨

甲　刚痉柔痉辨

刚痉，太阳病，头项强急，发热恶寒无汗。

柔痉，太阳病，头项强急，发热不恶寒有汗。

乙　阴痉阳痉辨

阴痉由于亡津液，身强直厥逆，筋脉挛急，合面卧，闭目，口中和。

阴痉由于痰火隐，身强直，搐搦动摇，痰壅不醒，仰面卧，开目，口中燥。

丙　痉痫辨

痉者身强直，不时苏。

痫者身软，时苏，眩扑。

丁　痉项强辨

痉者，身强直，颈项强急，甚者头摇口噤，角弓反张。

项强者，但颈项强直，无诸症。

十四、诸痛类证辨

甲　内痛辨

寒痛，悠悠不止，喜热恶寒，痛下延。

热痛，紧急作辍，喜凉恶热，痛延上。

虚痛，隐隐不甚，喜温喜按，二便自利。

实痛，满闷瘅渴，内实不大便。

郁气痛，痛如针刺，攻走上下。

酒积痛，口渴身热，泄黄沫。

蓄血痛，口作血腥，饮水则呃，一点痛，不行移。

虫积痛，面白斑，唇红，食即痛，痛后能食，其痛阵作。

食积痛，手不可按，不能食，其欲大便，痛随利减。

乙　外痛辨

风痹抽掣痛，走注不定。

寒痹绌急痛，甚则拘挛。

湿痹重着痛，麻木不仁，胕肿。

瘀痛，痛如锥刺，日轻夜重。

丙　头痛辨

颠顶连项痛，恶寒身热，属太阳。

额颅痛，目疼鼻干，身热燥干，属阳明。

两额角痛连耳中，寒热往来，属少阳。

脑中痛冷，形寒呕吐白沫，属厥阴。

脑户尽痛，手足寒，青至节，为真头痛，死不治。

丁　心痛辨

心包络痛，心痛彻背，寒热皆痛。

真心痛，手足青过节，治厥，不治。

戊　腹痛辨

大腹居脐上，属太阴，其痛为寒食。

脐腹居脐中，属少阴，其痛为寒热。

小腹居脐下，属厥阴，其痛为寒郁。

国医学者之两个错误

——一认实为虚，二认虚为实

国医学说，最近有一部分人认为不满意，尤其是学校青年。对于国医究竟，既未深切知其内蕴，而于现在所学，未能证明其确实之效果如何，于是受"新"之迷惑，怀疑到"旧"之国医。最显明者，厥为东南西北中金木水火土等一类名词，即《内经》中《阴阳应象大论》所述，可以括之。伯未处现在潮流，不敢做一个破靴党或顽固派来拥护，但就学者态度，似应有一深刻之研究辨其利弊，与诸君一商榷焉。

伯未深信，凡一学说，创造者绝不全无价值，附议者绝不全属盲从，近代青年所不满意者，恐于认识上略有错误，错误之最大者，一认实为虚，二认虚为实。

何谓认实为虚？如东南西北中，《内经》言东方生风，南方生热，中央生湿，西方生燥，北方生寒，此五方之所生，惟在中国为适用，即为中医学说，而非西医学说。西医因不适用而可以放弃，中医不能因西医无此学说而亦认为荒谬，何以故？试思中国地位，在地球之何处？论地球之南端曰南极，北端曰北极，中腰周围七万二千里之部分曰赤道，地以两端为轴，每日向东自转一周，以分昼夜，每年绕日一周，以分四季。太阳直射地面，每年所逆行之轨道名曰黄道，中国正居黄道之中，南为最热之赤道，北为最冷之寒带，东方低而湿，西方高而燥，日绕黄道而行，即绕中国而转，是以日光辐射于地面之正交点，所起之作用，皆与中国气象有关系，中国之特点在是，国医之理论亦产生于此。凡此明明真实不虚者，若不从实际研究，而指空虚荒诞，是不特忘国医，简直忘中国，且自忘其为中国之人矣。宁非笑话，惟其实而不虚，故从气候而阐明发陈、蕃秀、容平、闭藏之四大摄养法，从方宜而发明砭石、九针、导引、按跷、毒药、灸焫之五大治疗法，具详于《内经·四气调神论》及《内经·异法方宜论》中，可以细核。

　　何谓认虚作实？如金木水火土，《内经》云风生木，热生火，湿生土，燥生金，寒生水，说者谓此属代名词，伯未独反对。盖非所以代名，实所以表明其性质，代名便落实，表性便活泼而觉其无所不宜。《内经》论一年气候之最妙者，春曰其性为暄，其德为和，其用为动，其政为散，其化为荣；夏则性暑，德显，用燥，政明，化茂；长夏则性兼，德濡，用化，政谧，化盈；秋则性凉，德清，用固，政劲，化敛；冬则性凛，德寒，用藏，政靖，化肃。试思木曰曲直，金曰从革，土曰稼穑，火曰赫曦，水曰流衍，此五者之性，是否相同？更思五脏之性，肝宜条达，心宜宣，脾宜运化，肺宜清肃，胃宜分泌，此五者之性，又是否相同？既属相同，当然可以通参。故明明曰五行，行之义明明为运行，而必欲认为五种物质，岂非天下之至愚，亦笑话也。因其性之不伴，故以五种不同性之物质代表之，所云生克，即基于是，而扼要以言，不外升降二字。木性升而金性降，故曰克，火炎上而水流下，故曰克，若从物质论，便成刀之锯木，水之灭焚，如何解说？

　　欲言共多，限于时间，暂告中断，诸君能虚心领受，不无小补云。

《难经》之研究

一、《难经》之名称

　　日本丹波元简《难经解题》曰八十一难之名，昉见于汉张仲景《伤寒论》自序，而梁阮孝绪《七录》有黄帝众难经之目，盖众乃八十一之谓，集注题曰

《黄帝八十一难经》，本义无"黄帝八十一"字，非旧也，其所以冠黄帝者正与《内经》同，淮南子所谓世俗之人，多尊古而贱今，故为道者必托之于神农黄帝是也。至其何以称八十一，则考陈祥道《礼记》讲义曰：太玄八十一象，象八十一元士，少则制众，无则制有。盖太玄取诸太极而已，故其数如此，《老子》之书终于八十一，《难经》止于八十一，皆此意欤。王博后困学纪闻曰：石林谓太玄皆老子绪余，故老庄道生一，一生二，二生三，三之为九，故九而九之，为八十一章。太玄以一玄为三方，自是为九，而积之为八十一首，又考之医籍，《素问·离合真邪论》九九八十一篇，以起黄篋数焉，则古书信多以此为数，虞伯圭强作解人，谓古人因经设难，或与门人弟子问答，偶得此八十一章耳，未必经之当难者，至此八十一条也，不可从。至何以称难，至堪研究。一读去声，作问难之难解，一读平声，作难易之难解。其主张前者曰：难是问难之义，帝王世纪云：黄帝命雷公岐伯论经脉，旁通问难，八十一为难经。隋萧吉《五行大义》，唐李善文选七发注，并引此经文曰：黄帝八十一问云，可以证焉。见事物纪原，类当作去声读，欧阳圭齐曰：《难经》无先秦古文，汉以来答客难等作，皆出其后，又文字相质难之祖也。见陈振孙《书录解题》，主张后一说者，杨玄操序谓黄帝有《内经》二帙，其义幽颐，殆难究览，越人乃采摘二部经内精要，凡八十一章，伸演其道，名《八十一难经》，以其理趣深远，非卒易了故也。黎泰辰序《虞庶难经注》曰：世传《黄帝八十一难经》，谓之难者，得非以人之五脏六腑隐于内，为邪所干，不可测知，惟以脉理究其仿佛邪，若脉有重十二菽者，又有如按车盖，而若循鸡羽者，复考内外之证，以参较之，难乎！纪天锡进《难经集注》表曰：秦越人将黄帝素问疑难之义，八十一篇，重而明之，故曰，八十一难经。在此二者之间，更有引《史记·黄帝本纪》云：死生之说，存亡之难，索隐难犹说也，凡事是非未尽，假以往来之词，则曰难，又上文有死生之说，故此云存亡之难，所以韩非著书有说林说难也。其理亦颇亲切。

二、《难经》之作者

《难经》之作者，医界中几尽知为渤海秦越人撰，但考隋以上附之于黄帝，唐而降始属之秦越人。《隋经籍志》云：《黄帝八十一难》二卷，盖原于帝王世纪之说也，其称越人者，或本于杨玄操。张守节作《史记正义》，于扁鹊传首，引杨玄操难经序，玄操开元以前人，则属诸越人者，或创于彼，彼序曰：《黄帝八十一难经》者，斯乃渤海秦越人所作也。越人受长桑君之秘术，遂洞名医道，至能视彻脏腑，刳肠剔心，以其与轩辕时扁鹊相类，乃号之为扁鹊，按黄帝有《内经》二帙，帙各九卷，而其义幽颐，盖难穷览，越人乃采摘英华，抄撮精要，二部经内，凡八十一章，勒成卷轴，既弘畅圣言，故首称黄帝云。王勃序则谓秦越人始定章句，其言迂怪可疑，姑录如下：序曰，《黄帝八十一难经》，是医经之秘录也，昔者岐伯以授黄帝，黄帝历九师以授伊尹，伊尹以授汤，汤历六师以授太公，太公授文王，文王历九师以授医和，医和历历师以授秦越人，秦越始定章句，历九师以授华佗，佗历六师以授黄公，黄公以授曹夫子，夫子讳元字真道，自云京兆人也。丁德用补注题则谓难经历代传之一人，至魏华佗乃燃其文于狱下，于晋宋之间。虽有仲景叔和之书，然各示其文而滥觞其说，及吴太医令吕广重编此经，而文义差迭，据此则难经为烬余之文，其编次复重经吕广之手，但按名医图有吕博无吕广，疑博即广也。《隋志》云：梁有黄帝众难经一卷，吕博望注亡，《太平御览》载《玉匮针经》序云吕博少以医术知名，善诊脉论疾，多所著述，吴赤乌二年为太医令撰《玉匮针经》，及注《八十一难》大行于世，疑吕博望即吕博也。魏张揖作《广雅》，隋曹宪为之音解，避炀帝讳更名《博雅》，以此推之，其人本名广，其作博者，盖系于隋人所易，岂甘氏名医图，偶不及改之乎。总之《八十一难》之目，见于仲景自序，而叔和《脉经》、士安《甲乙经》，往往引其文，则汉人所撰，要之不失为古医经，若必欲归之越人，不能无怀疑耳。

三、《难经》之真伪

《难经》之作者，既在怀疑之列，则此书真伪，当然不能下准确之断语。徐大椿所谓云秦越人著者，始见于《新唐书·艺文志》，盖不可定，然实两汉以前书也。尝考《素问》，其言雅奥，其理亦精，虽有汉人所补缀，其实多周秦古书之文。若《灵枢》则朱子称为浅易，较之《素问》，殆为雁行，而《八十一难》，则又其亚也。何者？详玩其文，语气稍弱，全类东京，而所记亦多于东京诸书相出入者，若元气之称，始见于董仲舒《春秋繁露》、扬雄《解嘲》，而至东汉，比比称之，男生于寅，女生于申，《说文》包字注，高诱《淮南子》注，《离骚》章句，俱载其说，木所以沉，金所以浮，出于白虎通。金生于巳，水生于申，泻南方火，补北方水之类，并是五行纬说家之言，而《灵》《素》中未有道及者，特见于此经，其决非出西京人之手，可以见矣。且此经诊脉之法，分为三部，其事约易明，自张仲景、王叔和辈取而用之，乃在医家为不磨之矜式，然征之《素》《灵》，业已不同。稽之仓公诊籍，亦复不合，则或以古法隐奥，不遽易辨识，故至东汉，罕传其术，于是名师据《素问》有三部九侯之称，仿而演之，以作此一家言软，姚际恒《伪书考》伤寒论序云：撰用《素问》九卷，八十一难者，即指《素问》九卷而言也。六朝人又为此书，绝可笑。犹此以观，

《难经》一书，太半可信为后人伪造，而托名于扁鹊，司马迁曰：天下至今言脉者由扁鹊，盖譬之托名于黄帝，以言其神也。而此书之作者，盖亦觉渺茫不可信。

四、《难经》之分类

《难经》分类，昉于杨氏，凡十三类。一难至二十四难为经脉证候，二十五、六难为经络大数，二十七至二十九难为奇经八脉，三十、三十一难为营卫三焦，三十二至三十七难为脏腑配像，三十八至四十七难为脏腑度数，四十八至五十二难为虚实邪正，五十三、四难为脏腑传病，五十五、六难为脏腑积聚，五十七至六十难为五泄伤寒，六十一难为神圣工巧，六十二至六十八难为脏腑并愈，六十九至八十一难为用针补泻。吴文正慊其未当，厘而正之，其篇凡六，一至二十二论脉，二十三至二十九论经络，三十至四十七论脏腑，四十八至六十一论病，六十二至六十八论穴道，六十九至八十一论针法，见《赠医士章伯明》序，《本义汇考》与此约略相类，而实不及吴氏甄别之精，吾友锡山丁仲祐氏，则谓一难至二十一难皆言脉，二十二难至二十九难论经络流注始终长短度数奇经之行，及病至凶吉，其间有云脉者，非谓尺寸之脉，乃经隧之脉也。三十难至四十三难言营卫三焦脏腑肠胃之详，四十四、五难言七冲门乃人身资生之用，八会为热病在内之气穴，四十六、七难言老幼瘰疬以明气血之盛衰，人面耐寒以见阴阳之走会，四十八难至六十一难言诊候病能脏腑积聚泄利伤寒杂病之别，而继之以望闻问切，医之能事异矣，六十二难至八十一难言藏营俞用针补泻之法，又全体之学所不可无者，此盖本以类相从终始之意。因此书固有类例，然但当如大学朱子分章以见记者之意则可，不当以己之立类，统经之篇章也。至余撰《难经学》一书，分生理解剖诊察疾病治疗五篇，则便学者清眉目计，当别论。

五、《难经》之学说

《难经》之作者，信如杨玄操等谓在阐明《内经》之幽颐，则其学说，自当一本《内经》，乃试展其书，第一难独取寸口以决五脏六腑死生吉凶，先与《内经》三部九候论不合，盖三部九候论明以头面诸动脉为上三部，两手之动脉为中三部，股足之动脉为下三部，而喉结旁之人迎脉，往往与寸口并重，独取寸口，实非《内经》诊法也。十五难四时脉象，《内经》以脉来厌厌聂聂，如落榆荚为肺平，而《难经》引为肝平，以脉来实而盈数，如鸡举足为肝病，而《难经》引为肝病，又如鸟之啄，乃脾之死脉，啄啄连属，其中微曲，乃心之病脉，而《难经》以雀啄为肾平，微曲为肾病，皆抵牾不可通。三十六肾独有两，以右肾归命门，《内经》并无其说。徐大椿谓命门之义，惟冲脉之根柢，足以当之。《举痛论》云：冲脉起于关元，关元穴在脐下三寸。《逆顺肥瘦》论云：冲脉者，五脏六腑之海，其下者注少阴之大络，出于气冲。《海论》又以冲脉为血海，此其位适当两肾之中，可称为命之门，其气虽与肾通，不得以右肾当之也。六十六难十二经皆以俞为原，则尤觉错误。考《内经》五脏只有井荥输经合，六腑则另有一原穴，是五脏以俞为原，而六腑则俞自俞，原自原也，何得谓皆，至以俞为原。本《九针十二原》篇，五脏有疾，当取之十二原一节，惟十二原之名，指脏不指腑，共十二穴，非谓十二经之原也。盖五脏有俞无原，故曰以俞为原，岂可概之六腑乎？此其荦荦大者也。他若七十四难之春刺井，夏刺荥，季夏刺俞，秋刺经，冬刺合，合之《内经》四时篇本输篇等均不符，正不知其何所本。四十六难老人卧而不寐，少壮寐而不寤，直录《内经》原文，改亦数字，而义反不明，殊难细举，惟由此可知难经之学说。大部分根据于《内经》，进而言之，则大部因循《内经》而鲜特殊之阐明，亦敢断言也。

六、《难经》之思想

《难经》之学说，既如上述，其思想之拘囿于《内经》，当可不言而悟，即有阐发，亦多含自然哲学之气味，如四十一难曰：肝独有两叶，以何应也？然，肝者东方木也，木者春也，万物始生，其尚幼小，意无所亲，去太阴尚近，离太阳不远，犹有两心，故令有两叶，亦应木叶也，始终从木字发挥，意者见草木甲折必两叶而立为刺论，实为五行分配五脏说之最拘泥而无庸讳者。又如十五难曰：春脉弦者，肝东方木也，万物始生，未有枝叶，故其脉来濡弱而长，故曰弦。夏脉钩者，心南方火也，万物之所茂，垂枝布叶，皆下曲如钩，故其脉之来疾去迟，故曰钩。秋脉毛者，肺西方金也，万物之所终，草木花叶，皆秋而落，其枝独在，若毫毛也，故其脉之来轻虚以浮，故曰毛。冬脉石者，肾北方水也，万物之所藏也，极冬之时，水凝如石，故其脉之来，沉濡而滑，故曰石。复纯以自然界之现象推断。此外如三十三难之论肝为木，而得水反沉，肺为金，而得水反浮。四十难之论鼻为肺候，而反知香臭；耳为肾候，而反闻声。六十四难之论十变，七十五难之论补泻，均以阴阳为前提，玄妙不可测。此或以古代医学，操纵于自然哲学者之手而致之，不无可恕。然病理方面，如五十七难所言胃泄、脾泄、大肠泄、小肠泄、大瘕泄，五十八难所言中风、伤寒、湿温、温病、热病等，虽切实致力于疾病之研究，而不能指出病理所在，仅为病症叙述之记载，殊觉其思想上实无胜人之处，较之《内经》真瞠乎后矣。

七、《难经》之发明

《难经》之学说之思想，虽未敢充分信仰，而其发明之处，自有足述，窃以为最有价值之处，当为二难之定关部。《内经》以中附上为关，而对于尺部无相当之指点，王叔和以高骨定为关，而何以必在高骨处，未能阐发。独《难经》以分寸为尺，分尺为寸二语，将关部切实指出。盖尺泽至鱼际共一尺九分，当尺泽穴起量得一尺，鱼际穴起量得一寸，得一相交点，而关部以定，后人以为只指分尺寸，而不知其在定关部，乃《难经》独得之秘，良足辅翼经文者也。次为四十五难之述八会，府会太仓，脏会季胁，筋会阳陵泉，髓会绝骨，血会膈俞，骨会大杼，脉会太渊，气会三焦外一筋直两乳内。于《内经》无所见，而其义确有所据。次为四十九难之分析五邪所伤，以一经为主病而以各症验其所从来，不特五脏互受五邪，盘然可晓。凡有百病现症，皆可类测，此义一开，而诊脉辨证之法，至精至密，殊足继先圣而开来学。次若五十五难之剖析积聚二字，七十三难之分析一经为子母等，均精确多发明。于此知一书之中，必有足探之处，亦必有可议之点，含英咀华，是在学者，惟设鸟瞰以观，不免大疵小醇。苏东坡《楞严经》跋云：医之有《难经》，句句皆理，字字皆法，后此达者，神而明之，如盘走珠，如珠走盘，无不可者。未免推崇失实耳。

八、《难经》之学者

昔人论医，《内经》并称，故医者之于《难经》，盖几入于必修之列，而为之笺注者，亡虑数十家，尝考诸家之得失，则冯玠、丁德用伤于凿，虞庶伤于巧，周仲立伤于任，王诚叔、吕广晦而舛，杨玄操、纪齐卿大醇而小疵，张洁古药注，疑其草稿，姑立章指义例，未及成书，今所见者往往言论于经不相涉，且无文理，洁古平日著述极醇正，此绝不相似，殆好事托名为之乎。若明熊宗立、张世贤、王文洁辈，不过剽袭本义之说，托名于作书之林耳。若言学者之态度，则无不推崇备至，试观滑寿《本义》序曰：本黄帝《素问》《灵枢》之旨，设为问答以释疑义，其间营卫度数，尺寸部位，阴阳王相，脏腑内外，脉法病态，与夫经络流注，针刺腧穴，靡不该备，约其词，博其义，所以扩前圣而启后世，为生民虑者，至深切也。夫天下事，循其故则其道立，凌其源则其流长，本其义而不得其旨者，未之有也。若上古易书，本为下筮设，朱子推原象占作为本义，而四圣之心以明。《难经本义》，窃取诸此也，观此盖可见敬仰之一般矣。惟徐大椿经释独多诋毁，以为《难经》既本《内经》而作，则其中有悖经文者，有颠倒经文者，不可不正，爰即引《内经》之文，以议《难经》

之失，虽似有乖雅道，而注中瀋明，诸家未发之义，正不为少也，然当时亦有援胡应麟论《难经》与《内经》抵牾，譬之春秋三传，各异其辞之语，以责徐氏未通古人立言之旨者，益可见难经。

张 机 考

《后汉书》不立张机传，陆九芝补之曰："张仲景名机，南郡涅阳人，灵帝时举孝廉，建安中官至长沙太守。"人既韪之无异言，而余窃疑焉。

甲——以时代考之

（一）范氏《后汉书》、陈氏《三国志》云：灵帝中平四年，孙坚始为长沙太守，献帝初平三年，为袁术攻刘表战死，袁术以苏代领长沙。

（二）范书《刘表传》云：建安三年，长沙太守张羡，率零陵、桂阳二郡叛表。

（三）陈志《刘表传》云：表围之，连年不下，羡病死，长沙复立其子怿，表遂并攻怿。

（四）蜀志《刘巴传》云：建安十三年表卒，子琮降曹操，操辟刘巴为掾，使招纳长沙、零陵、桂阳三郡。

（五）蜀志《刘先主传》云：曹操兵败北归，先主征江南四郡，长沙太守韩玄降。

（六）蜀志《廖立传》云：先主领荆州牧，擢立为长沙太守，时建安十四年，及建安二十年，吕蒙奄袭南三郡，立脱身走。

统观诸史，初平四年后，孙坚、苏代、张羡、张怿、韩玄官长沙太守，以至擢立，而立脱身走后，六年汉即亡，六年中之太守，皆吴所委任，不复关汉，则仲景之官长沙，在何时耶？

乙——以事迹考之

（一）陆九芝张机补传云：见侍中王仲宣，时年二十余，曰君有病，四十当眉落，半年而死，今服五石汤可免，仲宣不信，后二十年果眉落，一百八十七日而死。

（二）陈志《王粲传》云：粲年十七，司徒府辟不就，乃之荆州依刘表，建安二十二年卒，年四十一。

（三）张机《伤寒论》自序云：余宗族素多，向余二百，建安纪元以来，犹未十稔，其死亡者，三分有二。

依此则仲景见仲宣时，在建安二年，仲宣正居荆州，《伤寒论》之作，在建安十年之内，十年之内，张羡为长沙太守，在刘表幕中，乌有仲景其人，又焉有为太守之理。

故以意测之，所称张机者，当即张羡也，代范书《刘表传》李注，陈志《刘表传》裴注，俱引《英雄记》曰：张羡南阳人，夫籍则南阳，官则长沙太守，年则建安，其为仲景无疑，仲景名机而更称羡者，或其别名，汉末人士，具别名者甚多，若荀爽一名谞，王朗一名严，华佗一名勇，徐庶一名福，程昱一名立。《裴松之注三国》援引历历，可以为证，况羡之为义慕，景亦训慕，则名羡而字仲景，于义正相允洽也，书此以质之方家，有能共析疑者否？

第四节　皇汉医学之实际

或问：日本皇汉医学勃兴，于意云何？答之曰：今日之皇汉医学，过去之中医学，未来之世界医学也。又申之曰：凡事非经历不能深知其利弊，中西医各是其是，不足凭信，吾必择第三者之备尝其甘苦者，始能见其实际。

汤本求真曰：任何学术，理论与事实，常须一致契合，其间不生毫厘之差，如治数学等科。于理论之研究，若能致力不息，尚非一一需要经验的知识，至于医之为学，为属于灵妙不可思议之人体的学术，实非单纯之理论所能解决，必有待于经验之知识。故其理论而根据于人体的事实，方为真正之理论。反是则否。是体验的事实居先，而后理论随之者也。惜乎洋医大半持科学万能主义，以为科学之力，无不可解决者。由此妄想，于是以人体与试验管同视，奉动物试验为金科玉律，欲以是等试验之结论，直试之于至妙不可解之人身。研究室里之理论，虽极精细微妙之大观，临床往往失其效验，亦固其所。至于与此相反之汉医方，乃于数千年以前，就几千万亿之人体，讨究病理药方，经百炼千磨而后完成者，其理论骤观之虽似空漠，其实秩序整齐，有始终一贯之条理，药方亦然，故实际上能奏赫赫之伟效，余尝证之于实验矣。余之乍发此论，揭洋方之短处而不举其长，说汉方之长处而不及其短，故当自承为偏断。然余非但知汉医方而不知洋医方者，又非专事尊重经验的知识，而漠视科学的知识，实为洋汉医方之折衷主义者也。乃出此比较研究上之不得已。夫岂以痛骂为取快哉！

石原保秀曰：现代医学之进步，实足堪惊叹者，但退而细察其内容。外科方面，虽可满意，而内科治疗，较之五十年百年之前果曾有几何之进境欤？试取日本药局方检之，计药物七百六十余种，其中除去剧毒药、外用药，所余五百余种中，对于各种疾病，堪称为特效药者，果有若干，是不能不使余为之怅然而悲。何况今之医学医术，大部分皆模仿泰西直译泰西乎。吾固以为我医学医术，有大改造之余地，有大省察之必要。换言之，探长补短可也。改旧创新，固属紧要，但若汲汲于模仿直译，忘其国本，忘其风土，忘却气候体质食物及其他一切关系，则为余所不取，弃家鸡而爱野鹜，崇犀象而贱牛马，吾所不与也。言其极近之例，如长井博士之爱费笃林，是也。长井博士之抽出此成分而发表之者，在去今四十年前，即明治十七年事也。但迩来人之视此若何乎？除有二三用之者，谓其主治作用，在于散瞳而已，余皆耳无闻目无见也。但自昨年经泰西诸家之研究，发表其对于喘息，有决定的价值以来，立即引起我临床家之注意，而应用者亦骤增，成为逆输入之势焉。夫爱费笃林不待言，即汗药中麻黄之主成分，而麻黄早已为我汉医所用于中风、伤寒、头寒、温疟、咳逆、上气、痰哮、气喘、皮肉不仁、赤黑斑毒、风疹瘴、目赤肿痛、水肿风肿等。明言之，即早经汉医实验而证实者也。当制定日本药局方时，有黄连而又输入哥伦母；有川芎当归又输入安杰利加；有远志而又输入摄涅瓦；大黄有适于国人之轻质者，亦弃不用，反输入欧洲之重质大黄；或有乌头附子，亦弃不用，而乐用阿哥尼丁。此去年之日本医学会总会朝此奈博士所指摘者。近如排吗啡而常用般笃帮，即使我医界亦不免有流行变迁。但此究属何事何意，吾所不慊于模仿的直译的盲从的医学，盖即指此。更进而言之，在明治时代，尤其初年，为人所弃如敝履。即在今日，一部分间，尚视之如古董之汉和医方中，如此种卓越药物，实际其多，我汉和医术，实有不许泰西医术追随之美点长处在，上下二千载，其间祖先经过多大牺牲所发明研究，而遗于吾人之汉和医术，能谓为绝无可学者乎！于医之心术诊视汤液，自有我东方独特境地，本不待鄙陋如吾者，为之大声宣布也。

上引二子之立论，均根据实验，且俱曾操西医，不同门户之见，其反对西方之新奇，在视人体如机械，揄扬汉医之神秘，尤愿整理以科学，因引起桂田富士郎之言曰：多数汉药，仰给于自然界，虽草根木皮，未必不奏其神效。盖至少积数千年悠久之试验，此根深蒂固所成立之汉医方。苟能从事科学而下观察，其俾益国际上之医学，属吾国医者所引足自豪也。然则日本所研究者，汉医，欲攫汉医之长以创造新的医学炫耀于世界，其用心不难窥及。吾于四年前发表今后之中医一文（载《上海国医公会月刊》第一期中。）尝谓世界各国将以中国医学为研究之中心，而日本将以中国医学执世界医学之牛耳，今果谈言微中矣。吾人对此，将引为中国医学之幸乎？亦将以此为泰山之靠乎？或竟有奋起而追随改进乎？

日本汉医之研究，奉仲景为宗师。议论之发挥，方药之增损，惟《伤寒》《金匮》亦趋亦步，汤本求真之皇汉医学即其一例。然而仲景以后，岂无大家？即无大家，亦岂无一得之贡献？远者吾不言，即如近今伤寒温病之争，弃香岩之《温热论》，薛一瓢之《湿温条辨》，吴又可之《广瘟疫论》，足供采择者殊多，即辅翼仲景者不少，苟能含英咀华，实足使中医学说益形灿烂，奈信古者薄今，喜新者弃旧，罔论中西医无从沟通，即新旧派亦日见分裂。吾发此论，非欲自跻于苏派，以桑菊银翘为能，盖为医而不能穷窥今古，细辨得失，终不免一隅之见。况乎时有四季，地有五里，因事制宜，活泼在我。故日本汉医之勃兴其最大原因，在风土人情不适用西医。而吾之追从，当视其已筑之途径而另开新途径以使交通益便，譬之政府最近之努力建设公路然。嘻嘻！国人之劣根性，为处处洋化。于是国医衰落之时，闻日本汉医勃兴，即趋奉而引以为荣，以为外人之举动言论必不谬。外人能采国医，国医之价值益显，不问外人所研究者，在何种功夫，用何种方法，及何种结果为彼之收获，此实国医之大耻也。

上海中医书局有皇汉医学编译社之组织，踵之者中国医学院有日本汉医勃兴展览会之筹备，说者谓中医之重振可待，余独谓国医界于此欢欣鼓舞之余，应有深刻之"刺激"，勤奋之"勉励"，庶于国医前途有光明之日，因草此以示同仁，以为何如何如。

第五节　汤液治疗

一

说者谓中医学说，自有特长之处，然于阴阳五行，则诋毁不遗余力，于五方四时，则掉首以为穿凿，此盖未明中医学说之立足点何在，亦即未晓中国之地位何如。吾今就五方四时申明之，曰：地球之南端曰南极，北端曰北极，中腰周围七万二千里之部分曰赤道，地以两端为轴，每日向东自转一周，以分昼夜，每年绕日一周，以分四季。太阳直射地面，每年所逆行之轨道名曰黄道，中国正居黄道之中，南为最热之赤道，北为最冷之寒带，东方低而湿，西方高而燥，日绕黄道而行，即绕中国而转，是以日光辐射于地面之正交点，所起之作用，皆与中国气象有关，中国之地位如此，中医学说之立足点，亦在于是。何以证之？中医论五方之关系，莫详于《内经·阴阳应象大论》，其言东方生风，南方生热，中央生湿，西方生燥，北方生寒。初以为不合于用者，至此而知其非空洞泛论，因五方气候之不同，其产生之动植物各异，其发生之疾病往往异途，有异途之疾病，即有异法方宜之治，有各异之动植物，即为吾侪汤液疗养之工具，此研究法疗之前，不可不先明了者也。泰西之地位，与中国不同，东西南北之气象，亦与中国不同，若以为同一人身，同一疾病，其治无不同者，非仅袭西医之皮毛，灭炎黄之绝学，亦且忘其为中国之人矣！

再言治疗之法，中医繁于西医者，宁止十倍。曰熨法，其《内经》云：形苦志乐，病生于筋，治之以熨引是也。曰灌法，《玉函经》云：过经成坏病，针药所不能制，与水灌枯槁是也。曰渍法，《病原》云：邪气在表，洗浴发汗即愈是也。曰麻醉法，《后汉书·华佗传》云：先以酒服麻沸散，既无所觉，因刳破腹背，抽割积聚是也。曰起泡法，《医说》云：取猫迹草叶揉臂上成泡，谓之天灸是也。曰灌肠法，《金匮》云：猪胆汁导之是也。其他如敷法、嚏法、嗅法、角法，以及针砭、醪醴，皆发明于极早，蔚为治疗之大观。吾用《实用中医学》治疗篇中论之汤液，而汤液之治法，最为繁复精深也。

二

汤液治疗，以汗、吐、下、和、消、补、清、温八法为大纲，然何以宜汗，何以宜吐，何以能汗，何以能吐，则其根据有二：一因病象而得其因，二因药效而得其性。兹先就八法研究，张仲景云：不须汗而强汗之者，出其津液，枯竭而死，须汗而不与汗之者，使诸毛孔闭塞，令人闷绝而死；不须下而强下之者，令人开肠洞泻不禁而死，须下而不与下之者，使人心内懊憹，胀满烦乱，浮肿而死，盖必先知之者也。汗者，散也，《内经》谓邪在皮者，汗而发之，又谓体若燔炭，汗出而散是；吐者，清上焦也，胸次之间，咽喉之地，或有痰食痈脓，吐出即快，经谓其高者因而越之是；下者，攻也，施于在里在下，经谓因其重而减之是；和者，邪在半表半里，既无可汗之表，亦无可下之里，仲景用小柴胡汤加减是；消者，去其壅也，脏腑经络肌肉之间，本无此物而忽有之，必为消散，乃德其平，所谓坚者消之是；补者，益其虚也，气血津液，身所固有，一旦亏乏，必须滋养，所谓虚者补之是；清者，清其热也，所谓热者寒之；温者，温其中也，所谓寒者热之是已。然有当用不用误人者，有不当用而用误人者，有当用不可用而妄用误人者，有当用不可用，而又不可不用，用不得道以误人者，不可不审，此意惟程钟龄论辨最精，引之以代吾言。

（汗法）当汗不汗误人——风寒初客，头痛发热恶寒，鼻寒身重体疼，此皮毛受病，法当发汗，若失时不汗，或汗不如法，则腠理闭塞，营卫不通，病邪深入，流传经络者有之。

不当汗而汗误人——有头痛发热，与伤寒同，而其人倦怠无力，鼻不塞声不重，脉来虚弱，此内伤元气不足之证，又有劳心好色，真阴亏损，内热晡热，脉细数而无力者，又有伤食胸膈满闷，吞酸嗳腐，日晡潮热，气口脉紧者，又有寒痰厥逆，湿淫脚气，内痈外痈，瘀血凝结，以及风温、湿温、中暑诸证，皆有寒热，与外感风寒似同而实异，误汗之受证百出。

当汗不可汗而妄汗误人——证属外感当汗，而其人脐之左右上下，或有动气，则不可以汗。经云：动气在右，不可发汗，汗则衄而渴，心烦饮水即吐。动气在左，不可发汗，汗则头眩，汗不止，筋惕肉瞤。动气在上，不可发汗，汗则气上冲，正在心中。动气在下，不可发汗，汗则无汗，心大烦，骨节疼，目运，食入则吐，舌不得前。又脉沉咽燥，病已入里，汗之则津液越出，大便难而谵语。又少阴证但厥无汗，而强发之，则动血未知从何道出，或从耳目，或从口鼻出者，此为下厥上竭，难治。又少阴中寒，不可发汗，汗则厥逆蜷卧，不能自温也。又寸脉弱者，不可发汗，汗则亡阳；尺脉弱者，不可发汗，汗则亡阴。又诸亡血家，不可汗，汗则直视，颧上陷；淋家不可汗，汗则便血；疮家不可汗，汗则痉。又坏病虚人及女人经水适来，皆不可汗，若妄汗之，变症百出矣。

当汗不可汗而又不可以不汗，汗之不得其道以误人——病不可汗而又不可不汗，则有权变之道焉。《伤寒赋》云：动气理中去白术，即于理中汤去术而加汗药，保元气而除病气也。又热邪入里而表未解者，仲景有麻黄、石膏之例，有葛根黄连黄芩之例，是清凉解表法也。又太阳证脉沉细，少阴证反发热者，有麻黄附子细辛之例，是温中解表法也。又阳虚者，东垣用补中汤加表药。阴虚者，丹溪用芎归汤加表药，其法精且密矣。

（吐法）：当吐不吐误人——缠喉锁喉诸证，皆风痰郁火，壅塞其间，不急吐之，则胀闭难耐。又或食停胸膈，消化弗及，无由转输，胀满疼痛者，必须吐之，否则胸高膈满闷，变症莫测。又有停痰蓄饮，阻塞清道，日久生变，或防碍饮食，或头眩心悸，或吞酸嗳腐，手足麻痹，种种不齐，宜用吐法，导祛其痰，诸症如失。又有胃脘痈，吐呕脓血者，经云呕家有脓，不须治，呕尽自愈。

不当吐而吐误人——少阳中风，胸满而烦，此邪气而非有物，不可吐，吐则惊悸。又病在太阳不可吐，吐之则不能食，反生内烦。

当吐不可吐妄吐误人——凡病用吐，必察其病之虚实。人之性情，病在上焦可吐之证。而其人病势危笃，或老衰气弱者，或体质素虚、脉息微弱者，妇人新产者，自吐不止者，诸亡血者，有气动者，四肢厥冷、冷汗自出者，皆不可吐，吐之则为逆候。此因其虚而禁吐也。若夫病久之人，宿积已深，一行吐法，心火自降，相火必强。设犯房劳，转生虚证，反难救药。若其人刚暴好怒喜淫，不守禁忌，将何恃以无恐，此又因性情而禁吐也。

当吐不可吐又不可不吐吐不得道而误人——病人脉滑大，胸膈停痰，胃脘积食，非吐不除。食用瓜蒂散，同橘红淡盐汤，痰以二陈汤，用指探喉中而出之。体质极虚者，或以桔梗煎汤代之，斯为稳当。若寒痰闭塞、厥逆昏沉者，用橘红半夏浓煎，和姜汁成一杯，频频灌之，随灌随吐，随吐随灌。少顷痰开药下，其人即苏。又风邪中脏，将脱之证，其人张口痰鸣，声如曳锯，溲便自遗者，更难任吐，而稀涎皂角等药既不可用，亦不暇用，则以大剂参附姜夏，浓煎灌之。又风痰热闭之证，可用牛黄丸，灌如前法；颈疽内攻，药不得入者，可用苏合香丸，灌如前法；风热不语者，以解语丹，灌如前法；中火不醒者，以消盒丸，灌如前法。

（下法）当下不下误人——仲景云：少阴病得之二三日，口燥咽干者，急下之；少阴病六七日，腹满不大便者，急下之；下利脉滑数，不欲食，按之心下硬者，有宿食也，急下之；阳明病谵语不能食，胃中有燥屎也，可下之；阳明病发热汗多者，急下之；少阴病下利清水，色纯青，心下必痛，口干燥者，急下之；伤寒六七日，目中不了了，睛不和，无表证，大便难者，急下之。此皆在当下之例，若失时不下，则津液枯竭，势难挽回矣。

（和法）当和不和误人——耳聋胁痛，寒热往来，应用柴胡汤和解之。或以麻黄桂枝发表，或以大黄芒硝攻里，又或因其胸满胁痛而吐之，则误矣。盖病在少阳，有汗吐下三禁。非惟汗吐下当禁，即舍此三法，而妄用他药，均为无益而反有害。昔人言少阳胆为清净之府，无出入之路，只有和解一法是也。

不当和而和误人——病邪在表，未入少阳，误用柴胡，谓之引贼入门，轻则为疟，重则传入心包，渐变神昏之候。亦有邪已入里，燥渴谵语，诸症丛集，而医者仅以柴胡治之，是犹隔靴搔痒，病何能解？至于外伤劳倦，内伤饮食，气虚血虚，痈肿瘀血诸证，皆令寒热往来，似疟非疟，均非柴胡所能去者，若不辨明证候，误人匪浅。

当和而和不得法误人——伤寒之邪，在表为寒，在里为热，在半表半里，则为寒热交界之所。然有偏于表者则寒多，偏于里者则热多，而用药须与之相称，庶阴阳和平，而邪气顿解。否则寒多而益其寒，热多而助其热，药既不平，病益增剧，此非不和也，和之而不得寒热多寡之宜也。又有禀质虚实，客邪在表，譬如贼甫入门，岂敢遽登吾室，必窥其堂奥空虚，乃乘隙而进。是以小柴胡用人参者，所以补正气，使正气旺则邪无所容，自然得汗而解。盖由是门入，后由是门出也。亦有表邪失汗，腠理致密，贼无出路，由此而传入少阳，热气渐盛，此不关本气之虚，故有不用人参而和解自愈者，是知病有虚实，法在变通。

（消法）当消不消误人——六淫外侵，七情内动，饮食停滞，邪日留止，法当及时消导，俾其速散，倘迁延日久，积气盘踞坚牢，日渐强大，则以欲拔不能之势，癥瘕积聚之难治，未始非误于初期之因循也。

不当消而消误人——气虚中满，名之曰鼓。腹皮膨急，中空无物，形如鼓状，因而名之。此为败证，必须填实，庶乎可消，与虫积血瘀之内实有物者，大相径庭。又如脾虚水肿，土衰不能制水者，非补土不可；真阳大亏，火衰不能生土者，非温暖命门不可。又有脾虚食不化者，气虚不能运化而生痰者，肾虚水泛为痰者，血枯而经水断绝者，皆非消导所可行。

当消而消不得法误人——积聚癥症之证，有初中末之三法。当其邪气初客，所积未坚，则先消之而后和之。及其所积日久，气郁渐深，湿热相生，块因渐大，法从中治，当祛湿热之邪，削之软之，以底于平。若邪气久客，正气必虚，须以补泻叠相为用，如用归脾汤送下芦荟丸、五味异功散，佐以和中丸，皆攻补并行，中治之道也。待块消及半，便从末治，不使攻击，但补气血，导达经脉，俾荣卫流通，而块自消矣。

（补法）当补不补误人——虚者损之渐，损者虚之积也。初时不觉，久则病成。如阳虚不补则气日消，阴虚不补则血日耗。消且耗焉，则天真荣卫之气渐绝，而亏损成矣。虽欲补之，力不可及。又有大虚之证，内实不足，外似有余。脉浮大而涩，面赤火炎，身浮头眩，烦躁不宁，此为出汗晕脱之机，法当归脾养荣辈，加敛药以收摄元神，俾浮散之气，退藏与密，庶几可救。复有阴虚火亢，气逆上冲，得眠者，法当滋水以制之，切忌苦寒泻火之药，反伤真气。若误清之，去生远矣。

不当补而补误人——病有脉实证实，不能任补者，无论矣。即其人本体素虚，而客邪初至，病势方张，若骤补之，未免闭门留寇。更有大实之证，积热在中，脉反细涩，神昏体倦，甚至憎寒振怵，欲着覆衣，酷肖虚寒之象，而其人必有唇焦口燥、便闭尿赤诸症，与真虚者相隔天渊，倘不明辨精切，误投补剂，必至债事，所谓大实有赢状，误补益疾者此也。

当补而补不得法误人——经曰：气主煦之，血主濡之。气用四君子汤，凡一切补气药，皆从此出也。血用四物汤，凡一切补血药，皆从此出也。然而少火者主气之原，丹田者出气之海，补气而不补火者，非也。不思少火生气，而壮火即食气。譬如伤暑之人，四肢无力，湿热成痿，不能举动者，火伤气也。人知补火可以益气，而不知清火亦可以益气，补则同而寒热不同也。又如血热之证，宜补血行血以清之；血寒之证，宜温经养血以和之。立剂治法，血热而吐者谓之阳乘阴，迫血而妄行也，治用四生丸、六味汤，血寒而吐者，谓之阴乘阳，如天寒地冻，水凝冰也，治用理中汤加当归。更有去血过多，成升斗者，无分寒热，皆当补益。所谓血脱者益其气，乃阳生阴长之至理。盖有形之血不能速生，无形之气所当急固，以无形生有形，先天造化，本如是耳。凡天地之理，有合必开，用药之机，有补必有泻。如补中汤加参芪，必用陈皮以开之，六味丸用熟地，必用泽泻以导之。古人用药，补正必兼泻邪，邪去则补自得力，又况虚中挟邪，正当开其一面，更须酌其邪正之强弱，而用药多寡得宜，方为合法。是以古方中，有补散并行者，参苏饮、益气汤是也；有消补并行者，枳术丸、理中丸是也；有攻补并行者，泻心汤、硝石丸是也；有温补并行者，治中汤、参附汤是也；有清补并行者，参连饮、人参白虎汤是也。更有当峻补者，有当缓补者，有当平补者。如极虚之人，垂危之病，非大剂汤液不能挽回，或用参附煎膏，日服数两，而救阳微将脱之证，或用参麦煎膏，而救津液将枯之证。至于病邪未尽，元气虽虚，不任重补，则从容和缓以补之。其有体质素虚，别无大寒大热之证，欲服丸散以保真元者，则用平和之药，调理气血可也。若夫五脏有正补之法，有相生而补之法。《难经》曰：损其肺者益其气；损其心者和其荣卫；损其脾者调其饮食，适其寒温；损其肝者缓其中；损其肾者益其精，此正补也。又如肺虚者补脾，脾虚者补命门，心虚者补肝，肝虚者补肾，肾虚者补肺，此相生而补之也。补不知变必至误事。

（清法）当清不清误人——六淫之邪，除中寒湿外，皆不免于病热。热气熏蒸，或见于口舌唇齿之间，或见于口渴便尿之际。灼知其热而不清，则斑黄狂乱，厥逆吐衄，诸证丛生，不一而足。

不当清而清误人——劳力辛苦之人，中气大虚，发劳倦怠，心烦尿赤，名曰虚火。盖春生之令不行，无阳以护其荣卫，与外感热证，相隔霄壤。又有阴虚劳瘵之证，日晡潮热，与夫产后血虚，发热烦燥，证象白虎，误服白虎者难救。更有命门火衰，浮阳上泛，有似于火者。又有阴盛格阳假热之证，其人面赤狂躁，欲坐卧泥水中，数日不大便，或舌黑而润，或脉反洪大，峥峥然鼓击于指下，按之豁然而空者，或口渴，或得冷饮而不能下，或因下元虚冷，频饮热汤以自救。世俗不识，误投凉药，下咽即危。

当清而清不得法误人——风寒闭火，则散而清之，《内经》火郁发之是也。暑热伤气，则补而清之，东垣清暑益气汤是也。湿（热）之火，则或散或渗或下而清之，开鬼门，洁净府，除陈莝是也。燥热之火，则润而清之，通大便也。伤食积热，则消而清之，食去火自平也。惟夫伤寒传入胃腑，热势如蒸，自汗口渴，饮冷而能消水者，非借白虎汤之类，鲜克有济。更有阳盛拒阴之证，清药不入，到口随吐，则以姜汁些少为引，或姜制黄连，反佐以取之，所谓寒因热用是也，此外感热之清法也。若夫七情气结喜怒忧思悲恐惊，互相感触，火从内发，丹溪治以越鞠丸，开六郁也，立斋治以逍遥散，调肝气也。意以一方，治木郁而诸郁皆解也。然经云：怒则气上，喜则气缓，悲则气消，恐则气下，惊则气乱，思则气结。逍遥一方，以之治气上、气结者，固为相宜，而于气缓、气消、气乱、气下之证，恐犹未合。盖气虚则必补其气，血虚则必滋其血，气旺血充，而七情之火，悠焉以平。至若真阴不足而火上炎者，壮水之主以镇阳光。真阳不足而火上炎者，引火归源以导龙入海，此内伤虚火之治法也。或曰，病因于火，而以热药治之，何也？不知外感之火，邪火也，得水则灭，故可以水折。内伤之火，虚火也，得水则炎，故不可以水折。譬如龙得水而愈奋飞，雷因雨而震动，阴濛沉晦之气，光焰烛天，必俟云收日出，而龙雷各归其宅耳。是以虚火可补而不可泻也。其有专用参芪，而不用八味者，因其穴宅无寒也。其有专用六味而不用桂附者，因其穴宅无水也。补者同，而引之者实不同耳。盖外感之火，以凉为清，内伤之火，以补为清，倘见热而即用清法，其能中肯者鲜矣。

（温法）当温不温误人——温者温其中也。脏受寒侵，必须温剂，经云寒者热之是已。天地杀厉之气，莫甚于伤寒。其自表而入者，初时即行温散，则病自除。若不由表入，而直中阴经者，名曰中寒。其症恶寒，厥逆，口鼻气冷，或冷汗自出，呕吐泻利，或腹中急痛，厥逆无脉，下利清谷，种种寒症并见，法当温之。又或寒湿侵淫，四肢拘急，发为痛痹，亦宜温散。此当温而温者也。

不当温而温误人——伤寒热邪传里，口燥咽干，便闭谵语，以及斑黄狂乱，衄吐便血诸症，其不可温，固无论矣。若乃病热已深，厥逆渐进，舌则干枯，反不知渴，又或挟热下利，神昏气高，或脉来涩滞，反不应指，色似烟熏，形如槁木，近之无声，望之似脱，甚之血液衰耗，筋脉拘挛，但唇口齿舌干燥，而不可解者，此为真热假寒之候，误投热剂，下咽即败矣。更有郁热内蓄，身反恶寒，湿热胀满，皮肤反冷，中暑烦心，脉虚自汗，燥气焚金，痿软无力者，皆不可温。

当温而温不得法误人——冬令伤寒，则温而散之。寒痰壅闭，则温而开之。冷食所伤，则温而消之。至若中寒暴痛，大便反硬，温药不止者，则以热药下之。时当暑月，而纳凉饮冷，暴受寒侵者，亦当温之。体虚挟寒者，温而补之。寒客中焦，理中汤温之。寒客下焦，四逆汤温之。又有阴盛格阳于外，温药不效者，则以白通汤加人尿、猪肝汁反佐以取之。温之义有二：有温存之温，温热之温。参芪归术，和平之性，温存之温也，春日煦煦是也。附子姜桂，辛辣之性，温热之温也，夏日烈烈是也。和煦之日，人人可近，燥烈之日，非积雪凝寒，开冰解冻，不可近也。更有表里皆寒之证，始用温药，里寒顿除，表邪未散，复传经络，以致始为寒中，而其后转变为热中者，容或有之。籍非斟酌时宜，对证投剂，是先以温药救之者，继以温药贼之矣。

三

八法之大纲，既如上述，吾尝言何以宜汗，何以宜吐，则因病象而得其因，何以能汗，何以能吐，则因药效而得其性。言因以六淫为主，言性以五味为主，兹得进而解释矣。

先言其因：六淫者，风寒暑湿燥火，本属天地之正气，万物赖以生长收藏，故亦称六气，惟遇太过淫泆，即能病人，故又名贼邪。考其所以为风、为寒、为暑、为湿、为燥、为火，则不外空气之变化。空气变化，分为三类：一位置变化，二温度变化，三湿度变化。空气流动，名之曰风，流动过剧，人身卫气不固，抵抗力不足，遂成伤风、中风之证；空气温度低降，名之曰寒，人感之，则体表之皮肤必紧缩而发热，体内之肠胃必停水而难运，遂成伤寒、寒中之证；若温度增高，则身内之血膨胀骤增，身内之水蒸发倍速，遂致神昏烦渴，而为中暑、热中之证。至空气水分太多，即为湿气，是时人身水气，不易放散，其势必转内蒸，而头胀胸闷之湿病成；或水分不足，燥化过亢，则津枯液涸之燥病成矣。凡此皆古人深体物情所得，亦最早医学，操于自然哲学者所留之宝贵结果。盖密切人身之物，厥惟空气，空气和畅，不失常度，人在空气之交中，自然舒泰；若空气剧变，溢出常型，人身调节机能，一时不能应付，即感而为病。《金匮》所谓风气虽能生万物，亦能害万物，如水能浮舟，亦能覆舟。风气者，概指六气言，亦即空气之谓也。西医虽以检查细菌诊断疾病，为唯一能事，但未尝弃置空气于不顾，如言："同一土地，因春夏秋冬季节之推移，而居民之疾病及其死亡数遂生差异，此则关乎气候之感应，而主要处在气温之变化，及细菌发育蔓延之状况，如寒带多呼吸器病，照常多消化器病及传染病，温带则因季节不同而疾病种类亦异，夏多传染病与肠胃病，冬多呼吸器病，是因夏日气温高，好饮清凉品，且适于细菌之繁育，冬时气温低，易致感冒直按呼吸寒冷空气故。"见病理总论是也。他若高山病之归于气压减轻，全身麻痹而死之归于气压增高，日射病、中热病、黄病、赤痢等之属于热带病，更以气温、气湿、气流、气压等定为空气之状态，但与中医所论之六气相仿佛，惟中医以六者为提纲，包括一切外感病之发生。复探六气所以病人之理，而立各法以调剂应付，斯则尤觉深邃精密焉。

次言性，言性以五味为主。五味之所以能驱病，对于人体组织之能使变化也，其变化之迹，如汗、如吐、如下、如清、如补、如化痰、如利尿等皆是也。凡药性能加速血液之循环，弛张汗管，感动皮肤，得以出汗而减身内之热度，并放出血内之碳氢氧气者，谓之汗剂，如麻黄、薄荷是。能动胃之内皮，或感动脑与脑筋，逐出胃中之积物者，谓之吐剂，如瓜蒂、白矾是。能刺激肠黏膜，催进大肠之蠕动，排去肠内之垢滞者，谓之下剂，如大黄、巴豆是。能镇静血行之亢进，减退体温及组织之分解，轻快因血热而发生之障碍者，谓之清剂，如丹皮、连翘是。能助胃消化，令脑与肌肉出力，变虚弱为强壮者，谓之补剂，如人参、当归是。能唤起咳嗽，稀薄气道之分泌物，或增多气道之分泌物，而奏祛痰之效者，谓之化痰剂，如杏仁、半夏是。能感动内肾，增尿多之分泌者，谓之利尿剂，如茯苓、车前是。虽然，西医于瓜蒂之吐，归于玛玛琪加之能刺激呕吐中枢；人参之补，归于巴那规伦之能兴奋心脏机能；其他如麻黄之含爱泛特林，茯苓之含匹克圣，各有其主要成分，而中医则尽以五味别之。盖味辛主散，其性横行，《内经》所谓辛入于胃，其气走于上焦，上焦者受其而荣诸阳，姜韭之气熏之，荣卫之气不时受之，久留心下则洞心，辛与气俱行，故辛入而与汗俱出也。味苦主降，其性沉下，《内经》所谓苦入于胃，五谷之气皆不能生苦，苦入下脘，三焦之道皆闭而不通也。味酸主收，其性敛约，《内经》所谓酸入于胃，其气涩，以收上之两焦，弗能出入，不出则留于胃中，胃中和温则下注膀胱，膀胱之胞薄以懦，得酸则缩绻，约而不通也。味咸之潜，其性软坚，《内经》所谓咸入于胃，其气上走中焦，注于脉则血气走之，血与咸相得则凝，凝则胃中汁注之，注之则胃中竭，竭则咽路焦，故舌本干而善渴也。味甘主缓，其性柔和，《内经》所谓甘入于胃，其气弱小，不能上至于上焦，而与谷留于胃中者，令人柔润，胃柔则缓，其气外通于肉也。夫五味能散、能降、能收、能潜、能缓，对于人体其变化之作用，即对于疾病有驱逐之可能，从而混合之，则辛甘发散为阳，酸苦涌泄为阴，甘温扶阳，甘酸化阴，其变不可胜数，开中医汤液治疗上无限法门，此研究汤液治疗，不可不先明之药性之要旨也。

第四章　谦斋医话

第一节　谦斋养生医话

中国医学专修馆邀秦伯未讲学，取饮食、大小便、睡眠为材料，莞尔笑答曰，吃饭撒屙觉①，本属人生三大问题，而包括六淫、七情、五脏、六腑、寒热、虚实、阴阳、表里，举一反三，存乎其人，退而为之记，即以人生之三大问题标之，三十年元且徐德庚谨?

一、饮食

充实人体所需要之营养，维持人体所应有之健康，而为人体生活之元素者，厥为饮食，《内经》称人以胃气为本，《难经》称人受气于谷，即指饮食言也。

饮食入口，经舌之掉动，齿之咀嚼，唾液之混合，咽嗌之传达，胃液、胰液、肠液、胆汁之消化，于是吸收营养，排泄废物。从口腔达肛门，全部迂曲之器官，凡三丈余，五倍于人体之长，是为消化系。《难经》以飞门、户门、吸门、贲门、幽门、阑门、魄门概其冲要，命曰七冲门。

饮食不足，则营养缺乏，饮食太过，则消化迟钝，更因六淫之侵袭，七情之刺激，影响肠胃，均能致疾。虽属一端，关涉至广，若因营养缺乏消化迟钝，而引起其他病症，则范围益大矣。

1.饥而思食，食少嗳气者，胃肠虚也，宜温运。

砂仁　陈皮　枳壳　半夏　蔻仁　茯苓　谷芽

2.饥而能食，饱后作胀者，脾阳虚也，宜温补。

党参　白术　茯苓　陈皮　半夏　砂仁　谷芽

3.不饥不食，口干无味者，胃阴虚也，宜清养。

沙参　扁豆　石斛　玉竹　白芍　麻仁　粳米

4.食少不饥，便难者，脾阴虚也，宜甘润。

白芍　当归　麻仁　麦冬　杏仁　白蜜

---

① 原讲应包含"吃饭撒屙觉"三大问题，资料整理缺少"睡眠"相关内容。

［**按**］胃主纳，脾主运，胃喜凉，脾喜燥，胃恶热，脾恶湿，胃宜降则和，脾宜升则健。仲景急下存阴，其治在胃，东垣升举阳气，其治在脾。亦《内经》五脏以守为补，六腑以通为补之旨，治脾胃之病，对于性质，首宜辨清。

5.中脘痞结，纳食减少者，胃气之郁也，宜辛滑。

枳实　黄连　半夏　厚朴　云苓　谷芽　薤白　瓜蒌

6.胸宇泛漾，纳食减少者，胃气之逆也，宜和降。

枳实　竹茹　半夏　陈皮　生姜　藿香

7.纳少作胀，中寒虚痞者，脾气之内结也，宜温运。

党参　白术　干姜　云苓　陈皮　青皮

8.纳呆食减，气怯力乏者，脾气之下陷也，宜升举。

党参　白术　黄芪　炙草　升麻

［**按**］此示脾胃虚实之例也，气者中气，即脾胃冲和之元气，胃气以下行为顺，脾气以健运为能，世人于纳食呆减者，辄用消导，不知中气虚馁者，大忌克伐。

9.不能食而形瘦者，脾之虚寒也，宜温养。

山药　白术　云苓　莲肉　陈皮　砂仁　炙草

10.能食而形瘦者，胃之实火也，宜清泄。

石膏　知母　石斛　麦冬　连翘　花粉　生地

11.胸闷食呆，泛恶溲短者，脾胃蕴湿也，宜芳化。

苍术　厚朴　陈皮　半夏　藿香　枳壳　泽泻

12.多啖瓜果，食呆苔白者，脾胃伤冷也，宜温化。

肉桂　干姜　砂仁　草果　云苓　厚朴

13.厌食纳少，口干且腻者，湿热内阻也，宜清芳。

佩兰　藿香　连翘　枳壳　赤苓　佛手

14.食呆溲短，体倦神疲者，暑湿内阻也，宜清化。

藿香　滑石　青蒿　扁豆　黄芩　朴花　赤苓

［**按**］此示外邪侵害脾胃之例也。《内经》曾云，治病必先其所因而伏其所主，根本能除疾，疾患自平，故不重于调中，而祛邪是务。

15.食呆吞酸，脘痞腹胀者，肝旺犯胃也，宜疏泄。

蒺藜　枳壳　金铃　郁金　香橼皮　沉香曲

16.食呆神萎，肢冷便溏者，火不生土也，宜辛热。

附块　炮姜　肉果　白术　桑叶　云苓

[按] 此示脏气影响脾胃之例也。肝与胃，肾与脾，本属彼此胜负，子母生养，具有密切之关系，故得同病也。

17. 厌食嗳腐，胸脘饱闷者，饮食自伤也，宜消导。

神曲　山楂　莱菔子　枳壳　陈皮　郁金　谷麦芽

18. 减食消瘦，潮热盗汗者，营养不足也，宜培养。

归身　白芍　於术　石斛　谷芽

[按] 此示饮食自酿虚实之例也，实者泻之，虚者补之，为不易之治法。

19. 呕吐清水，而食不下者，胃有沉寒也，宜温降。

吴萸　生姜　半夏　豆蔻　川椒　丁香

20. 呕吐烦渴，而食不下者，胃有爵火也，宜清降。

黄连　黄芩　连翘　竹茹　芦根

21. 气冲咳呛吐逆，而食不下者，肺失肃化也，宜清肃苦降。

苏子　前胡　杏仁　枇杷叶　旋覆花

22. 懊侬吞吐酸水，而食不下者，肝有郁热也，宜辛咸苦降。

左金丸　白芍　橘叶　竹茹　郁金

23. 脉细窄阴，而食不得下者，津血枯槁也，宜甘酸化阴。

麦冬　白芍　乌梅　生地　牛乳　白蜜

24. 脘系阻塞，而食不得下者，痰凝瘀结也，宜祛除陈莝。

当归　红花　韭汁　桃仁　郁香　川贝

[按] 此示因杂病而妨于饮食也，以呕吐噎膈为最著。《内经》云胃病者，膈咽不通，饮食不下，而所以使胃病者，原因非一，故治亦从本。

25. 口渴欲饮，水入呕吐者，水逆也，宜渗利。

肉桂　白术　茯苓　猪苓　泽泻

26. 口渴引饮，随饮随渴者，上消也，宜清润。

麦冬　知母　花粉　生地　竹叶　枯芩

27. 口干饮少，泛恶苔腻者，湿阻也，宜燥化。

厚朴　半夏　陈皮　泽泻　枳壳　云苓

28. 口渴欲饮，舌干光绛者，津涸也，宜养液。

石斛　生地　麦冬　花粉　乌梅

29. 口渴脉盛，恣欲饮冷者，实火也，宜寒凉。

石膏　知母　黄芩　滑石　连翘　竹茹

30.渴饮喜热，饮少随恶者，寒饮也，宜温化。

干姜　云苓　细辛　半夏　桂枝

[按]饮水之候，以口干为重症。但有干渴消三者之别，多饮少饮热饮冷饮四者之分，而真假虚实，悉在其中。人有一见口干，遂认为内热伤津，寒凉滋润浪投，最为误事。

二、二便

人既需要吸收作用，亦必具有排泄作用，排泄之途凡四：曰肺脏，曰皮肤，曰肾脏，曰大肠。

肺脏排泄之主要者碳酸气，皮肤排泄之主要者为汗液与皮脂，肾脏排泄之主要者为由血液中分离水与盐类，大肠排泄之主要者为粪便，寻常所道者，以二便为重。

《内经》云：大肠小肠三焦膀胱，五者受五脏浊气，泻而不藏，名曰传化之府。又云：五脏者藏精气而不泻，故满而不能实，六腑者传化物而不藏，故实而不能满也。皆言排泄，皆指二便。

31.便闭腹胀按痛，脉实数者，胃实燥结也，宜凉下。

大黄　芒硝　枳实　生草　郁李仁

32.便闭腹满喜热，脉沉迟者，肠寒闭结也，宜温下。

肉桂　法黄　枳壳　木香　苁蓉

33.便闭由于病后产后津血内涸者，肠燥也，宜养营润下。

当归　生地　阿胶　麻仁　杏仁　芝麻

34.便闭由于汗出溲数津液内竭者，脾约也，宜增液润下。

麻仁　芍药　杏仁　大黄　枳实　厚朴

[按]大便不通有实秘、虚秘、热秘、冷秘，仲景独以阴结、阳结为纲要，其言曰：脉浮数，能食，不大便为阳结，脉沉迟，不能食，身重，大便反硬为阴结。盖实秘、热秘即阳结也，虚秘、冷秘为阴结也，治不离下，法自不同。

35.泻而完谷不化，脉弦肠鸣者，为飧泻也，宜利湿祛风。

苍术　厚朴　陈皮　腹皮　防风

36.泻而肠垢污积，脉数尿涩者，溏泄也，宜利湿清热。

黄连　木香　泽泻　枳壳　神曲

37.泻而澄清如鸭尿，脉迟尿白者，鹜泄也，宜利湿祛风。

白术　茯苓　炮姜　肉果　陈皮

38.泻而所下多水，身重肠鸣，脉缓腹不痛者，濡泄也，宜利湿和中。

苍术　厚朴　茯苓　泽泻　腹皮　陈皮

39.泻而洞下不禁，脉微气脱者，滑泄也，宜利湿补中。

党参　附子　云苓　肉果　白术　诃子　升麻

40.泻而腹痛则泄，后痛减者，食泄也，宜消食调中。

神曲　山楂　木香　砂仁　枳壳　谷麦芽

41.泻而每在五更，或朝泄暮已，或饮后即便，久而神悴肉削者，脾肾泄也，宜培土益火。

故纸　肉果　吴萸　五味　白术　云苓

42.泻而泄一阵痛一阵，或里急后重，数至圊而不能便，溲短茎痛者，火热泄也，宜清火泻热。

黄连　黄芩　木香　生草　滑石　连翘

［按］此示大便不调属于泄泻之例也。凡泄泻皆兼湿，初宜分理中焦，渗利下焦，久则升举，必滑脱不禁，然后以涩药固之，其有夹杂者，更宜兼顾。李士材有治泻九法，曰淡渗，曰升提，曰清凉，曰疏利，曰甘缓，曰酸收，曰燥脾，曰温肾，曰固涩，当权其轻重缓急而用之。

43.腹痛陡起，泄泻水谷，泛漾呕吐，渐至肢冷瘛疭转筋者，霍乱也，宜回阳泄化。

附子　肉桂　干姜　白术　茯苓　枳壳　腹皮　砂仁　藿香　木瓜

44.腹痛必疗，便薄挟冻，里急后重，气味臭秽，甚至一日数十行者，痢下也，宜消导化浊。

木香　槟榔　青皮　莱菔子　楂炭　神曲　大黄　枳实　谷麦芽

45.腹痛不作，便下挟血，血在便先，或杂粪中，甚则每便有红者，宜清化止血。

当归　赤豆　槐米　地榆　侧柏炭　黄芩炭　荆芥炭

［按］此大便异常，属于其他病症之例也。霍乱有真假，痢下有寒热，便血有远近，举一以资鉴而已。

◆溲便门（续）

46.小溲黄赤或短数者，内热也，宜清利。

生地　木通　猪苓　滑石　黄芩

47.小溲清长或频数者，宜温涩。

益智仁　乌药　山药　芡实　附子

48. 小溲短痛不利者，膀胱蓄热也，宜清热通淋。

海金沙　瞿麦　石韦　萹蓄　生草梢　滑石

49. 小溲清白不禁者，下元虚寒也，宜温补止遗。

鹿茸　熟地　菟丝子　枸杞　五味子　补骨脂　覆盆子

50. 小溲挟血刺痛者，血淋也，宜清热凉营。

生地炭　血余炭　藕节炭　琥珀　黄芩　滑石　黄柏　赤芍

51. 小溲挟浊膏黏者，糖尿也，宜养阴益虚。

萸肉　白芍　干地黄　山药　沙苑子　莲肉

52. 小溲浑浊沉淀者，脾虚也，宜培中化湿。

於术　山药　茯苓　炙草　黄芪　芡实

53. 小溲混杂精系者，肾虚也，宜益下固精。

熟地　萸肉　桑螵蛸　杜仲　菟丝子　莲须　金樱子

54. 小溲后溺血者，尿血也，宜清凉。

生地　玄参　茅根　银花炭　丹皮　竹叶　知母

55. 小溲后余沥者，脉虚也，宜升提。

黄芪　升麻　菟丝子　萸肉　党参　牡蛎

56. 溲癃而下焦寒者，阳虚气化不及也，宜温命通关。

附子　肉桂　熟地　益智　云苓

57. 溲癃而下焦热者，阴虚气化不及也，宜滋肾通关。

肉桂　黄柏　知母　牛膝　生地

58. 溲癃而上焦热者，肺燥不能生水也，宜凉润。

沙参　麦冬　桑皮　花粉　枯芩

59. 溲癃而胸胀闷者，气闭不能通利也，宜疏利。

沉香　木香　陈皮　枳壳　车钱

60. 孕妇胎重压胞，小溲不利者，胞阻也，宜探吐升举。

党参　黄芪　当归　白芍　陈皮　升麻

61. 女子腹胀腰滞，小溲频数者，肝郁也，宜泻肝疏郁。

龙胆草　当归　青皮　川楝子　枳壳　车钱

[**按**] 小溲之证，不越癃闭遗尿，发病之所，主重膀胱，《内经》称膀胱为州都之官，又云不利为癃、不约为遗尿者也。然三焦主决渎，小肠主泌别，肝司疏利，肾司泌尿，肺为水之上源，中气不足，溲便为之变，督脉入系廷孔，循茎至篡，病则不得前后，亦关系密切，不可不审慎周群也。

第二节　谦斋语录

恶　露

产后流血，俗呼恶露，此恶露究属何物，究从何而来，人多不解，吾今解释此点。先当略述胎产之生理，凡受孕之后，胎居子宫，胞胎之蒂，附于子宫之内，其附着之处，有多处血管，互相连接，借以输送养料，交换体液，长养胎儿，及至分娩之后，其子宫与胞蒂相连之血管盖断，遂致血液流溢于外，此流溢之血，即所谓恶露也。

既然如上言，则恶露并非瘀血，何以治必祛逐？则因血管骤断，血液流出，既出之血，不能归经，非除不可，设有停滞，蓄于子宫，则变为败血，结为瘀块，少腹硬痛，痛而拒按，成为儿枕痛矣，亦惟其恶露本非瘀血，故所出之量不宜过多，时日不可过长也。其有不下者又何也？曰胎居子宫，子宫膨大，儿出子宫，子宫当缩，若其缩复之能力不足，则恶露之排出必缓，此生化汤所以用芎归之活血，桃仁之祛瘀，复用炮姜之止血，甘草之补正也。

浮　脉

凡习医者莫不知浮脉主表，读《伤寒论》者，更莫不以脉浮为太阳病之的症，故明如柯韵伯，亦云太阳只重表证表脉，倘脉反沉，头项不强痛，便是太阳之变局矣。而不知伤寒初起，形寒头痛，脉每见沉，斯言也，似有悖逆古人之处，然余历验已多，实非好高立异，今试问太阳病何以恶寒？恶寒后何以发热？则前者因外寒骤袭，玄府急闭，寒入不散，乃起洒淅，后者因全身体温，奔集表层，欲驱外邪，郁而壮热。能明乎此，即知动脉当与气血相应，体温在表，脉随见浮，初起未热，脉必不浮，仲景既有或已发热，或未发热之文，则脉自有或已见浮，或未见浮之理，明白言之，即太阳脉浮，当在发热之后，极为显露。

乃历来往伤寒者，咬定太阳脉浮，而不能在恶寒发热两时期中，判其异同，不免一失，此阅历所得，不可读死书者言也。

肝　火

肝火燔灼，游行三焦，一身上下内外，皆能为病，如目赤、颧红、厥痉、躁狂、淋闭、疮疡、善饥、烦渴、呕吐、不寐、上下血溢，皆是也，退思居士为立十法。

一清肝，如羚羊、丹皮、黑栀、黄芩、竹叶、连翘、夏枯草；二泻肝，如龙肝泻肝汤、泻青丸、当归龙荟丸；三清金制木，如沙参、石斛、天麦冬、玉竹、石决、枇杷叶；四泻子，如甘草、黄连；五补母，如大补阴丸；六化肝，如丹皮、山栀、芍药、泽泻、贝母、青陈皮；七镇肝，如石决、龙母、龙齿、金箔、青铅、赭石、磁石；八敛肝，如乌梅、白芍、木瓜；九散肝，如逍遥散；十补肝阴，如地黄、白芍、乌梅。十法之外，复有六法，一温肝，二补肝，三搜肝，四补肝阳，五补肝血，六补肝气。似非肝火所不宜，从略，然其镇肝、敛肝二法，在肝气证中，亦相机可用，不仅肝火已也。大抵治肝火，火清、降、发三字，可以尽之，惟清之、降之，尽人所能，而火郁发之，非学验俱富，鲜有敢用。若泻子补母，为隔一隔二治法，尤难得其当矣。

肝 气

肝气肝火，同出异名，其侮脾、乘胃、冲心、犯肺、挟寒、挟痰、本虚标实等，种种不同，故肝病最杂，而治法最广，惟王旭高言之最详，其于肝气分为八法。一曰疏肝理气，如肝气自郁于本经，两胁胀痛者，用香附、郁金、苏梗、青皮、橘叶，兼寒加吴茱萸，兼热加丹、栀，兼痰加苓、夏。二曰疏肝通络，如疏肝不应，郁气痹窒，络脉瘀阻，兼通血络，用旋覆、新绛、归须、桃仁、泽兰。三曰柔肝，如肝气胀甚，疏之更甚者，用当归、杞子、柏子仁、牛膝，兼热加冬、地，兼寒加苁蓉、肉桂。四曰缓肝，如肝气甚而中气虚者，用炙草、白芍、大枣、橘饼。五曰培土泄木，如肝气乘脾，脘腹胀痛者，用六君加萸、芍、木香。六曰泄肝和胃，如肝气乘胃，脘腹呕酸，用二陈加左金玲、蔻。七曰泄肝，如肝气上冲于心，热厥心痛，用金玲、延胡、川连、吴萸。八曰抑肝，如肝气上冲于肺，猝得胁痛，暴上气而喘，用吴萸、桑皮、苏梗、杏仁、橘红。此八法中，苦酸辛为泄肝主法也，旋覆代赭石加白芍亦为抑肝妙法，若培土泄木即黄玉楸之温中疏木法，为其所惯用者也。

攻 药

朱丹溪曰："真气，民也，病邪，贼盗也，或有盗贼，势须剪除而后已，良相良将，必先审度兵食之虚实，与时势之可否，然后动。动涉轻妄，则吾民先困于盗，次困于兵，民困而国弱矣，行险侥幸，小人所为。"可不究心乎？按丹溪此言，为病邪虽实，胃气伤者，勿得攻击而发，以攻击之药，虽云有病则病受之，但病邪轻而药力重，胃气势必受伤，失其冲和灌溉之能，后天垂绝，尚何为哉？譬之汤武，不废征诛，志在伐暴，犹去病邪而保真气也，若穷兵黩武，残民以逞，盗贼滋炽，犹复从事攻击而不知止，则真气尽而病益深已。今人或畏硝黄如蛇蝎而不敢用，或浪施硝黄大泻而不知戒，其弊俱在不能辨识真气之虚盛，而确断其胜任不胜任，丹溪提出胃气二字，自是识见高人一等。

花　柳

再长灵根方，用煅乳石三钱半，真琥珀七分，朱砂六分，人参一钱，珍珠粉七分，牛黄四分，真水粉五分，胎狗一个，雄黄六分，以威灵、首乌、大力子、蓼草汁煮一昼夜，炒如银色，研末，每服三厘，日进四服，卧又一服，七日验。见徐《洄溪医案》，谓得之秘本，曾治沈维德下疳，前阴连根烂尽，尿从骨缝中出，沥灌肾囊中，哀号痛苦，为之内服外敷后，用此方而后竟再长，且能生子，传为奇事云云。按此案出诸《洄溪》，当可以征信，惟制法或有出入，王孟英亦曾讨论及之，但中医药之不可思议，于此益见。今人患下疳，俱以西医为优，梅毒之证，均延西医诊治，安知祈广生之于杨梅疮，辨分精气，治有透骨搜风散、杨梅一剂散、归灵内托散、加味遗粮汤，以及熏洗等方，莫不精纯透辟。是知花柳一科，在清初已有出神入化之技，惜乎不能宣传，群相珍秘，遂使日就沦亡，而为西医所替代，真中医之大耻，而可为长太息者。

经　闭

经闭一证，即西医所谓无月经，以一般原因，责之营养障碍，及贫血萎黄病等，以机能原因，责之精神激动、惊恐悲哀等，核与中医书传，殊相暗合，以余经验所得，则以血枯及思虑为最多。李东垣曰："妇人经闭，由脾胃久虚，形体羸弱，气血俱衰。"陈良甫曰："妇人月水不通，或因醉饱入房，或因劳役过度，或因吐血失血，伤损肝脾。"朱丹溪曰："经不通或因堕胎及多产伤血，或因久患潮热消血，或因久发盗汗耗血。"可以佐证，考之《内经》二阳之病发心脾，女子为不月，《脉经》肾脉微涩为不月，亦以血枯为经闭之原，故经闭之候，但滋其化原，其血自至，万不可浪施攻克，药伤中气。

虽然血虚当补，不当通下，以绝其生化，惟补亦良难。归脾助火，六味碍脾，惟归身、白芍、阿胶、沙苑子、南烛叶、女贞、枸杞、稆豆、玉竹、旱莲草等，最为适合，但非短期所能奏效。若血枯而内热重者，归身犹嫌其辛窜，胃呆纳胀者，阿胶亦不可用，总在随证制裁，有利无弊，否则纵不成劳，而使变症百出，仍属医者之过也。

麻瘄

小儿麻瘄由内伏先天余毒，与外感天行时邪而发，不能避免者也。初起寒热咳嗽，胸闷泛恶，目红凝泪，暗哑多嚏，舌白边红，而后细络微赤，即其前驱症，三四日发出细红之点，先胸腹面部，后及四肢，六七日遍身发齐。八九日瘄渐回，热渐退，为其顺候。其有神昏、谵语及咳血龈腐者，热毒内盛，有不及期而早回者，瘄毒内陷，俱称危象。实则麻瘄无不热盛，石膏之清，犀角之凉，大黄之下，均在不禁。若非受风寒而早回，但见鼻准掌心已密，不得与内陷并论。

至于麻瘄之治，不外轻清宣透，如薄荷、蝉衣、牛蒡、山栀、连翘、杏仁、茅根之属，倘见兼症，即从兼症治之，可以十治十全。今人见泄泻引为大忌，不知热泻正邪有出路，万不可止，又见气喘引为不吉，不知热壅则气必上逆，万不可降。惟麻瘄之证，轻于天痘，而其变化危殆之迅速，则胜于天痘，又瘄后余毒不尽，随处发病，势不可遏，则不可不留神细察耳。今春此证流行甚广，因述其略，若欲小儿暂时避免，可用净银花、杭菊花、绿梅花各一钱，生甘草五分煎服。

情 志

情志之病，宜以情志治之，所谓心理疗法者是也，盖药饵能医有形之病，而不能医无形之病，即使能医，亦惟暂止而已。故《内经》于五志之伤，详垂法则，如《阴阳应象大论》曰：肝在志为怒，怒伤肝，悲胜怒；心在志为喜，喜伤心，恐胜喜；脾在志为思，思伤脾，怒胜思；肺在志为悲，悲伤肺，喜胜悲；肾在志为恐，恐伤肾，思胜恐，亢害承制之理。古人察及幽微如此，乃后人率以五行生克释之，遂至今日，以为空洞，不屑挂齿，至情志之病，日日进药而不能收效，愚哉。

夫《内经》相胜之理甚显，不必以无形解，即以情字解之，凡怒则气上，喜则气缓，思则气结，悲则气消，恐则气下，故悲胜怒者，上者消之也，恐胜喜者，缓者下之也，怒胜思者，结者上之也，喜胜悲者，消者缓之，思胜恐者，下者结之，皆就情之动作以调节制止，亦犹寒者热之，热者寒之，皆为正治法也。

神 经

自西医有神经之名，更述其神奇之作用，而中医界有不少人甘效鹦鹉之学舌，于固有学说，深致不满，试思神经果何物？其密布于人身，恰如电线之密布于都市，电线而不通以电，则车何由行，声何由达？然则神经而不赖某项要素，则何由使其知觉运动耶？某项要素者何？血是也，血生于心，故《内经》曰："所以任物者谓之心。"心血与神经有密切之关系，神经之纤维，分布于血管，神经之运动，借资于血液。生理学家谓运动注于某部，则血亦注于某部，两手相摩擦，即呈赤色，是其征验，盖血为生命之舆，又具热性，一切动作，皆凭血运往各部，借热性之膨胀，以成种种作用。故《内经》又曰："足受血而能步，掌受血而能握。"步与握虽由神经之命令，而任事则仍赖心血，血不运行，百体废弛，有欲步不能、欲握不能者，非神经之过，心血之病也，然则神经之于人身，但属颐指而气使，不能离血而存在，古人格物之精，早已如此，今日皮毛之士，竞以维新相标榜，其亦夫古学之神湛乎？

湿　热

薛一瓢《湿热条辨》云："湿热证，舌遍体白，口渴，湿滞阳明，宜用辛开，如厚朴、草果、半夏、干菖蒲等味，此湿邪极盛之证，口渴乃液不上升，非有热也，辛泄太过，即可变而为热。"又云："湿热证，舌根白，舌尖红，湿渐化热，余湿犹滞，宜辛泄佐清热，如蔻仁、半夏、干菖蒲、大豆黄卷、连翘、绿豆衣、六一散等味。此湿热参半之证，而燥湿之中，即佐清热者，亦所以存阳明之液也。"按此二条凭舌用药，极见精细，但湿热证极多舌尖红而苔白，或边尖红而苔腻，决非单恃燥湿清热所能愈。尤以伏气为甚，则不得不赖于攻下，宜参入大黄、枳实，或凉膈散亦佳，此盖热伏于内，湿裹于外，下焦得通，病机自松，故往往有下之而苔反厚，再下而苔再厚者，解其郁伏之结邪，即所以分离其胶滞之势也，能明此理，不但湿热证易愈，更无缠绵变幻之象，若但持清化之方，或偏重渗湿之药，则津液暗伤，热结尤剧矣，此一瓢所未畅之旨，而临诊时极宜留意者也。

天　竹

岁聿云暮，江南习俗，折天竹插瓶，供诸几案，以资点缀。不知天竹亦为药笼佳品，其子酸甘平，强筋骨，益气力，驻颜色，固精髓，与女贞功相仿佛。盖同具炎夏不枯、凌冬不凋之性，得阴精独厚，《上元宝经》谓服草木之王，气与神通，食青烛之精，命不复殒，即指此也。

其枝苦平，治膈食膈气有特效，其叶补阴明目，活血散滞，解肌热，清肝火，亦具特长。余遇妇女阴虚火旺之证，潮热经闭，渐有延入劳怯之势，辄与生地、白芍、白薇、鳖甲、丹皮、青蒿辈同用，而重其量，多能奏建奇功。奈何近世，相弃不用，寻常本草，亦不采入，仅素孙思邈《千金月令》载其方，法于三月三日，采叶并蕊子，盛大净瓶中，以童便浸满，固缄其口，置闲处，经一周年取开，每用一匙，温酒调服，谓益髭发驻容颜极验，则信乎此物擅坚阴之性矣。

调 经 一

妇科病之不同于男子者，月经、血崩、带下、胎产、乳疾、前阴六项而已，此六者以生理上之不同，故绝对不同于男子。若杂病中之虚劳、寒热、中风、惊悸等，妇科虽有专条，实与男子不同而同。是以习妇科者当从内科入手，继习其特异之六项，而尤以调经为先，何也？妇女以肝为先天，以血为主宰，能调经自能调理一切血病，如血崩，如胎产，均在附属之列，譬之振衣，此挈其领，譬之理网，此提其网。

夫血之为病，不外行止二字，经病亦然，不当行而行，则为妄溢，不当止而止，则为瘀结，当行而不行则为阻，当止而不能止为脱，于是有先期、后期、不断、不利、量多、量少等候，条目虽繁，此四者尤为经病之纲领也。

调 经 二

所以造成此四项之原因，不越寒、热、虚、实四字，浅言之，寒则瘀阻，热则妄溢，《内经》所谓"天寒地冻，则经水凝泣，天暑地热，则经水沸溢"也，然调理经病，决无若此简单。若在繁复之中，而更欲提挈其纲领，则须注意其对待。对待者，寒与热对，虚与实对，凡一病决无仅有绝对之一因，如腹痛之病，多属于寒矣，而有肠热腹痛，消渴之病，多属于热矣，而有肺寒消渴，故经闭属实，而有血枯，淋沥属虚，而有血瘀，以及后期、先期，均不得以寒、热二字印定，能处处顾此顾彼，方许万举万当。《女科准绳》载先期汤之凉血固经，即列土瓜根散之用䗪虫，载过期饮之行气祛瘀，即列滋血汤之用参芪，其最显著者也。

何以辨其寒热虚实乎？曰色、量、时三者为主，腹之痛胀、腰之酸疼、外感之有无、脉象之强弱为其助，此辨证之纲领，而不能凭一以为断。

吐 血

吐血之证，世人俱责之热，其治多主凉涩，大误大误。

夫血得热而妄行，畔经离道，流溢于外，诚见不鲜，然血得寒而凝沍，瘀结积滞，停留于内，宁不顾及。余治伤酒之人，吐血盈盆盈盏，用大黄炭、牛膝炭而即愈，肝火炽盛之人，吐血瘀鲜，用京赤芍、紫丹参、条芩炭而即愈，其有久吐鲜红，遍投凉补，凉涩不止者，用姜附而即愈。是知同一吐血，极须辨其寒热虚实，更须知其危险不危险，非一见红便是热，亦非一见红便是危险症也。傅青主治血证惯用炮姜、荆芥炭二味，仲景治血证亦有干姜、侧柏叶一法，可以悟矣。

然则吐血之可畏证何如？一吐血脉浮，重按则无，脉已无根，将脱之兆。二吐血面色㿠，额汗涔涔，心悸畏明，气无血涵，血乏气护，阴阳将离，不得不用止涩，然当助以参、芪、地、芍，非银翘、丹栀之凉能济也。见血而不顾本源，一味凉涩者，乃皮毛之见，何能治一切血证耶，故以凉涩为治吐血之一法则可，若见吐血而概用凉涩，则大误大误。

血　崩

血崩之证，多属于虚，故世人俱以补为能事。然考其原因，实以肝脾二脏之郁结为多，盖肝脾之气郁结，则火内动，火动则血液妄泻。薛立斋谓肝经有火，血得热而下行，或肝经有风，血得风而妄行，或怒动肝火，血热而沸腾，或脾经郁结，血伤而不归经，独从肝脾二经着眼，实阅历有得之言，不同于泛论虚实之作。

立斋又谓："悲哀太过，胞络受伤，血亦下崩。"亦有独见。盖心气不足，其火大炽，旺于血脉之中，血遂妄溢，或忧思过度，劳伤心经，不能藏血，遂致崩中不止，均属理所必然，事属恒见。今人于崩漏之初，不能识其崩漏，而作月经之不止或妄行治，既知其崩漏，又不能识得根本，而徒以虚弱止涩，此何怪其病日多，而其愈日少也。

自　杀

辛苦促成之中央国医馆，不能贯彻主张，整理国医学术，而一再因循，甚至尽废病名以就西医之轨，辛苦栽培之医校学子，不能努力上进，发挥国医文化，而一再风潮，甚至谩骂耆宿以效鸣鼓之功，此真天亡中医，而不可以人力挽回者也。夫中医处今日之地位，嫉视者，攻讦者，有如四面楚歌，舍一德一心，抵抗外侮，别无长策，就彼辈之举动而言，不须中卫会之废止，不须教育部之不准加入系统，只须轻轻将中医之出版物之攻击中医文字，搜集汇编，交付中医界自裁。吾知中医界对之，但觉体无完肤，绝无辩论之余地，惟有引颈受戮，受戮之时，更不能作微弱之悲呼，抑何昏昏之甚耶？尤有进者，新订国医条例之通过，中医尚未知悉，而西医已有驳议。各地医学刊物之发行，西医均有相当宣传，而中医惟知图利沽誉，夫以自相残杀之我，欲敌阵线巩固之彼，不待交兵，其败可决，嗟嗟！此真天亡中医，而不可以人力挽回者欤，无以名之，名曰自杀，何以救之，厥惟自觉。

第三节　谦斋医话

谦斋杂症医话

产后喘肿

　　病轻药重，果多流弊，《内经》因有大毒小毒之制，然病重者，亦决非轻药能治。《左传》因有"药不眩冥，厥疾勿瘳"之语。昔薛立斋治一格阳证，烦躁发狂，渴饮欲冷，六脉如丝，用六味回阳饮，附子、姜、桂俱极重，病家再三请减其半，诸症更甚。薛曰："此剂轻而只到胸前，助其浮阳所致。坚照前方分量，重服一帖而平，其最著者也。"余尝诊唐家湾李姓栽室，孕胎六月，两足浮肿，延近邻女科治，谓当波及上体，已而果然。用药始终本五皮饮出入，不效，谓产后当自消。病家以初言之验，遂信之深。及期产一儿，亦肉肿皮浮，仅存呼吸，数时即殇。产妇则肿仍依然，恶露稀少，且增喘咳。越三日，延前医，仍以前方与之，不应，改延陈某治。陈素以女科名，至是亦敷衍塞责，改延汪某治。谓治水当利三焦，治喘当肃肺气，二者相衡，喘急于水，用苏子降气汤，亦不应，乃延余，余诊之，得脉弦滑，遍体肿，若按糟囊，小溲短涩，气逆且短，胸如压石，口渴欲饮，乃曰："汪某之论近是，惜药太轻，不能制病耳。夫五六月为足太阴阳明养胎，土不胜湿，郁积于内，久而水气流衍，淫溢网膜，三焦失其决渎之职，又久而酿成痰饮，充塞气管，肺脏失其肃降之权，此病之历程也。其本在脾，其传在焦，其末在肺，然肺不降则气不顺，气不顺则水不利，水不利则脾不振，其来也顺，其去也当逆而击之。万不能泥治病求本，更不能执轻薄淡渗之法，此治疗之真谛也。"本三子养亲汤及《外台》茯苓饮加减，芥子、苏子各三钱，开泄肺中之积气留痰，白术、陈皮各五钱，干姜二钱，温运脾脏之气滞湿郁，木香、熟大黄各二钱，疏利三焦之气机水道，佐车前五钱以引水下出，麝香三厘以流行经隧。嘱煎两盏，人定时服初盏，觉全身有气盘旋，此陈莝流通之象。子夜接服二盏，得大小便畅行，而上体皮肤如虬枝，则水湿已行之征。翌日复诊，去大黄、麝香，加砂仁、半夏，二剂而竟得良果。

后觉口燥难寐，病家谓冬瓜能利湿，淡煎代饮。余诊其脉沉弱带数，因止之曰："利湿之方，已非其时，盖水肿之初，信属湿困，然病中津液难生，血液暗耗，故病后往往反见阴虚，为用沙参、枣仁、瓜蒌、山药、麦冬、知母、佩兰等。"痊愈。

飧 泄

朱启后君肄业于中国医学院，因识余。一日挈其四岁侄来求治，云病泄泻数月，延某医治，叠用消导药，无誉。今则食物下嗌，不化而出，色作酱紫，便时腹痛，小便涩少。医尚以为食积未楚，仍进消导，其可续乎？余按脉形细弱，舌苔不腻，口唇带红，因思信有食积，则数月消导，宁未有清？食积内留，脉当见滑，何以反虚？因顾谓曰："此虚证也，病名飧泄。""飧"字从夕从食，《说文》训："水和饭。"水和饭者，即俗称泡饭，飧泄者借喻其完谷不化。今食入随下，乃脾不能磨，正是此证。若用消导，则益伤中气矣，气不能摄，因而下泄，下泄不止，因而阴伤，大肠脂液，更从而滑脱，故色酱腹痛，口唇见红，非实证可比显然。用党参、於术、茯苓、御米谷、赤石脂、清炙草、炙升麻、粉葛根等，一剂而二便能分，再剂而泄泻竟止。数日又因食肥汤作泻，与当前方加减亦验。夫世人未诊病儿，已屡食滞，又问病证，更不细究，实证误虚，虚证误实，比比皆是。不死于病，当死于药，一何可悯耶？越三月，中医指导社社友李瑞琪君，函询小儿三岁，时常肠泻，泻时身及四肢必发热有汗，面黄身瘦，服葛根黄芩黄连汤无效。余不禁瞿然曰："此又以虚误实矣。"盖肠泻既时作，更征诸旁症，明属中气不振，阴气内伤，中气不振则下陷便泄，便泄日久则阴气内伤，斯现身热黄瘦，正补中益气汤证也。驰书复之，嘱就东垣方加葛根以和其燥性而升其清气，切忌苦寒之品，以免重伤中气。

时 疫

西医有多数病症未经发现，而在中医则早有定名方药，此关系历史之修短，不能掩其陋也。故见喉痧而立猩红热，见痉病而立脑膜炎，视为希古奇病，竞相宣告，乃世人惑之。吾中医亦惑之不言喉痧、痉病，而亦效呼猩红热、脑膜炎，则陋之又陋矣。窃尝议之，无论西医所视为新发现，而见于中医典籍者，不得随口唱和，即不见于典籍者，亦应根据中医学说讨论定名，方不失中医本身之价值及地位。否则吾不能役人，而反为人所役，其愚实无异随蜀犬而吠日也。且余遇多人，虽势甚凶猛，而治疗之成绩，灵捷则在西医上，又乌得迷于新之美名，而自弃古之良法耶？兹举数症以为例。一为西门张祥记缝衣铺子，恶寒头痛，连及后项，两太阳处，脉动大疾，口浊舌腻，此病在太阳之经，仿麻黄汤意，用麻黄、杏仁、薄荷、葛根、黄芩辈，微汗而瘥。一为天文台路李姓子，初起恶寒，继而发热，烦躁欲饮，水入即吐，头痛如劈，项强如束，小溲短赤，脉形洪数，此邪郁化热之象，仿葛根芩连汤意，用葛根、石膏、黄芩、薄荷、胆草、黄连、杏仁、赤芩、芦茅根等而瘥。一为蓬莱路普育里李姓子，肌肤壮热，神识昏糊，手足痉挛，牙关拘急，颈项强直，目睛上视，此津液枯竭，热陷心包，最为危笃，先与紫雪丹化服，再用犀角、胆草、黄连、羚羊、滌菊花粉、生地辈而瘥。大抵时疫之证，殊难划一，而按此三方，随证增损，实胜于西医之抽脊法矣。惟此病之发，多由春温转属而成，恶寒发热之时，往往极短，壮热神昏之至，往往极速，故数日之内，可以致死，为医者见症用药，须有决断。初起时切忌大汗，致亡其津液而速其化热，亦切忌不予发汗，致热郁不泄而内攻增变。凡凉镇之药，轻浅时慎勿浪投，危笃时不容畏缩，此其大要。若至齿垢唇焦，目瞪不转，颈项后仰，口臭糜烂，气促脉乱，则败证毕露。既乏大还之丹，无以挽回垂绝耳。

冬　温

伤寒、温病之争，散见书籍，而温病中外感伏气之争，尤为剧烈，余谓体虚病温，变化最速，不必斤斤于外感伏气，当处处注意于见症传变。温病既属时证，自以外感为是，惟其体虚内传至易，遂似伏气内发，故以清降法治之，多不见效。杨树浦瑞华烟公司经理沈志奎君室人，初微发热，不介意，三日后忽昏厥不省人事，邀同道王石屏君治，不能决，推荐余。余至，见其静卧，时作太息，间发咳，喉有痰声而不扬，神识昏糊，不识人，脉沉郁，牙关紧闭，舌不可烛，断为温邪挟痰浊内闭上焦，用炒薄荷、苦桔梗、生石决、带心翘、炒枯芩、鲜菖蒲、川象贝、天竺黄辈，不见清醒。明日改延朱子云先生，初剂用羚羊、竹沥、胆星等合紫雪丹，二剂如之，三剂亦如之，而昏厥依然。亲戚中有知医者，见余方，坚嘱仍请余治，以天晚途遥不果往。翌晨雇车来迎，正二十年元旦也，至则病症如前，身凉而久按觉热，知其热犹郁伏，因谓之曰："朱君之方甚善，惟今既无功，势必易辙。"遂书葛根钱半，柴胡八分，黄芩钱半，郁金钱半，桔梗八分，白芍钱半，神犀丹三分，座中沈君之叔，甚是余议。越日复来请，登门即谓："先生之方，胜似仙丹，初服胸微汗，二服复汗，今已清醒矣。"拟方去柴葛，增入清宣心肺之品。有某君会操药业，笑顾余曰："昨日至，见君方甚忧，及知已进头煎，忧益甚。傍晚汗出，忧更急。"余曰："君殆畏柴胡耶？柴胡非猛虎，而猛于虎者，君独不畏何耶？君以汗出为虚脱乎？而甚于虚脱之闭死，君乃不畏乎？"相与一笑。凡温病吐血最忌早进凉伏，余尝苦口言之，而医家病家，均不觉悟。述此又增无涯之戚戚云。

本埠阜礼面粉公司经理孙仲立先生之夫人，病胎漏，饮食精神如常，惟终日安卧不敢起，起坐即见红。上胎亦会患此。延余伯陶前辈治，予以益气法，似效似不效，今按腹不痛，色不紫，明属虚候，起则漏，卧则否，明属气分，气为血帅，气虚则不能摄血，血去则阴分亦亏，故兼见心悸头晕，脉形软弱。探本之治，自以益气为主，特阴亏者必挟内热，补气者难免助火，《内经》所谓："阴虚则生内热。"《丹溪心法》所谓："气有余，便是火也。"故进益气之药，似效而功不彰，不效而无大弊。再四审慎，为用党参、黄芪各钱半以补气，於术钱半，炙草八分以安胎，苎麻根、条芩炭各二钱以直清胞宫之火，龙眼肉三钱，归身炭一钱以养血和血，更佐升麻三分以助升摄之力。二剂后往复诊，甚平善，为之加减而瘥。同时虹口太康杂货号王子明君内阃亦怀麟三月，忽而见红。前医均用地榆炭、银花炭、藕节炭等不愈。因阅《膏方大全》，专足来邀。诊之，脉弦数，舌苔薄黄，尖红。询之，腹部时痛时胀，血色杂鲜杂紫，此乃肝火不藏，扰动胞宫也。复询以何因所致，则赧然不语，时余已默会其意。遂书胆草、黄芩、白芍、丹参、赤芍、丹皮、黄柏、生草辈与服。翌日就余门诊，则漏止腹和，脉弦亦平而微带数象。盖此病由不守房事，欲火冲动而起，苟不祛瘀泻火，何能取效？世人见血治血而不揣其本，可谓敷衍有余，成事不足。

滑　精

陈育深君遗精三载，服中药千余剂，经西医注射亦五百余次。举凡滋肾阴、泻相火、涩精道之品，靡不备尝。世居台湾，今夏束装莅沪赁庑于小西门久安里，距敝庐仅百武，盖专为求医来也。年事方青，面色憔悴，眠梦扰纷纭，泄几无间日。切其脉两手弦硬，左部尤甚，余思忖曰："此明属相火妄动，何以泻火不效？"既又思忖曰："相火寄居肝脏，得肾阴而潜，何以滋阴又不效？且药之合不合，必有反应。今药又无誉无咎何耶？"既而大悟曰："此服药过多，脏腑为药汁浸渍，麻痹不仁，故药入于胃，有如以水投石，然既专道来由，满怀欲望，焉能初见即嘱勿药？"遂为处平淡之方，待二三诊后，极称珍珠粉之神，入肾而大能滋阴，入肝而大能降火，入心而大能安神，并称渠恙日久根固，断难乞灵于无知之草木，惟日吞珠粉一分，一月后自见奇效。君信以为真，从余言，如期而至，症象如前，遇小劳即发。虽至余处甚迩，亦必坐车，否则至夜即遗，惟脉象较软，不禁恍然曰："阳扰于阴谓之汗，汗者津也，今精之与津，同属阴类，其由阳扰于内而外泄，理可相通日进阴药，使相火之游行者，尤不能安返其宅，然不敛其阴，更用何法？"因思古人有上病治下，今何妨下病治上，况肺之与肾，金水同源，心之与肝，木火同气，使敛阴而不碍其下，平火而不碍其归。处方用北沙参三钱，大麦冬三钱，五味子八分，阿胶珠一钱五分，北秫米三钱，酸枣仁三钱，女贞子三钱，南烛叶一钱五分，服十余剂，竟每星期至多二三发。复来复诊，加入知母、黄柏、鳖甲、生地辈。今服三四十剂，一月中仅二三发，且能小耐劳苦，勿药之望，盖可期矣，为之欢然。

额　汗

本埠虹口梧州路小菜场北首协泰新号沈鸿君患一奇症，遇饮食时必右额一角泄汗，小啖辛酸之味亦汗，逢过寒过热之天亦汗，甚则头部右半俱汗，已延三载。叠经中西医诊治，均无一效，今冬慕余名来就医。询之，无一切苦，亦无一切嗜好，舌苔正色，惟脉象见濡。初疑其胆胃火旺，用清胃清胆之剂，不效，继思额部属肺，根据左升右降之理，右额又为肺气不降之候，乃作肺气不足治。书生脉散加味，用北沙参钱半，五味子三分，大麦冬钱半，淡干姜四分，制半夏钱半，煅牡蛎四钱，旋覆花钱半，杭菊花二钱，嘱试服以观动静，盖延久痼疾，最畏药入无动，苟有变化，即可得其端倪，而从事调理，讵知服药后竟汗止不出。服二剂来复诊，欣喜欲狂，然余不敢谓见高识广，私庆幸中而已。盖此病之来既特厄，而发病之情形亦特厄，在常理惟有清泄之法最合决，非温涩之药所能奏功。后依原方加减，得除宿恙。沈君固认为意外，余亦引为一快事也。先时徐家汇交通大学学生仲君，忘其字，亦患一奇症，终日面部分泌油腻甚多，经中医西医外国医诊断，费时四载，耗金千余，均不见效，乃求治于余。余诊而奇之，以为此皮脂腺脂肪过多，乃属生理常态，无用医疗，而仲君坚请，因笑谓曰："贵恙本系生理，绝无病理可言，倘欲绝止，非使生理上起剧烈变化？决不可能。"面部为阳明经所辖，当先治其胃，乃用葛根、白芷、防风、半夏、桔梗、苍术、白附子等药嘱其试服，翌日来诊，谓油腻已少大半，特未能灭绝耳，后依原方增损授之，不复见顾，不知其能收全效否。此二症不载于书，亦不闻有何治法，仅凭管见处方，得能一愈一减，于是知医者，在学理上固应潜心探讨，临诊时固应……

干　血　痨

日本多纪茝庭曰："古方之妙，殆不可思议。"今举其二三：牡蛎泽泻散之治实肿阳水；黄连汤之治霍乱吐泻不止，心腹烦疼；栀子甘草豉汤之治膈噎食不下；苓桂甘枣汤之治澼囊累年不愈，心下痛；白头翁汤之治肠风下血。为余数年所试验，应如桴鼓，妙不可言。伯未按古方之妙，信有如莒庭所言。特吾中土汉医，反有因药品之猛烈，畏不敢用，坐使必愈之证因而不愈，不死之证因而必死，此则深堪扼腕也。尝记十二年夏余受聘同仁辅元堂医务，有篾竹街张姓妇来医。据述年事三十，自四年前生产后，乳汁稀少，腹部痞满，饮食不思，今则两目昏暗，月经未一至。延医调理，金谓干血劳证，服药百余剂矣，因袖方示余。余见其形瘦骨立，尺肤如鲛鳞，按其脉象细涩，舌苔带干薄，暗忖曰："此《金匮》大黄䗪虫丸证也，何以群医齐认血虚，一派滋养乎。"乃谓之曰："诸医认若病为干血痨良是惟不去干血，徒与养血，则血之凝结愈甚。"爰书大黄䗪虫丸一两，嘱分三次吞服，服后饮绍酒一杯，妇如余言，三日后来就诊，谓："服先生药，觉腹内甚舒适，饮食亦稍香。"切其脉则涩象大减，私喜曰："此病有生机矣。"乃嘱再服六钱，则月事不期而至，所下皆紫黑瘀块，盖此证全由血结经络，瘀滞不通，障碍血流所致，非大黄桃仁之通滞，漆蛭虫蛴之搜瘀，地芍之润燥，甘草之和中，无以治其本也，善哉！尾台氏曰："妇人经水不利，弃置不治，后必发胸腹烦满或小腹硬满，善饥健忘，悲忧惊狂等症，或酿成偏枯、痨瘵、鼓胀、噎嗝等证，遂致不起，宜早用抵当汤通畅血坠。"真有得之言也，后该妇为处当归补血汤加味，大剂养血而健，因是知医之治病，首贵有识见，次贵有胆量，然胆大基于识高，今人读书既不精，更何责其胆如鼠哉。

膀　胱　咳

在同仁辅元堂时，更得一奇病，某妇患咳嗽，咳则小溲随出，病已经年。初就医于老医曹尹甫先生，曹素以善用经方自负者，至此亦束手，乃商于余。余曰："此膀胱咳也，《内经》云肾咳不已则膀胱受之，膀胱咳状，咳而遗尿。"曰："何以治？"曰："《内经》无方，当求诸仲景，五苓散加入人参主之。"曹遂书党参、泽泻、茯苓、猪苓、白术各三钱，桂枝一钱与服。越日来复诊，病已大愈，惟咳嗽未除，为处肃肺宁嗽之剂而去。曹因顾谓曰："余用经方数十年不得法，君何以知五苓散之能瘳厥疾？"余笑曰："方有经时，而病理无古今，子不探发病之理，但执仲景方以治仲景病，是无异对号开箱，安能尽仲景方之用哉？夫肺为水之上流，膀胱为水之下流，肺气不宣，则膀胱不利，因是有升提之法。膀胱不洁，则肺气不达，因是有渗利之法。今咳而尿出，是肺气窒塞，得咳而气松水流之象，非人参补气不可，然水道不畅，则肺气难期清肃，非五苓散之荡除不可，二者兼顾，厥疾未有不瘳。余读仲景书十载，乃用其理，非用其法也。"曹为之首肯，按仲景方之灵效，足以压倒一切，故日本汉医，多崇仲景，其所著书，亦多发挥仲景之作。然恒有执仲景方以睥睨，而施治多失败者，皆在不肯求理，兹举其目睹者。有某医治泄泻，以为湿必利小便，投五苓散去桂，而泄泻反无度，不知脾虚之候，愈分利则中气愈下陷，改投理中汤即瘥。又治外感，以为太阳病必疏表，投麻黄汤加浮萍，而壮热且昏狂，不知伤风轻证，大发汗则热转入阳明，改投白虎汤而瘥。若此者，彼纵自诩为仲景之功臣，直仲景之罪人耳，特附及之，以为一般戒。

遗　精

本埠二马路永源号毛良材君，病遗精多载，医均作虚损治，前岁制膏方调理，颇见绩效。无何春残重发，且兼痔疮，缠绵至冬，来诊于余。按其脉虽细而微，断为阴虚相火内炽，更询得夜梦纷纭，小溲频涩，明属火扰之征，乃书龙胆泻肝汤加减。服二剂而梦除溲长，再服数剂，遗精竟不发。初每天白梦回，神识恍惚，今亦清朗爽然矣。立冬后处膏方云：《内经》曰君火以明，相火以位。君火者，心中之阳也，宜光烛朗润，故曰"明"，相火者，肝肾之阳也，当潜藏伏匿，故曰"位"，而相火之位，必赖肝肾阴充，相火之动，必由精血两耗，今按贵恙月中梦遗五六次，涩反不舒，夜间小溲二三次，艰而不畅，脉象细弦，舌苔薄腻，显属阴亏火炽之候。所以然者，肝脉络前阴，肾脏司二便，火动于内，则逼其疏泄，阴虚于下，则势见涸流，因是而上干清窍，则两耳为鸣，高犯胸肺，则痰黏咳难，更因是而中不得养，则腰为酸楚，下不得荣则脬为奭弱，矧兼素性嗜酒，湿热壅盛，近发外痔，营血损伤，故着眼之处，在梦遗泄数，发病之源，在阴虚火炽，此二十字可以包括贵恙而无遗，今惟滋阴以治本，平火以治标，最为贴切。盖火平则阴能静，阴充则火自潜也，方本大补阴丸、地黄丸、龙胆泻肝汤等增损，用熟地、首乌、元参、沙苑、女贞、白芍、黄柏、胆草、山栀、条芩、木通、蒺藜、决明、牡蛎、龙骨、川断、杜仲、磁石，合桃生草、川贝、秫米、半夏、知母、莲子、鳖甲胶等品。今闻已宿恙全蠲矣。夫世人见遗精吐血，动则目为虚劳，竞进滋阴之药，养成不治之痼。吾友顾惕生先生曾痛切言之，兹更叙此以证实云。

小肠胀

病有可治而不可治者，莫如情志之病。上海市特别市公用局科员王幼君先生，年方不惑，素性沉默，精银行学，忍耐操劳，与友人交寡言笑，不合则远而避之，亦不出恶声，然胸中愤抑之气，未尝一日舒，因是种其病苗。初仅两胁痞满，投道遥散即止，继而牵及腹部，投五磨饮子亦止，继增呕吐酸水，必吴茱萸汤方止，继而腹部䐜胀如垒，扪之可得小肠曲折之形，痛不可忍，则非肉桂、椒、姜、吴萸、木香、川朴、沉降等大队通阳理气药不可，然亦只能救暂，不能诛其根。或有荐余善调理者，因来延诊。其脉沉弦，舌苔厚腻，大便不顺，小便不畅，因思此病虽由肝起，今则传聚小肠，初属肝胀，今则为小肠胀矣。小肠当腹之中部，为消化器官之一，气分涩结，则食糜停留，痞塞不通而作胀，过投破气则真气伤而不能推荡，过事通阳则丙火合而不免干涩，不通则痛，宜其来矣。爰用生地、枳实、白芍、瓜蒌、大黄、麻仁辈，连服数剂，得逐日登圊，痛势和缓，且饮食减少者累月，而所下甚多。方喜余计之幸中，或能竟其全功，讵知偶与家人龃龉，气滞复痛，几至晕厥，家人急以鸦片进，得减，然亦减不足言。明日复延余往，则痛势攻上，连及中脘。余曰："中脘胃之处也，病及胃矣。"明日觉胸膺如压拳石，余曰："胸膺肺之处也，病及肺矣。"因伪称病人体弱不支，宜请西医注射补血针，月余，果腹部大瘥，胀亦不甚痛，因复延余。余按其脉转细数，舌光无苔，退语其家人曰："胀而不痛者，真气竭也，脉细舌光者，津液枯也，根株深固，恐非药石能奏效。"果不及半月而殁，呜呼！斯人也而后有斯疾也，亦不可伤已。

心　汗

　　胡其元先生闽人，工诗，近西江派，患汗泄证半载，汗无昼夜，而地位仅限胸膺一部。当地医士认为卫虚，用黄芪党参之属，三月不止。继有以为肺脏袭风，久留不解者，用宣肺之品，服一月亦不止，胡甚引为忧。来沪上，倩徐某治，徐曰："胸为清旷之地，宗气所出入，《内经》有胃之大络，名曰虚里，其动应衣，宗气泄也之语。其病不在卫气，亦不在肺风，乃胃热耳，胃热则随虚里上熏，迫液疏达。"遂书石膏、知母、白薇、栝楼根、银花、石斛、山栀等与之。叶暴聆其言，深信上海多名医，珍藏其方而归。乃服四十余剂，仍无动静。时余所辑《清代名医医案精华》方出版，胡慕名来，曰："先生见闻广大，请为一诊，究为何病，究属何因。"余诊其脉，左右两寸细数特甚，因谓之曰："夫汗多由于卫虚，而亦由于阴虚，卫虚则外不固，阴虚则火郁于内，不能退藏于密。君之病乃神机曲运，思虑过度，心液内涸，君火妄动，扰乱卫气，阴液外泄，当是烦心则益剧，安间则少瘥者也。"曰："然。"是则心汗证也。《医通》云："别处无汗，独心胸一片有汗，此思伤心也，其病在心，名曰心汗。"随书西洋参二钱，生地六钱，麦冬三钱，酸枣三钱，五味八分，川连五分，炒阿胶钱半，丹皮二钱，黑栀钱半，嘱服五剂，五剂尽，宿疾瘥矣。夫病不难于用药，而难于识证，观此当益信。

呕　血

李颂唐先生年逾六旬，好饮，任上海县教育局长时，每夕阳西下，一杯在手，怡然自得。既而供职宝山县政府，忽呕血三大碗，人随晕扑，县长金静初先生急请江湾医院某西医施救，复急足邀余往。则昏睡沉沉，面色神萎，按脉芤而微带弦象，余曰："此伤酒而胃络破裂，立时涌出，其血必紫暗如豆沙水，无妨也，惟年事既高，脉象带弦，元气未免大伤，而早晚恐须再吐，然瘀血不净，病必不已。"遂为立方，用龙骨牡蛎以涩敛，大黄炭牛膝炭以下引，三七丹参以祛瘀，银花连翘以清热，枳椇葛花以解酒毒，因路遥嘱服两剂。越日再往，脉不弦而濡弱，神气渐振，改用吉林参须、沙参、生地、山药、阿胶、丹皮、银花等清养之品，以扶元气而清余热，调理一周，而愈。同时沈时方君亦抱刘伶癖，醉必血衄，乞余诊治，余曰："酒热入胃，浊气熏蒸，阳明之络交于额，热伤阳明之络，则血溢而下。"为处方用生地、石斛、知母、天花粉、银花炭、茅芦根等凉血清胃辈，连服十余剂，竟不复发。

痰　喘

日本近藤氏曰："补者，填调荣卫不足逆乱之气之谓也。"譬之以薪煮物，薪伏则火气不炽，以手摇薪，则火势大兴，医家之补以药石，填调其不足之气，所以使荣卫流行，元气大兴，盖亦专为病者设也，斯言可谓得补之三昧。观仲景以泻心汤补心气不足，大黄䗪虫丸补五劳虚极，固不以填补为尽补之能事也。今医不知补之义，病家更惑于补之习，遂因补而增疾者，不胜枚举，亦大可哀已。城内张家弄刘翼谋君四十无子，纳妾亦无出。求治于医，医者断为肾虚，为处滋肾之剂，不效。闻人言啖大黄鱼鳔可延嗣者，乃购服之，将一月，忽胸闷不舒，咳痰甚多，不能平卧，其如夫人患湿温重症，余曾为之悉心医愈，遂亲来乞诊偕往。则气喘迫急，言语断续，按其脉沉细而郁滞，余曰："体本阳虚，奈何先之以滋肾，继之以黏品，益虚肾脏之阳，而阻中宫之气。为今之计，非先开中宫之结不可，而开结之品，又非攻克药所宜。"颇为筹虑。忽忆《洄溪》有回天丸，方用附子、炮姜、枳实、半夏、厚朴、白芥子、莱菔子、焦曲、山楂、猴枣，与此证正合，遂书付之，一服而气喘平，再服而大便解下黏滞甚多，痰亦稀少，遂改用调理脾胃而瘥，瘥后来索得子方，余曰："君体阳衰，譬之火潜于下，不能炎上，长服桂附八味，使下焦真阳鼓舞，其庶几乎。后如余言，竟得子，名之曰贵儿，谓其贵与桂谐音，志不忘也，亦一趣事。然服补药之难，可见一斑，奈何世人目补剂为长生之药，日日浪投而不顾忌耶。

气　厥

　　王省三先生之侄圭鑫先生，掌教于沪西某大学，其夫人怀孕三月，偶因嗔怒，忽然厥扑，良久而醒，延余往，以平气化痰立方，尚无咎，然心偶抑郁即厥，复往，仍以前方加减进。会有荐金某治者，金为余同乡，谓为肝风痉厥，首味即用羚羊角，以息风凉肝之药助之。病者见羚羊，坚不肯服，遂仍延余至。病者见余曰："惟先生知我病，其善为我治之，若服羚羊方，宁有命乎？"切其脉，初本沉滞，今则右部见弦，察其舌，初本白腻，今则苔化薄黄，因曰："此证乃一时郁怒所发，气逆于内，今肝气有疏达之机矣。"惟胸闷窒塞，始终未衰，立方用蒺藜、枳壳、黄芩、香附、沉香、当归、白芍、郁金、橘皮等平淡之品，嘱其力求快乐，竟以此调理而愈，特产一子，亦无恙。按此即《内经》之所谓大厥，厥者逆也，谓气血逆而不顺也，故调其气则已，若用羚羊，其变化曷堪设想耶？

诊余清话

　　会稽章实斋《校雠通义》□《汉志·方技第十八》云："方技之书，大要有四，经脉方药而已，经阐其道，脉运其术，方致其功，药辨其性，四者备而方技之事备矣。"而不满于李国柱所校仅医经经方二种。盖司马迁《扁鹊仓公传》《公乘阳庆传》黄帝扁鹊之脉书，班固《郊祀志》成帝初有本草待诏，楼护传少诵医经本草方术，固西京未尝无脉书药书也。虽然当今之世，经脉方药之书，未尝残缺，其能穷此四者，果几辈耶？吾不得不叹江河之日下，而又奚深责李国柱哉？

虚　劳

　　张右，午后形寒，胃纳减少，此阳气之虚，盗汗，头晕，心悸，难寐，此阴血之亏，然按脉左细弱而右弦，则肝火更扰乱于中，病发则两耳如蝉鸣，则肾阴尤暗耗于内，阴阳之气根于肾，生发之机源乎肝，即症论病，以病合时，当以调养肝肾为法，泛泛之剂，无益也。

　　生潞党三钱　生熟地各三钱　沙苑子三钱　清炙芪三钱　酸枣仁三钱　左牡蛎八钱　熟女贞二钱　炒橘皮钱半　灵磁石三钱　合桃肉二枚

伤　寒

曹左，伤寒一候，与麻黄汤，身半以上而得汗，恶寒头痛骨楚均彻，太阳将罢矣，惟日晡仍有微热，胸部郁烦，脉数舌黄，核诸仲景条例，颇有内传阳明之势，盖素患咳红，津液不足，《金鉴》所谓伤其阴则从阳明阳化之证多，以太阳阳明递相传也，接予清宣法，候正。

粉葛根八分　全瓜蒌三钱　连翘壳三钱　黄郁金钱半　淡豆豉三钱　炒知母三钱　川贝母二钱　净银花二钱　黑山栀钱半　活芦根五钱

复诊，热退身凉，胸开烦止，脉数未静，舌黄中干，此大邪解而余热不清，津液内夺也，体虚证实，能安稳渡江，殊属万幸，拟清热生津法善其后。

鲜石斛三钱　肥玉竹三钱　黑山栀二钱　炒枯芩钱半　大麦冬三钱　净连翘三钱　天花粉三钱　活芦根五钱　肥知母三钱　净银花三钱

腹　痛

施左，腹痛绕脐，缠绵一载，大便燥实，小溲短赤，证属小肠热滞内停。《素问·举痛论》曰："热气留于小肠，肠中痛，瘅热焦渴，则坚干而不得出，故痛而闭不通矣。"通则不痛，大承气汤主之。

生大黄三钱　江枳实钱半　元明粉三钱，冲　全瓜蒌三钱　净银花三钱　郁李仁三钱　生甘草八分　淡竹叶钱半

寒　热

杨右，以脉缓弱论，属气虚，以舌质红论，属血虚，以面色黄白论，属肝气不振，以症候寒热如疟、腰酸胁胀、腹中隐痛论，属肝气不和。病经半载，医易数人，或进辛热，或进补益，盖群以为下焦虚寒，不知实属肝脾气滞，此不能合脉舌色证，参伍调之之过也，吾今以枢病法治之。

软柴胡钱半　炒条芩钱半　宋半夏钱半　清炙草五分　白蒺藜三钱　制香附钱半　玄胡索钱半　川楝子二钱　生姜二片　红枣三枚

食　厥

曾幼，饭后嬉戏，遽而昏厥，口不言，肢不举，小儿既无七情之恼，亦无五志之火，当是饱食胃满，运动气逆，填塞胸脘，《医碥》所谓升降不同，阴阳否隔，姑遵食厥治之。

炒枳实钱半　煨木香八分　六神曲三钱　焦楂肉三钱　中川朴八分　青陈

皮各钱半　大砂仁八分　炙鸡金二钱　莱菔子钱半

谦斋女科医话

肝　气

新闸路干昌当奚太太病食不能进，惟饮汤水，偶染油腻，则大便泄泻，或啖生冷，则少腹胀满。平居寒先人知，热不自觉，脉来沉细，舌苔薄白，余诊之曰："此虚证也，中气大伤，得无过服攻克之剂。"曰："然，宿有肝气，发则胸脘腹壅塞难忍，医均以肝气无补法，屡进疏肝，久而致此，盖已三载矣。日前延王仲奇先生诊断，委为难治，闻先生善调理，敢请决之。"余曰："肝为藏血之脏，血充则气涵，自无横逆之患，今不养血以治本，反用疏肝理气，理气之品多香燥辛窜，既耗阴血，复伤津液，更耗中气，遂使肝不能柔，脾不能运，胃脘从而狭隘，此诸症之所由蜂起也。惟目前既碍阴腻补血，重使中宫痞塞而大肠滑脱，亦难温燥健土，益使胃津耗竭而纳食阻隔，中庸平稳之法，仅甘润芳香，可以建立奇功耳。"乃用石斛、首乌、白芍、沙苑子、刺蒺藜、白蔻花、青橘叶、谷芽、佛手、玫瑰花等轻剂与之。二剂而能啜稀粥，复延往诊，病者曰："前药令人厌恶，独先生方颇可口，请即以原方斟酌何如？"余曰："中气虚则不能鼓舞，当入补气药，功必益著。"乃加吉林参须、於潜术二味，服后形寒遽退十六，偶食荤汤，亦不便薄，遂嘱以此方常饵，竟月余而体康，颇引为快。按肝气一证，世人则用香燥辛窜，虽有能取效于一时，终必酿成噎膈、消渴等证，余见已多，为可戒也。今不治其气治而气治，气治而诸恙治，是谓深一层治法，世之治肝气者，其三味吾言。

石　瘕

陈文治夫人经阻三月，以为孕也，延医调养，叠进养血安胎之剂，盖医亦以为孕也，一日腹痛，适余往其同居张蓼庵先生处出诊，因邀余治。询以起居饮食及身体变化，绝无胎孕象征，而脉更沉迟带涩，深异之，惟据云腹部确日觉膨胀，因忆《内经》有石瘕之证，谓之曰："此恐寒客子宫，瘀血凝聚，瘀积渐厚，腹乃渐大，未可必其喜也。"遂书归尾、川芎、红花、桃仁、莪术、乌药、枳实、赤芍、姜黄与之，时文治先生在侧，阅之现不豫色，余笑曰："先生犹以为孕乎？请试服之，余当负全责也。"明日偕来，云："已服一剂，腹中大动奈何？"余曰："瘀块已摇摇欲散，再服之，当下瘀血，且必黑色成块。"后果如言，夫妇遂相叹服，而更承广为延誉焉。夫石瘕一证见于《内经》，其言曰："石瘕生于胞中，寒气客于子门，子门闭塞不得通，恶血当泻不泻，衃血以留止，日以益大，系如怀子，月事不以时下。"皆生于女子，可导而下，盖此证多由月经期内，子宫空虚，寒邪乘袭，血液凝滞所成。医者每多失察，亦有知之而不敢用药，卒至正气大虚，不耐攻克，瘀衃填塞，泻下无从。余掌教中医专校妇科时，曾为郑重提出，以示学识、经验、胆量，实为医者不可缺一焉。

经　闭

经闭一证，即西医所谓无月经，以一般原因，责之营养障碍，及贫血萎黄病等，以机能原因，责之精神激动、惊恐悲哀等，核与中医书传，殊相暗合，以余经验所得，则以血枯及思虑为最多。李东垣曰："妇人经闭，由脾胃久虚，形体羸弱，气血俱衰。"陈良甫曰："妇人月水不通，或因醉饱入房，或因劳役过度，或因吐血失血，伤损肝脾。"朱丹溪曰："经不通或因堕胎及多产伤血，或因久患潮热消血，或因久发盗汗耗血。"可以佐证，考之《内经》二阳之病发心脾，女子为不月，《脉经》肾脉微涩为不月，亦以血枯为经闭之原，故经闭之候，但滋其化原，其血自至，万不可浪施攻克，药伤中气。余治奚蕴春女，即以此法奏奇效者也。奚女年二十一，因婚姻不称意，抑郁成疾，初则饮食少思，既则月经停闭，医用通经不效。将半载，发热咳嗽，肝火升浮，始延余治。按脉细数无力，因谓之曰："此辛温通下太过，血虚之候也，血虚当补，不当通下，以绝其生化，惟补亦良难。归脾助火，六味碍脾，仅滋养营血，最为合度。"遂为立方，用归身、白芍、阿胶、沙苑子、南烛叶、巨胜子、稆豆衣、玉竹、女贞、旱莲草、甘菊等，服二十剂而诸恙均退，精神渐旺。后就原方出入，再服十数剂而经亦行，其不变为干血劳证者盖险矣，此等证设非多读书多临诊者，势必予以理气通经，酿成不治，诚哉为医之难也。

血　晕

产后血晕，人均以瘀血冲心目之，余独谓血枯之候，盖产后血液外泄，故面唇手指，尽见皖白，脏腑空虚不得营养，故昏晕欲绝，正如血脱之证也。沈明山先生如夫人产后胞衣不下，继而晕厥，延西医产科某女士施救，复急足邀余往，至则人渐醒而胞仍内留。余问女士将以何法治之，曰："手术。"曰："能药乎。"曰："不能。"曰："然，则余先以药治，不验再施君技，何如？"家人素畏手术，恐遭不测，闻余言，同声曰："请秦先生先治可也。"余乃用党参、黄芪、当归、益母草各一两，川芎五钱，乳香、没药、荆芥炭各二钱，陈皮三钱，大补其血，微运其气，使气血旺则脏腑资养，而胞衣自然滑下，书讫嘱即配服，余与女士则坐谈以俟。距半句钟而煎进复一刻钟而胞衣下人朗，群以为仙剂。余因谓女士曰："披坚执锐，我不如君，帷幄运筹，君不如我。"相与一笑而别。后以此方治多人，均一剂见效，不敢自珍，录公诸世，天下不乏明哲，当有见赏者也。

阴　痛

黄右，经停两月忽至，瘀块累累，小溲淋数，阴中刺痛，少腹有筋掣引，脉弦数，曾经西医施洗涤术无效，按此属子宫膀胱不洁，非洗涤膣腔，能使清净，宜汤以荡之。

川军炭钱半　紫丹参钱半　怀牛膝钱半　海金沙三钱　净石韦钱半　车前子三钱　梗木通钱半　川楝子钱半　生草梢八分

复诊，前方服一剂而瘀块净，再剂而小溲畅，三剂而腹痛除，惟旧恙白带，绵绵继下。夫女子之病，曰白淫，曰白带，曰白浊，三者俱属秽浊所致，故《内经》责诸暴食不洁，惟带脉不固，亦有关系，拟方不宗一家言。

车前子三钱　福泽泻三钱　川黄柏钱半　大芡实三钱　厚杜仲三钱　川断肉二钱　金樱子钱半　醋柴胡四分　白果肉四钱

胎　漏

孙右，胎漏腹不通，色不紫，此属虚候，起坐则至，卧则否，此属气分，心悸头晕，脉形奕弱，乃血去不荣所致，标似阴虚，实为阳不收摄，拟东垣益气法加减，仍候伯陶先生指正。

炒党参钱半　炙升麻五分　炒于术钱半　炒枣仁三钱　炙黄芪钱半　归身炭钱半　条芩炭钱半　苎麻根钱半　炙甘草八分　龙眼肉三钱

谦斋幼科医话

疳　劳

小儿病疳积成劳，实为危候，然后治疗合度，未尝不可恢复健康。余治方板桥内杨如候君幼子，初患疳积，肚腹膨胀，形体瘦羸，面现青黄，便溏身热，经其弟通侯治而愈。继患龟背，当三五椎间高突如阜，通侯以为风寒着于脊骨，治以温散不应。延针灸家灸肺俞与心俞，亦无应，乃改延西医，注射手术，因循月余，而高突愈甚，且足软不能自立矣。复延中医外科，作虚弱治，进温补大剂，用参、芪、桂、附、鹿角、归、地之属，经二候，又增干咳，或有以余善调理荐者。至而四肢肌肉尽削，仅余皮骨，面色惨白，唇红口渴，咳时肤热颜赤，按其腹微硬，切其脉弦细带数，诊毕，通侯详道巅末，余曰："此疳热证也，今则由热而入于劳矣，夫小儿气血未充，阴阳不足，初病疳积，已经戕伐于先，及病龟背，重用耗散为继，复以灸法伤其阴，温药竭其液，逼娇嫩之脏于焦炭之境，肺无以润，脾无以濡，肾无以养，肝无以滋，心无以涵，《内经》云：肺热叶焦，则生痿躄，当足软之时，早应顾虑，奈何一任西医之蹂躏，中医之猛浪乎？"通侯闻余言，似有悔悟，坚请重剂挽回，余曰："治热则龙胆丸，治劳则鳖甲散，皆为对证良药。"乃同拟一方，用生鳖甲一两，生地黄、京玄参各八钱，白芍、地骨皮、知母各五钱，川连、龙胆草各八分，银柴胡钱半，地骨皮三钱，西洋参二钱，嘱浓煎煮连服。三剂后来复诊，及期往，则咳嗽、肤热、唇红等候俱退，脉弦亦较平，就前方去川连、龙胆草、柴胡，加麦冬、生草，白蜜。复进七八剂，精神渐旺。通侯曰："险象已退，须易方否？"乃参治疳法，用生地、鳖甲、胡黄连、史君子、芜荑壳、麦芽、川楝子、黄芩、乌梅等，又服十余剂，腹软能食，爰由通侯依法加减，二月后竟全其功。尝顾敝庐曰："余于此证，得一大教训，然此儿之命根，亦可谓深矣。"通侯受业于金某，今为中医指导社社员。

痧　子

痧子一证，为小儿所不能免，苟无逆证，且可无药而愈。乃余治老西门泰瑞里张姓子，竟因服药而陷于逆境，斯亦可叹已。张姓子生才十月，先天不足，时患便溏，春间忽染痧子，父母求其速愈，延徐某治之。初用辛凉套剂，尚顺，三日遽隐退，徐以为痧清，用退热药直凉血分，一剂而大便泄泻，呼吸短促，犹以为热有出路，肺气未宣，欲投泻白散。幸邻人有非之者，乃改延余往，按脉微细，手足不温，因曰："痧发透否？"曰："头面甚多，颜色较淡耳。"曰："鼻尖有否？"曰："无。"曰："掌心有否？"亦曰："无。"曰："是则未透也，何得遽用凉血药耶？"凡痧子但见鼻尖掌心俱有，虽二三日亦可断其已透，否则终属未净，此不见于幼科诸书，而余十年来屡试屡验者也。今色不红润者，正气虚而不能外托，三日忽隐者，适天气骤寒而因之内陷。痧子泄泻，本热邪得以开泄，属诸常候，今则为虚寒矣，痧子喘急，本热邪壅闭肺脏，亦属常态，今则为气竭矣。若认实邪，投以凉泄，行见下咽即毙，然用补涩则痧毒未透，施开发则体弱难受，辗转思维，实觉棘手，不得已，为拟一方，用人参须八分，炒当归一钱，炒於术钱半，麻黄三分，升麻四分，红枣三枚，煎服半小杯，即泄泻止而短促平，因命续进前方，面色渐热，复见红疹，但手足乍有乍无，颇虑缠绵难已。复方用参须五分，炒当归八分，樱桃干钱半，葱白两枝，茯苓二钱，甘草五分，复二剂，手足满布。后即本此调理，始终未用寒凉，但温运内化而愈，因知瘄子之发，诚属手足太阴阳明二经之蕴热，亦须视其禀赋天时，为之变化，若此证以常法治之，未有不殆，医岂易为哉？

慢　惊

世间小儿之死于病者，莫慢惊为甚，且至死而不悟其所以死，此真天下之第一伤心事也。尝抉其因，一误于医士之轻清镇重，再误于病家之丸药快下，病家惑于保赤丹为小儿百病之良药，不知保赤丹之主要药为巴豆、胆星，小儿之体，易实易虚，遽尔施用，则肠胃受其推荡，正气随之不支，遂现泄泻、目呆、肢冷等症，而慢惊以成，医者复惑于惊，轻则桑菊、石决、钩藤，甚则羚羊、金石，于是虚其虚，寒其寒，而慢惊以危，沪军营天成号陈丽孙女二岁，初病外感，医仿银翘散投之，热不解，虑其痉厥，仿安神镇惊丸投之，热减而痰喘。病者素信保赤丹有奇验，服数分，大便泄泻无度。复延医，断为邪热未清，于镇惊方中入分利之品，三日后利不止。现肢冷，目呆，面白，惊搐，喉中痰鸣，病家无所措，有荐余者。余至，诊得脉微昏卧，曰："虚寒证也，当温补。"为处附子理中，病家以前后方悬殊太甚，问曰："惊可温补否？"余曰："不温补且殆矣。"翌日复邀往，曰："先生药甚神，但初不敢服，仅与一二匙，渐见手足转温，欲思吮乳，遂大胆投之，今已尽剂矣。"爰改用钱氏白术散加肉蔻、山药、扁豆之属，以温和中宫而瘳。又其邻居有子亦患慢惊，泻利冷汗，角弓反张，乍寒乍热，神昏气促，因见余之能治陈姓女，亦来请诊。断为脾胃虚寒，元气无根，拟逐寒荡惊汤，用肉桂、丁香、白术、党参、炮姜、半夏、葱白、茯苓、炙草等，自信阳气来复，不难一剂挽回。讵知病家竟不敢服，以此殒其身，惜哉！余记此证，本非危险疑难，因鉴小儿之死于慢惊者多，聊作微弱之呼声，以促一般之觉悟，至于危症之愈不愈，须赖医家之学识，亦须病家能切实信仰，否则良药陈前，终归无济，且医士亦无有肯负责任者矣，噫！

第四节　惊风管见

惊风之名，首见于钱仲阳，古谓之痫。痫有阴阳，故惊风有急慢，喻嘉言既痛斥其非，陈飞霞复力诋于后。然因循者有之，附从者有之，而为其辩护者亦有之。故惊风一证，成为儿科之疑案。

嘉言之言曰，惊风一门，古人凿空妄谈，后世之小儿受其害者，不知千百亿兆。盖小儿初生，阴气未足，性禀纯阳，身内易致生热，热盛则风生痰，亦所恒有，乃以惊风命名，随有八候之目。夫小儿腠理不密，更易感冒寒邪，寒邪中人，必先入太阳经。太阳之脉起于目内眦，上额交颠，还出别下项，夹脊抵腰中，是以病则经脉牵强，遂有抽掣搐搦，种种不通名目，每用金石脑麝开关镇坠之药，引邪深入脏腑，千中千死。更据小儿八岁以前无伤寒之说，而立惊风一门，殊不知小儿不耐伤寒，故初传太阳一经，早已身强多汗，筋脉牵强，人事昏沉，病势已极，汤药妄投，危亡接踵，何由得至传经解散哉！故言小儿无伤寒也，不知小儿易于外感，惟伤寒为独多，而世之妄称惊风者，即此也。是以小儿伤寒，要在三日内即愈者为贵，若至传经，则无力耐之矣。且伤寒门中刚痉无汗，柔痉有汗，小儿刚痉少，柔痉多，世俗见其汗出不止，神昏不醒，便以慢惊为名，妄用参芪术附，闭塞腠理，热邪不得外越，亦为大害，但比金石差减耳。即以凡治小儿之热，切须审其本元虚实，察其外邪轻重，或阴或阳，或表或里，但当撤其外邪出表，不当固邪入里也。仲景原有桂枝汤，舍而不用，徒事惊风，毫厘千里，害岂胜言哉！飞霞之言曰：妄名之害，其祸最酷。不特举世儿科，满口惊风，而举世病家，亦满口惊风，其至愚至惑者，又惟妇女为尤甚，习俗相沿，竟成一惊风世界。最可骇者，遇儿有疾，亦不察其为伤寒，为杂症，为内伤、外感，且先曰，病由于吓，致医者闻之，正中其怀，不辨是吓非吓，先与之镇惊，及其引邪入里，壮热不退，医者复不究其热之在表在里，为虚为实，且先曰，热则生风矣。病家闻之，适合其意，不察有风无风，乃嘱其医者，先需截风定搐之药，医必投其所好而与之，病家坦然无疑而受之，南辕北辙，劫夺误投，病日沉危，而病家不以为怪。设有明者，析证既确，不事惊风，而病家不喜，势必更医，必致覆水难收，死而后已，为此死者，亦不尽归咎于医，盖病家有以致之也。

　　仆谓嘉言以惊风即伤寒，洵有见地。以小儿不耐伤寒，故初起即筋脉牵强，人事昏沉，此更可证《内经》于乳子病热，乳子病风热数条特别提出，不与世人并论之精细，惟中医立名，向多形容之词，如药物之金锁匙、王不留行等，脉学之弦、钩、毛、石等，生理上之荣卫、腧穴等，而病理上之取义尤多，如《内经》状膀胱热之曰沃以汤，《金匮》状阳毒证之曰身被杖，则惊风之惊字，当作如受惊吓论，不能直指其为受惊也。飞霞知其非受惊，而于惊字之意义，殊亦拘泥太过，苟依拙见，则惊风受惊也，飞之所以名，可作一简单之解释曰："惊风者，小儿感受风邪，而现筋脉牵掣，人事昏沉，如受惊骇之状也。"

　　如此说法，则其病之原因症状极明，嘉言亦不必崇奉伤寒以辟之矣。进一步言，大人至热盛，亦多搐搦昏沉之象，即小儿惊风之候，所以不称惊风，及惊风二字成为小儿之专病者，以小儿肌肉、脏腑、血脉俱未充长，阳则有余，阴则不足，不比七尺之躯，阴阳交盛，惟阴不足，阳有余，故感受外邪，不能胜其高热，而尤以脑部为最。西医谓痫病因大脑皮质运动中枢之充血而发，意识中枢，亦与有关。盖其筋肉痉挛，与脑皮质运动中枢之部位，全然符合。窃谓惊风之发，理亦犹是。西医属于神经系统疾患，中医当属之于脑，脑本自为一脏，合为神脏五，形脏四，乃身中清净之处，万神集会之所，热邪扰之，则神识昏迷矣。若必认为受惊而得，则猝然伤心，大惊伤胆，往往见大叫一声，顿呕绿水，陡然晕厥，正如《内经》所谓血与气并走于上，则为大厥，厥则暴死，气复返则生，不返则死，斯时急救，必须重以镇怯，收复神气。试问惊风之状，果如是乎，其用药亦如是乎。

惊风之源流症状既明，乃可言治疗。治疗之方剂虽繁，治疗之大法惟二：一泻热以治急惊，一扶阳以治慢惊而已。《活幼》法之清热镇惊汤，用连翘、柴胡、地骨皮、龙胆草、钩藤、黄连、山栀仁、黄芩、麦冬、木通、赤苓、车前子、枳实、甘草、薄荷、滑石、灯心、竹叶；温中补脾汤，用白术、半夏、黄芪、人参、茯苓、豆蔻仁、干姜、砂仁、官桂、陈皮、甘草、白芍；其最明显者也，《六科准绳》载大黑龙丸之用胆星、礞石、天竺黄、青黛、芦荟、辰砂、蜈蚣、僵蚕；固真汤之用人参、附子、白茯苓、白术、山药、黄芪、肉桂、甘草，同其理而厚其力耳。他如钱氏之凉惊丸，《全婴方》之睡红散，罗氏之镇肝丸，郑氏之比金丸，汤氏之金星丸，以治急惊。海藏之返魂丹，陈氏之补脾益真汤，尊氏之六桂散，薛氏之生附四君子汤，王氏惺惺散，以治慢惊。亦为依法出入，随证消息，非另具途径也。更有可为扼要言者，观诸氏用药，并不治惊治风，而惟清热、涤热、温中、补中是务，则此证之原委，又无形中获一强有力之证据焉。虽然，小儿脏腑娇弱，易虚易实，往往凉泻过度，变为中寒，温补猛施，转为内热，吾见已多，不可不细审之。

因此连累忆及惊风之余证，世人多忽视，而实有记载之价值。一为变成痫，由心主惊，惊平之后，失于调理，使结痰停聚，迷里心包；一为变成瘫痪，由肝之风，惊平之后，血虚不能养筋。周慎齐医案云：一子三岁，病惊风，未服豁痰安神之药，自后成痫，每发之时，面色青黑，两日连札，口如嚼物，涎出于口，昏睡扑地，当欲发之状，即以指探其口中，吐其痰涎，调理至七岁而愈。又一女十四岁，惊风之后，右手大指次指屈而不伸，医用羌活、防风、天麻、全蝎、僵蚕诸风药，病益甚。子曰，手足不遂，血重也，伸而不屈，筋弛长也，屈而不伸，筋短偏也，皆血处不能养筋之证也，方用人参、黄芪、天麦冬、生熟地、当归等份，官桂减半作引经药，横行手指之端，又以人参固本丸调服，可以为证。

惊风更有类症，世人亦多忽视，一为天钓似痫。天钓者，壮热惊悸，眼目翻腾，手足搐掣，或啼或笑，喜怒不常，甚者爪甲皆青，头面向后，仰身反折，浑如角弓。一为痉似天钓，痉病者，项背强直，腰身反张，摇头瘛疭，口不语，发热腹痛，镇目不醒，但天钓有抽搐，而痉病无之。一为盘肠似天钓，盘肠者，腹痛腰屈，啼无泪，头上有汗，惟内钓有瘛疭，而此则无有，所以然者，数者皆足厥阴肝经病也。足厥阴之脉，起于足大趾而上环阴器，入小腹，下会督脉，外与督脉通行，循脊而上入于颠顶，故病则上为目上翻，背系仰，下足少腹急痛，凡诸风掉眩，皆属于肝，故二钓复俱搐掣似惊也。

虽然，惊风之来，确有受惊而致者，其风亦由从内而生者。从外感风寒而发现如受惊吓之状态，名之曰惊风。因内脏疾患而发现如受风寒之状态，亦名曰惊风。此为中医引用之惯例，故如惊与真受惊吓不同，内风与真受风邪不同，仆于释名之后，爰自为之续曰："由此因惊而抽搐，发现如感风邪之身热者，亦名惊风。"

惟此种受惊，乃属小惊，非《内经》所谓大惊猝恐，气血分离，阴阳破散之重笃急症。所以然者，惊则神浮，而小儿又易于生热，热盛生风，心肝之火交炽，在心为昏沉，在肝为掣引，发于外则灼热也。总之，惊自是惊，风自是风，虽有因风而发惊搐者，亦有因风而动肝风者，病因各不同，首要辨别明白，今再分析述之。惊者，闻非常之声，见异类之物，或因争闹，或因跌仆，致另惊则气上，气上则痰升，痰升风动，遂成搐搦，口眼㖞斜，口吐涎沫，有一时即醒者，有多时不醒者，有一日一发，或一日再发，或三五日一发者，若不治愈，往往变成重症，或半年一发，或一年一发，为终身之痼疾。风者，或外感风热，或内伤乳食，因热生痰，因痰发搐，其状口眼㖞斜，手足牵动，气急喘息，口吐涎沫，发过略醒，潮热不退，而有急慢之分，是故既明惊风之病理，尤须识得惊风之症状。

兹叙急慢惊风之症状如下。钱仲阳曰：急惊者，身热，面赤，引饮，口中气热，大小便黄赤，剧则搐，此无阴也；慢惊者，遍身冷，口鼻气出亦冷，手足时瘛疭，昏睡露睛，此无阳也。聂久吾曰：急惊之候，身热面赤，搐搦上视，牙关紧硬，口鼻中气热，痰涎潮涌，忽然而发，发过容色如故，此阳证也；慢惊之候，身冷，面或黄或白，或黄不甚，搐搦，目微上视，口鼻中气寒，大小便清白，昏睡露睛，筋脉拘挛，此阴证也。余书大致相类，不赘。惟王肯堂作一总括曰：凡眨眼，摇头，张口，出舌，耳红脸赤，面眼唇青，及泻皆青，发际印堂青筋，三关虎口纹红紫或青者，皆惊风候也。

据此则惊风之急慢，即寒热两途，急属于热，慢属于寒而已；亦即虚实两途，急属于实，慢属于虚而已。所称身热、面赤、气热、溲黄等症，凡外感实热证俱有之，不限于急惊如是；身冷、面白、气寒、溲清等症，凡内伤虚寒证俱有之，不限于慢惊如是。夫明属寻常实热、虚寒之证，而必称急慢惊风者，惟搐搦等特异耳，是故直截了当以言之。

"凡外感实证而兼见搐、搦、掣、颤、反、引、窜、视者，即是急惊；内伤虚寒证而兼见搐、搦、掣、颤、反、引、窜、视者，即是慢惊。"搐搦、掣颤、反引、窜视，为惊风所必见，故成为八候。搐者肘臂伸缩，搦者十指开合，掣者肩头相扑，颤者手足动摇，反者身仰向后，引者手若开弓，窜者目直似怒，视者睛露不活也。惟据仆所言，岂非急慢惊风之名，可以广乎？则直斥之曰：不可。何以故？以一种学术，必愈研究而愈精，愈精而分析愈细，温热之证，曾见于伤寒之一部分，但后世论温热者，平心而论，确较伤寒所述为精细，则温热诸书，不妨在《伤寒论》之外，留一位置，若以有《伤寒论》而必欲排斥温热，执伤寒阳旦汤、葛根芩连汤、白虎汤、承气汤诸方，而诩诩然以为温热之治，尽在于是，适以尽暴其粗陋。今急慢惊亦然，虽见其症类于外感内伤，而其因其治，自有出入，则寻其源可耳，断其流不可也。

知急惊之源出于外感，于是热甚生风之说可通；知慢惊之源出于内伤，于是吐泻而得之说亦可通。嘉言以惊风即伤寒，痛辟方书小儿八岁以前无伤寒之误，力持小儿伤寒三日不解，即不耐热之议，盖本《难经》伤寒有五，即外感也，然不如直揭外感二字之为爽快通俗也。

第五节　妇科讲稿

妇人科之不纳于内外各科中者，因妇人生殖器之解剖及生理，不与男子同，而生殖器之疾病，又极繁复故也。本篇为伯未承乏上海中医专门学校妇科教授时，所编《妇人科学讲义》中月经病之一部。月经者，女子生殖器成熟期间周期之子宫出血也，故月经之来潮，觇女子生殖机能之成熟。《内经》云："女子二七天癸至，任脉通，太冲脉盛，月事以时下。"其任通冲盛，即发育成熟之谓也。至月经之来，以排卵机能为必要条件，因卵巢滤泡之增大，刺激其周围之神经，由反射性使骨盆内全体充血，而子宫为之血泄，故无排卵机能，即无月经，亦即不能生育。女子之于月经，盖有莫大关系，故妇科有"种子以调经为先"之语也。

女子之月经，为生理上之一种现象，其时期、分量、颜色，均有一定，故诊月经之病，当先注意期、量、色三项，而吾之讲述，遂以此为第一阶段。欲知期、量、色三项之所以一定，应先明了月经之生理。凡月经之来，为女子已届发育成熟之特征，一如草木之开花结实，所以表示其长成。当其来潮之时，卵巢及子宫均发生变化，起于卵巢之变化，为卵巢少少充血，格拉夫氏胞破裂，而排出其中之卵子。因格拉夫氏胞含有胞液之内壁，具有细胞之颗粒膜，其细胞之一侧，包有卵子而为丘状，名曰卵阜，胞液之量，随时期之进而渐次增加，其胞始为椭圆形，至后变为圆形，渐渐向卵巢之表面而进，终乃其一部突出于表面，其突出之一部，抵抗较少，故内容逐次增大，遂致由此破裂。及既破裂，遂排出胞液及卵子，而当胞欲破裂之时，输卵管之剪采部近接于卵巢而为拥抱之状，承受其排出之肥液卵子等，悉纳于输卵管内，输卵管内之细毛，更为自动的运动，而送于子宫中。卵子如得妊娠，即得留于子宫内而渐次发育，否则即排出体外。其起于子宫之变化，为子宫少少柔软，子宫黏膜肿胀而粗松，其上皮剥脱，子宫黏膜所有之黏液腺起脂肪变化，黏膜充血，小血管破裂，或即不破裂，其血管壁亦必发生变化，而血液微微溢出，此月经出血之原因。故月经之血液，常为涓滴之泌出，不至迸射而下也。据此以观，月经之起，其目的在于欲使卵子易附着于子宫之黏膜面，而格拉夫氏胞将破裂时，子宫黏膜正在充血，及胞既破裂，而卵子将来子宫之倾，子宫黏膜之表层，剥离而成为创面，使卵子易于附着其上，故女子受孕，以月经方净后为易。换言之，月经为生殖期之一种表现，亦无不可，故其时期一月一行，每次三日至七日，其量四两至六两，其色暗红而浓，不能离乎常轨，一有悖逆，即为疾病。何谓悖逆？①先期而至；②及期不行；③来时涩少；④淋沥不断；⑤色淡不浓；⑥紫黑挟块。及其变化，复演多种：①先期而多；②先期而少；③或先或后；④忽来忽断。

经闭第一

经闭即无月经，西医以局部原因，责之生殖器发育不全或闭锁，及子宫黏膜萎缩；以一般原因，责之营养障碍，及贫血萎黄病，急性传染病；以机能原因，责之精神激动、惊恐悲哀等。核与中医言传，殊多暗合。以经验所得，则以血枯及思虑为最多，李东垣曰："夫人经闭，由脾胃久虚，形体羸弱，气血俱衰。"陈良甫曰："妇人月水不通，或因醉饱入房，或因劳役过度，或因吐血失血，伤损肝脾。"朱丹溪曰："经不通，或因堕胎，及多产伤血，或因久患潮热消血，或因久发盗汗耗血。"王节斋曰："妇人女子经脉不行，多有脾胃损伤而致者，不可便认作经闭血死，轻用通经破血之药。"可以佐证。而考之《内经》：二阳之病发心脾，女子为不月。《脉经》：肾脉微涩为不月。亦以血枯为经闭之原，故经闭之候，但滋其化源，其经自至，万不可误施攻克，药伤中气。又寇宗奭曰："室女男童，积想在心，思虑过度，多致劳损，男子则神色消散，女子则月水先闭。"盖心伤而神散血竭也，则属于机能原因之一种。

〖方　剂〗

五补丸

熟地　人参　牛膝　茯苓　地骨皮

柏子仁丸

柏子仁　卷柏　泽兰　断续　熟地

十全大补汤

人参　白术　茯苓　炙草　当归　川芎　芍药　熟地　黄芪　肉桂

卫生汤

当归　白芍　黄芪　甘草

滋营养液膏

女贞子　陈皮　桑叶　熟地　旱莲草　白芍　黑芝麻　枸杞子　甘菊花　归身　稽豆　玉竹　南烛叶　茯苓　沙苑　炙草　阿胶

滑伯仁之治君泽室人，暑月中病，经事沉滞，寒热自汗，咳嗽有痰，体瘦痒，脐腹刺痛，脉弦数，六至有余，曰："此二阳病也。"《素问》云："二阳之病发心脾，女子不月。"二阳阳明也，阳明为金为燥，其所以不月者，因其所以遭也，阳明本为燥金，适遭于暑，暑火也，以火烁金则愈燥矣，血者水类，金为化源，宜月事沉滞不来也，他医方制归茸桂附丸，以温经而未进，滑曰："夫血得寒则止，得温则行，热则搏，搏则燥，复加燥药，血益干则病益甚，亟令却之。"更以当归柴胡饮子为清金泻火流湿润燥，三五进而经事通，余病悉除。龙君曰："微生几为人所误也。"

莫强中治一侍人，久病经阻，发热咳嗽，倦怠不食，憔悴骨立，医往往作瘵疾治之，势甚危，莫曰："妇人以血为本，血荣自然有生理。"因谢众医，专服四物汤，其法㕮咀，每慢火煎取清汁，带热以啜之，空腹日三四服。两月余，经通疾如失。伯未治奚蕴春令媛，年二十一岁，因婚姻不称意，抑郁成疾，初则饮食少思，继则月经停闭，医用通经不效，将半载，发热咳嗽，肝火升浮，始延余治。按脉细数无力，因谓之曰："此辛温通下太过，血虚之候也，血虚当补，不当通下以绝其生化，惟补亦良难，归脾助火，六味碍脾，仅滋阴养营汤，最为合度，即书原方与之，服二十剂而诸恙均退，精神渐旺，后就原方加减，再服十数剂而经亦行，其不变为干血劳证者，盖险矣。

经滞第二

经闭多属于虚，经滞则多属于实。或由寒凝，张仲景所谓妇人之病，因虚积冷结气，经水断绝是也；或由痰阻，张子和所谓月事不为痰湿所隔，自能依期而至是也；或由气滞，李中梓所谓女科要法，血为气配，气行则行，气滞则滞是也；亦有因火旺而经滞者。李东垣上中下分治之法是也，惟通常以寒气二者为多，以寒易使血凝，气易使血滞，若热甚经闭，又迹近乎虚象矣，随证治之。

【方　剂】

温经汤

当归　芍药　川芎　官桂　丹皮　蓬莪　人参　牛膝　甘草

行经红花汤

归尾　赤白芍　紫葳　刘寄奴　牛膝　玄胡　红花　苏木　桃仁　青皮　香附　桂心

加味导痰汤

半夏　陈皮　茯苓　甘草　枳实　黄连　川芎　生姜

玉烛散

当归　白芍　大黄　熟地　芒硝　川芎　甘草

孙文垣治从孙妇程氏，年甫三旬，产五次，今则经闭不行者八年，肌肉则丰肥于昔，饮食又倍于昔，精采则艳美于昔，腹柔不坚，略无所谓病者，或用四物汤、元胡丹之剂，千余服矣。至三棱、莪术、干漆、桃仁、苏木之类，遍尝不应。诊之六脉缓大有力，曰此脾湿生痰，脂满子宫，徒行血活血破血无益也，以平胃散加滑石、桃仁、黄连、姜黄、丹参、南星、半夏作丸服之，半年而经行，次年生子后，又连生一子一女。

张子和曰："一妇人年二十余岁，病经闭不行，寒热往来，咳嗽潮热，庸医禁切，无物可食，一日当暑出门，忽见卖凉粉者，冰水和饮，大为一食，顿觉神清骨健，数月经水自下，盖世人但知血寒则凝，而不知血热则结也。"

伯未治陈文治室人经阻三月，以为孕也，一日腹痛，乃邀余往诊，绝无胎孕象征，而脉更沉迟带涩，深异之，但据云腹部日觉膨胀，因忆《内经》有石瘕之证。谓之曰："此恐寒客子宫，瘀血凝聚，瘀绩渐多，腹乃渐大，未可必其喜也。"遂书归尾、川芎、红花、桃仁、莪术、乌药、枳实、赤芍、姜黄与之，初服腹中大动，二服下瘀血甚多，均黑色成块，腹亦平。按石瘕一证，世人每多失察，而一年之后，不易为力，以正气大虚，不耐攻克，瘀血愈厚，更难泻下，不可不慎。

经行先后第三

经行先后，谓之愆期，愆，差错也，与《诗经》"非我愆期"之"愆"义同，经者常候，例应按月一至，若先期而至，后时而临，均属病征，王子亭以先期责之阳太过，后时责之阴不及。丹溪曰："经水不及期而来者，血热也……肥人不及日数而多者，痰多血虚有热也……经水过期血少也……过期色淡者，痰多也。"薛立斋曰："先期而至者，有因脾经血燥，有因脾经郁滞，有因肝经怒火，有因血分有热，有因劳役火动。其过期而至者，有因脾经血虚，有因肝经血少，有因气虚血弱。"议论纷繁，莫能一是，余按经行先后，务须视其经行之多少，大要先期而多，由于血热，以清热为主，先期而少，由于血虚，以养血为主，后期而多，属血寒而有余，后期而少，属血寒而不足，均以补中温散为主，然后视其他副因，斟酌调治，余历经试用，俱能应付裕如者也。

【方剂】

四物汤

川芎　芍药　熟地　当归

先期汤

当归　白芍　生地　黄柏　知母　条芩　黄连　川芎　阿胶　艾叶　香附　甘草

过期饮

当归　白芍　熟地　香附　川芎　红花　桃仁　莪术　木通　甘草　肉桂

清经散

丹皮　地骨皮　白芍　熟地　青蒿　茯苓　黄柏

两地汤

生地　玄参　白芍　麦冬　地骨皮　阿胶

温经摄血汤

熟地　白芍　川芎　白术　五味子　柴胡　肉桂　续断

薛立斋治一妇人经水不调，两月一至或三月一至，四肢微肿，饮食少思，日晡发热，此脾土气血皆虚也。须先用壮脾胃、养气血之剂，饮食进则浮肿自消，气血充则经自调矣。彼以为缓，乃用峻剂，先通月经，果腹痛泻不止，至遍体浮肿，饮食愈少，殁于木旺之月。褚氏曰："月水不通，久则血结于内生块，变为血瘕，亦作血癥，血水相并，壅塞不通，脾胃虚弱，变为水肿，所以然者，脾候身之肌肉，象于土，土主克于水，水血既并，脾气衰弱，不能克消，致水气溢流，浸渍肌肉，故肿满也，观此岂宜用克伐之药。"

蒋仲芳治姚生妇，年二十五，其月事或半年三月方得一至，温补调治，二戴转剧，诊之脉来微涩，外证口干唇燥，手足心热，曰："后期古法主寒，然其兼症热也，因热耗血，血少故后期耳，遂用大剂生地、当归为主，佐以条芩、山栀、丹皮、泽兰、知母、鳖甲，六剂后则经准，一月后而孕矣。

伯未始姚心斋室人，结褵三载，不生育，求诊于余。询其经行，每趱月前，平均约三星期一至，而经行期恒十日方断，前医曾投芩连四物汤无效。余细按其脉，数而带夬，因曰："此血海有热，投血分套方，原无悖谬，为脉象见夬，气有内耗之机，热蕴则扰血而先期，气弱则失统而延日，若加补气药则效矣。"立方用人参须、炙甘草、柴胡、二地、白芍、黄芩、栀子、丹皮、女贞，嘱以参须另煎冲，每月经行前服五剂，三月而经调。

经行多少第四

经行多少，乃月经量之为病，每月经时出血之全量，约九十克至二百克，一克全库平二分六厘八毫，若太过不及，均非正调。然月经持续日数长者必量多，又月经中激烈运动时，恒变为多量，不能一例。王肯堂曰，妇人月经乍多乍少，当分阳胜阴，阴胜阳，盖阴气乘阳，则包藏寒气，血不运行，经所谓天寒地冻，水凝成冰，故令乍少。若阳气乘阴，则血流散溢，经所谓天暑地热，经水沸溢，故令乍多也。此外又有经行不断，淋沥无时者，乃劳损气血，而伤冲任，多属气虚不能摄血，傅青主谓经水过多，行后复行，面色萎黄，身体倦怠而困乏愈甚者，为血虚而不归经，即指此候，惟若时止时行，脉痛，脉沉细，则为寒热邪气客于胞中，非虚弱可拟矣。

〔方　剂〕

当归饮

当归　白芍　川芎　熟地　白术　黄芩

四物葵花汤

当归　川芎　白芍　熟地　葵花　红花　血见愁

加减四物汤

熟地　白芍　当归　川芎　白术　黑芥穗　山萸　续断　甘草

蒲黄散

黄芩　当归　柏叶　蒲黄　生姜　艾叶　生地　伏龙肝

固经丸

黄柏 白芍 黄芩 龟板 樗根皮 香附

汪石山治一妇产后经行不止，或红，或白，或淡，病逾八月，面色黄白，性躁，头眩脚软，医用参芪补药，病益加，用止涩药不效，汪诊之右脉濡弱无力，左脉略洪而驶，曰："右脉弱者，非病也，左脉偏盛，遂觉右脉弱耳，宜主左脉，治以凉血之剂。"遂以生地、白芍、白术各一钱，黄芩、阿胶、归身各八分，陈皮、香附、川芎、椿根皮、茯苓各六分，柴胡、甘草各五分，煎服二十余剂而愈。

立斋治一妇人，因经水多，服涩药止之，致腹作痛，以失笑散二服而瘳，五灵脂、蒲黄俱炒等份，每服二三钱，醋一合熬成膏，入水一盏，煎七分，食前热服，又用加味逍遥散数剂而调经。

伯未治虹口万生号主妇饮食少思，内热作渴，经行稀少，肢体瘦懒，入晚时有疟状，脉来洪数而虚，盖此妇孀居数载，肝脾郁结所致，不治将为痨矣，今早进归脾丸三钱，午进六味丸三钱，晚进逍遥丸三钱，勿间断，约二月每丸各进斤许，登门来谢，诸恙霍然矣。

经行异色第五

朱丹溪曰："经水者，阴血也，阴必从阳，故其色红。"今按月经血与普通出血之血液不同，多呈暗赤色，时或近于棱色，在生理上从无鲜红者也。至其变化，色紫者风也，淡白者虚也，或挟痰停水以混之也，如米泔水，如屋漏水，如豆汁，或滞黄混浊模糊者，湿痰也，成块作片，血不变者，气滞也，或风冷乘之也，色变紫黑者，血热也，此其大较，惟经色黑者，最宜明辨，丹溪、肯堂均指热甚，以为热甚水化之候，然余于风寒外乘，时有所见，殊难拘泥，大概寒主引涩，小腹内必时常冷痛，经行之际，或手足厥冷，唇青面白，尺脉或迟或微或虚，或虽大而无力，热则尺脉或洪或数或实，或虽小而必有力，与脉证相参，庶得真情耳。

◀ **方　剂** ▶

荆防四物汤

当归 川芎 地黄 芍药 荆芥 防风 白芷

加味芎归汤

人参 黄芪 白芍 香附 川芎 当归

加味二陈汤

陈皮　秦艽　防风　半夏　甘草　苍术

吴茭山治一妇行经，色淡若黄浆，心腹嘈杂，此脾胃湿痰故也，以二陈汤合四物入细辛、苍术数服即止。又治一女子经水下如黑豆汁，此络中风热也，以四物汤加黄芩、川连、荆芥、蔓荆，数服色清色转。

汪石山治一妇瘦小，年二十余，经水紫色，或前或后，临行腹痛，恶寒喜热，或时感寒，腹亦作痛，脉皆细濡近滑，两尺重按略洪而滑，汪曰："血热也。"或谓："恶寒如此，何谓为热？"曰："热极似寒也。"遂用酒煮黄连四两，香附、归身尾各二两，五灵脂一两为末，粥丸空腹吞之而愈。

伯未治一妇，经行色淡，腰酸头晕，询其患白带否，曰有，曰是则脾虚下陷也，用苍白术、茯苓、半夏、陈皮、豆蔻、升麻、当归、川芎，数剂而带少经浓。

经行过期第六

月经初潮，普通以十四岁为率，其停止期，则以四十九岁为准。经行过期者，即逾停止期而经犹通行之病也。《产宝》云："女子七七经水绝，冲任脉虚衰，天癸绝，地道不通而无子，或劳伤过度，喜怒不时，经脉衰微之际，又为邪气攻冲，所以当止不止而崩下也。"此语诚确，然余谓："月水当止不止，实为血崩之渐，非水内耗而动命门之火，即气郁甚而发龙雷之火炎，二火交发，血乃奔下，有似行经，非实经比，故往往用补益肝脾肾之气血而愈，但亦有未及期而经先断者，则当察其是否心肝脾之气郁，而补以通之，散以开之，自能再至，兼可受孕。

〈方　剂〉

芩心丸

黄芩心

安老汤

人参　黄芪　熟地　白术　当归　山萸　阿胶　黑荆穗　甘草　香附　木耳炭

益经汤

熟地　白术　山药　当归　白芍　枣仁　丹皮　沙参　柴胡　杜仲　人参

陆养愚治王笠云目，年四十九，一日经来不止，昏晕厥逆，脉之两手沉微如丝，此属崩候，急以八物汤加附子、姜炭灌之，半时方醒，运进二大剂，乃止十之七八，至十剂之后方能止。后数月复崩亦昏晕，或以犀角地黄汤，加藕节、阿胶之属不止，脉仍沉弱，以附子、干姜、鹿茸俱烧存性，同釜底墨酒调服之即止，后以六味，加四物料服之约二斤，而不作。

　　伯未治召楼奚姑母，逾期而月事仍行，行且量倍于昔，就邻医治，服药数十剂不效。余按两手脉俱沉细，而尺部独滑数，腰酸脊痛，纳减少，且夏不衣葛，寒先人知。余曰："此崩漏之渐也，夫脉沉细，血虚于内也，尺滑数，火动于下也，胃纳减，中气下陷也，寒先知，阳气不振也，而腰酸脊痛，尤为肝肾衰弱之征，终属热扰血动，而中风失其包举，故前医专与止血而血不能止，弊在不求本也。"处方用吉林参、炒松、生熟地、清炙芪、炒归身、炒白芍、醋柴胡、黄芩炭、莲房炭、侧柏炭、炒丹皮、核桃隔、棕榈炭，三剂而经止，改用参、芪、术、草以补中，蔻、陈以和胃，精神渐复。

经行崩漏第七

　　薛立斋曰："经云，阴虚阳搏谓之崩。"又云："阴络伤，血内溢。"又云："脾统血，肝藏血。其为患，因脾胃虚损，不能摄血归源，或因肝经有热，血得热而下行；或因肝经有风，血得风而妄行；或因怒动肝火，血热而沸腾；或因脾经郁热，血伤而不归经；或因悲哀太过，胞络伤而下崩。"其论崩中之由，可谓掩尽诸家，而约之，可分四大纲，一为虚热，一为气陷，一为虚寒，一为气脱。寒热之中，又以因热者多，因寒者少，但其热既为虚热，则清热之品，止有地榆、柏叶、柏皮、栀子、丹皮之类，择用一二，绝对无纯用寒凉之理，盖失血之后，阳气亦馁，万无频进寒凉之法，此意惟立斋知之，再崩中之证，通常患于老年体弱者，然亦有见于少妇者，一则由于郁结，一则由于妊娠行房，盖肝之性急，气结则其急更甚而血不能藏，妊娠而泄精太过则气不能摄，而血自暴崩也。

　　〈方　剂〉

生地黄散

生地　熟地　白芍　黄芪　杞子　天冬　地骨皮　柴胡

柴胡调经汤

羌活　独活　藁本　升麻　苍术　柴胡　葛根　归身　甘草　红花

芎劳汤

川芎　黄芪　芍药　地黄　吴萸　甘草　当归　干姜

柏黄散

黄芩　侧柏叶　蒲黄　伏龙肝

平肝开郁止血汤

白芍　白术　当归　丹皮　生地　甘草　三七　黑芥　柴胡

固气汤

人参　白术　熟地　当归　茯苓　甘草　杜仲　山萸　远志　五味子

吴孚先治一妇人半月前小产，继以血崩舌硬，心摇汗出发润，日夜俱热，耳闭不闻，目视不见，身浮浮如在舟车，六脉细数欲脱。用人参二两，黄芪二两，白术一两，熟地二两，当归五钱，炮姜、制附、枣仁各三钱，龙骨一钱五分，一剂顿减，二剂精神爽慧。

汪石山治一妇，年逾四十，形色苍紫，忽病血崩，医者或用寒凉药，或用止涩，俱罔效，诊其六脉皆沉濡而缓，按之无力，以脉论之，乃气病非血病也，当用甘温之剂，健脾理胃，庶几胃气上腾，血循经络，无复崩矣，遂用补中益气汤，多加参芪者，兼服参苓白术散，崩果愈。

裴兆期治一富室妇，崩晕交作，已逾三日，诸医治法，不外阿胶、地黄、当归、白术、山药、人参，及止崩止晕之药益剧，裴诊之六脉小而坚，右关细滑有力，且多呃呃欲吐之状，心下按之，硬满而痛，饮食不进，大便不通，此正与王节斋夫人崩晕证相类，受病在肠胃无疑，法当先行肠胃中积滞，使真气流行。脾得健运而统血，则崩自止，晕自宁矣。遂屏去诸药，先用导滞丸一服不动，再服大便始通，神少而清，崩亦可止，改服开胃醒脾药，崩晕顿减，继服大补脾丸，甫半月，饮啖起居如故。若泥血病而专用血药，其与刻舟求剑者何以异？

张飞畴治郭孝闻室，暑月经行时，凉卧风中，先下淋漓，加以怒恼跌哭，遂崩脱不止，小腹中如线下垂，贯心掣痛，常发热头痛，遍体烦疼，服止血药不应，而进参芪，忽昏聩不省，崩脱愈甚。深夜忽遽邀往，脉得弦大而芤，独左寸尤滑，知冲任二脉受病，明是风入胞门所致，久之风从木化，血愈伤而火愈炽，非旋覆花汤、金铃子散兼进，不能清其风热，降其逆气也。况此证多有火淫血室，室结子户，及郁结伤脾，怒动肝火，及惊恐失跌，种种不同，若用通套升发补救之药，乌能获效哉？遂如法治之而愈。